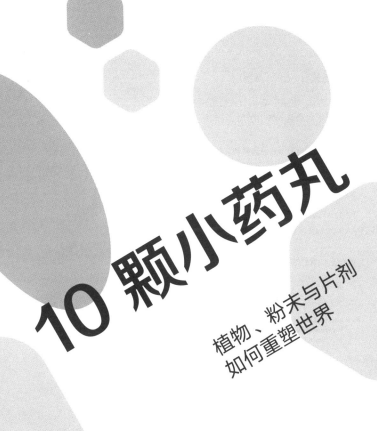

10 颗小药丸

植物、粉末与片剂
如何重塑世界

How Plants, Powders,
and Pills Have Shaped the
History of Medicine

TEN DRUGS

[美] 托马斯·海格
(Thomas Hager)

雅玉国 / 译

中信出版集团 | 北京

图书在版编目（CIP）数据

10 颗小药丸：植物、粉末与片剂如何重塑世界 /
（美）托马斯·海格著；雅玉国译 . -- 北京：中信出版
社，2022.8
书名原文：Ten Drugs: How Plants, Powders, and
Pills Have Shaped the History of Medicine
ISBN 978-7-5217-4488-0

Ⅰ.①1… Ⅱ.①托… ②雅… Ⅲ.①药学史－世界
Ⅳ.① R9-091

中国版本图书馆 CIP 数据核字（2022）第 101742 号

10 颗小药丸——植物、粉末与片剂如何重塑世界

著者：[美]托马斯·海格
译者：雅玉国
出版发行：中信出版集团股份有限公司
　　　　　（北京市朝阳区惠新东街甲 4 号富盛大厦 2 座　邮编　100029）
承印者：　宝蕾元仁浩（天津）印刷有限公司

开本：880mm×1230mm　1/16　　　印张：18.25　　字数：219 千字
版次：2022 年 8 月第 1 版　　　　　印次：2022 年 8 月第 1 次印刷
京权图字：01-2020-3445　　　　　　书号：ISBN 978-7-5217-4488-0
　　　　　　　　　　定价：69.00 元

版权所有·侵权必究
如有印刷、装订问题，本公司负责调换。
服务热线：400-600-8099
投稿邮箱：author@citicpub.com

谨以此书献给杰克逊、赞恩及伊丽莎白

目录

如果让我在这么多同时影响了医学和制药历史的药物中选出一种，那肯定是阿片。这并非仅仅因为阿片的威力与其深厚的历史渊源，而是因为阿片比其他任何药物都更生动、更直接地说明了药物的两面性。

战胜天花实属不易。玛丽夫人凭借着她的独立与智慧、影响与毅力，帮助人们打开了这扇通往奇迹之门。

水合氯醛，第一种被广泛使用的纯合成药物，开辟了新天地。它证明了科学家在实验室中凭借试管也可以合成药物，其效力可以媲美甚至超过来自大自然的药物。

经过几十年的努力，经过成千上万次的失败，半合成之路从未通向那种神奇而又不致瘾的物质。

抗生素挽救了无数人的生命，专家甚至认为，仅抗生素一类药物就将人类的平均寿命延长了十年。

引言
50 000 粒药丸

几年前，有一次出差，我在伦敦多待了一天。跟很多游客一样，我去了大英博物馆。在那里，我看到了一个不同寻常的展览。

在明亮、宽敞的一楼展厅里，一处展柜上摆满了数千粒药丸。该展览由一名医生与一名艺术家构思，他们想向参观者展示一个普通的英国人一生服用的 14 000 剂处方药。这些药丸被固定在编织的网格中，配以零星的文字解说，铺满了展览室里 46 英尺 ① 长的展台。眼前的一切令人震惊，一个人一辈子真能吃这么多药吗？

答案是：是的，还不止这些呢！这一展览作品仅适用于英国人。说到服药，要知道美国人的服用量可是令英国人望尘莫及。超过半数美国人定期服用至少一种处方药，而其中大多数人服用的处方药都不止一种（平均每人每年服用的处方药为 4~12 种，取决于以哪种研究为准）。一位专家估计，每个美国人每天平均服用 10 粒药丸，加上非处方药，如 OTC（非处方药）维生素、治疗感冒和流感的药物、阿司匹林及其他补充剂，再来算一算，我们保守假设，美国人平均寿命

---

① 1 英尺约为 0.3 米。——编者注

至少 78 岁，每人每天服药两粒，总数超过 50 000 粒，这便是一个普通的美国人一生所服药量，而且很有可能远远不止这个数字。美国人消耗的药物超过了地球上其他任何国家，这方面的花费也远超其他国家：每年非处方药支出超过 340 亿美元，处方药支出超过 2 700 亿美元。这些数字远超其他国家，因为美国的药价远高于其他国家。美国人口不到世界总人口的 5%，但在药物的支出方面，其占比却超过了 50%。

而这还不包括非法药物。

人类历史上，没有哪个国家像今天的美国一样，消耗药物如此之多，药物支出金额如此之高。这些药物使美国人的平均寿命延长了几十年，成了导致美国社会老龄化的主因。药物改变了女性的社会选择与职业选择，改变了人们看待思想的方式，改变了人们对待法律的态度，改变了国际关系，也引发了战争。

如此说来，或许我们应该将人类这一物种重新命名，称为"药人"，即制药和服药的物种。我们是药物的子民。

本书将聚焦于药物（合法、非娱乐型、以处方药为主的药物），向读者介绍，人类何以发展至此。本书包含了很多简短生动的概述，相当于给 10 种改变了医学史的药物各自立了小传，主线贯穿各个小传，小传之间也环环相扣。

其中一条主线便是药物的演化。在英语中，drug（药物）一词本身源于古法语及荷兰语中晾晒草药所用的"桶"一词。150 年前的药剂师在很多方面跟当今的草药医生有些类似，他们通常将干燥的植物盛在罐子里，通过萃取、混合得到药物。通过这种做法，19 世纪的医生掌握了几十种还算有效的自然药物来医治患者（还有几百种毫无效用、富含酒精的酊剂、膏药和药丸，皆由当地药剂师炼制，他们还大肆吹嘘其药妙用无穷）。如今，人类有了上万种高科技药物，这些药物更具针对性，功效也在不断增强，能够医治（而且常常能治愈）一些困扰治疗师长达数千年的疾病。

处在医药的演变之中，并且指导其发展演变轨迹的，是人类对神奇药物的探索，人们总是期望找到一种药物，能够准确无误地找出病灶，将其摧毁，同时又不损害人体健康。一直以来，人类的目标都是找到一些没有任何风险的全能药。这个目标可能无望达成，到目前为止，人类都没有找到这种神药，不过我们离目标越来越近了。

贯穿各个章节的另一线索，大致讲述制药行业——或者说那些市值万亿美元、被批评人士称作"大型药企"的制药巨头——的发展及行业监管方式的转变。比如，在 19 世纪 80 年代，人们无需处方，就能购得几乎所有药物，包括掺了阿片①、可卡因、大麻的混合药物。如今，不管哪种强效药，若要购买，几乎都必须持有处方才行；即便有了处方，也买不到海洛因等毒品。② 1993 年以前，只要害不死人，制药商就可以随意向市场投放任何东西，而且无须宣传虚假疗效忽悠患者。如今，处方药必须事先被证实安全有效，方可出售。涉及药物的法律也在伴随药物本身以令人惊奇的方式发展演化。

人们的态度也发生了转变。19 世纪 80 年代，多数人认为自行用药治疗是一种近乎无法剥夺的权利。一种药物能否对你起效根本无所谓，决定是否用药是你自己的事，与医生无关。假如你想从本地药铺购买一种专利药，上到治疗癌症所用的放射药水，下到掺了阿片治疗

---

① 阿片用作毒品时，写作"鸦片"。——编者注
② 本书出现的"药物""毒品""麻醉品"等大多对应英文的"drug"，根据不同语境采用了不同译法，由于本书的主题和介绍重点是药物，所以"drug"多被译为"药物"而非"毒品"。——编者注

失眠的糖浆，任何东西都能买到，反正身体归你，他人无权干涉。

如今，情况已然颠倒。获取多数药物的"钥匙"（医生手里的处方笺）都掌握在医生手里，人们基本上都是遵照医嘱服药。

药物也改变了医学实践。19世纪80年代，医生就是家庭顾问，他们擅长诊断病痛，安慰患者，献计献策，但对致死疾病几无回天之力。如今，医生能够挽救生命，创造奇迹，而这在100多年前的同行看来，简直难以想象；医生通常属于技术专家，档期很满，脑子里全是数据，比起握着患者的手安慰他们，医生更愿意阅读实验报告。

过去60年里，美国人均寿命每年延长两个月，这主要得归功于药物。疫苗让人类能够完全征服天花等古老的敌人（而且人类正在逐渐攻克脊髓灰质炎）。处方药和公共卫生工作延长了人们的寿命，总体上也改善了人们的健康状况。

不过这并不等于不存在巨大的风险。无论药物的获取渠道合法与否，每年死于服药过量的人数都高达64 000左右，这一数字超过了美军在越南战争中的死亡总人数。

以下为药物带来的影响：在过去的艰苦年代，比如200年前，男性的平均寿命为女性的两倍（主要因为怀孕和生育危害女性健康）。而且总体上看，过去的人们只能活到今天一半的岁数，主要原因是早夭。如果婴儿能躲过分娩期的风险和创伤，幸存于天花、麻疹、百日咳、白喉等儿童流行病，最后长大成人，那算是非常走运的了。往后他们还可能死于肺结核、扁桃体周脓肿、霍乱、丹毒、坏疽、水肿、梅毒、猩红热或我们现在已远离的其他几十种疾病。现代人会死于心脏病、癌症这些中老年疾病，过去的人们不会特别担心患上心脏病或癌症，因为很少有人能活到患心脏病和癌症的岁数。由于药物，一组科学家最近这样写道："人们得上了不同的疾病，医生对这些疾病有了不同的观点，疾病在社会中的含义也发生了变化。"

在本书中，读者将会看到，疫苗和抗生素让人们在面对传染病时不再束手无策、坐以待毙，它们赋予了人们抗击流行病的能力。配合更加有效的公共卫生措施，即更清洁的饮用水、更发达的排污系统、更好的医院，药物让人们摆脱了对儿童疾病的恐惧，转而关注老年疾病。这是对医学的赞颂，更是对药物的讴歌。

这些是能够改变我们文化的技术手段。但是，当专注于药物时，我们会发现药物的强大远不止于此。当今的药物是在投资数千万美元后，由顶尖的实验室开发完成的，药物的科技含量很高，同时这种高科技又如此体贴、如此个性化，以至于需要与人体融为一体，方能发挥效用。这些药物，有的需要用鼻子吸食，有的需要服用，有的需要注射，有的需要涂抹以使皮肤吸收，通过这些手段，药物才能进入人体。药物在体内溶解，顺着血管快速从肌肉流到心脏，从肝脏进入大脑。只有当药物被完全吸收，融进人体时，其效用方才显现。接着，药物才能吸附、触发、舒缓、镇静、破坏、保护，改变人体知觉，恢复人体健康。药物可使人精神百倍，也可使人放松平静；可以致瘾，亦可救命。

药物何以具有如此效力？药物源自动物、蔬菜还是矿物？答案是：这些都是药物的源头。药物是否有益呢？答案是：通常都是有益的。药物是否存在危害呢？答案是：药物的危害屡见不鲜。药物能否制造奇迹呢？答案是：能。药物能否奴役人类呢？答案是：有一些会奴役人类。

———————

所以，药物越来越强大，医生也越来越强大，被攻克的疾病数量也越来越多。如此说来，药物的故事似乎就是胜利者的高歌前进。但是，不要被蒙蔽双眼，你将在后文发现，在药物历史中，有相当一部分植根于错误、偶然和运气。

然而，写这本书也让我深信，假如将进步定义为通过符合逻辑的、理性的方式应用越来越多的已经得到证实的事实，那么传统的进步也扮演着关键的角色。每种新药都教会人类一些关于人体的新知识，每种对人体的新的理解都能让人类生产出更好的药物。当整个体系运转良好时，每个新的科学发现都会经历评价、试验、再试验的流程，如有必要，还会被加以改善，然后进入全球的知识库，供其他科学家使用。这个知识库在不断扩大。制药与基础科学之间的协同作用，实验室、药物及人体之间的联动，在过去 300 年数以万计的科学出版物中都有描述，如今正在加快节奏，愈演愈烈。确实，这属于进步。如果人们能够团结一心，实现伟大创举就将计日程功。

我想告诉读者关于本书的以下信息。

本书不是一部制药行业的学术史，书中没有脚注。为简洁起见，书中并未提及很多震惊世界的药物研发。本书也并未囊括所有重要的药物，但是读者会在本书中看到很多塑造了医学史、影响了当今世界的药物。希望读完本书，读者会对医学这一颇为迷人的社会领域拥有更深的理解。

本书不会教授药物科学家任何新的知识，因为它本就不是为药物科学家而作。本书的受众为对药物略有涉猎、希望从中学到更多知识的人群。本书的目标读者就是普通大众，并非专家，虽然我也希望专家在读完本书之后，能有一些有趣的新故事讲给别人听。

本书不讨好制药商，也不讨好支持药物的说客或反对药物的活动家；既不针对制药行业的丑恶现象大发议论，也不为科学的奇迹高唱赞歌。我并未"磨刀霍霍向对手"，亦无任何企图要实现。

本书唯一的目的就是娱乐读者，将读者带入一个新的世界——药物发现的世界，不但会解释很多关于医学历史的内容，还有关于当今生活的内容，从医生与我们的关系到电视上看到的广告，从阿片类药物的滥用到可能会实现的定制药物。药企获取了暴利，而很多人却依然买不起所需的药物。本书将激发人们去思考这些现象背后的原因。

如果说我希望读者在读完本书之后能够吸取一个最重要的教训，那便是：没有哪种药属于好药，也没有哪种属于坏药，每种药物都兼具利弊。

换一种说法就是，每种有效的药物，无一例外，都可能存在副作用。这一点很容易在新药投放市场引起的第一波热潮之中被遗忘。有了广告巨头的推波助澜，以及媒体报道的宣传支持，轰动一时的新药便进入了所谓的赛格循环［以马克斯·赛格（Max Seige）命名，赛格是一名德国研究员，在 20 世纪早期首次对这种现象进行了描述］。这种现象一次又一次发生：令人震惊的新药被投放到市场之后，市场热情高涨，广泛接纳新药（此为赛格循环的第一阶段）。在这段"蜜月期"之后的几年里，有关这种热卖新药危害的负面新闻报道便会纷至沓来（此为赛格循环的第二阶段）。突然，人们都慌了，昨天的神药在今天成了步步逼近的危险。接着，这一阶段也过去了，进入第三阶段：人们对此药的态度更加平衡，更加清醒地认识到药物的实际效用，而在热潮退去之后，药物的销量也渐趋平稳，在诸多名药中占据属于自己的位置。

然后，制药商又投放了下一种"神药"，赛格循环再次启动。下次再听到铺天盖地的新闻报道，宣传突破性新药时，请别忘了赛格循环。

———————————

至于我所选中的这10种药物，读者可能知道其中几种，其余的则从未听说过。本书的整体构想来自我的编辑杰米森·斯托尔兹（Jamison Stoltz），此人才华横溢，不过药物名单最终是由我本人确定的。

我并不想推出标准的史上"最热门"药物清单，所以我省去了一些常见的候选药物，比如阿司匹林和青霉素，因为关于此类药物的文章已有很多。相反，读者将会读到一些令人惊讶的章节，这些章节所描述的是那些不那么家喻户晓（但又很重要）的药物，像水合氯醛（一种麻醉药，从医院到蒙汗药饮料都有使用它）、氯丙嗪（CPZ，第一代治疗精神病的药物，它使得患者不必在老旧的精神病院内接受治疗），以及避孕药和奥施康定等更加出名的药物。本书包含了很多叙述阿片类药物的内容，涉及阿片类药物的很多种形式，上到史前人类提取的罂粟汁液，下到当今社会极具危害的强效合成物质。阿片衍生物值得关注，因为这类物质在历史上占有非常重要的地位（这些物质数以千年的提炼发展反映了制药历史的大体演进），在当今社会同样如此（成了如今成瘾及药物过量现象的主体），还因为讲述这类物质的故事之中充满有趣的主角、逸闻，从中世纪的天才炼金术士到绝望的中国皇帝，再到许多化学家一头栽倒、人事不省的实验室。

细心的读者可能会注意到，本书所描述的药物其实有10多种，而非只有10种。有些章节只是讲述一种化学物质（比如磺胺），有些章节则讲述一个相关的药物化学家族（比如他汀类药物），所以不必计较数量，数量并非重点。

重点是没人能从历史上最重要的药物中挑出一些来，列出一个终极名单，这类尝试都是徒劳的，所以我根据自己对药物在历史上的重要性及趣味价值的认识，做出了选择。在写作风格上，我尽量避免使用科学术语，以照顾普通读者。或许科学家们不会为此感到高兴，但我希望对读者有用。欢迎走进药物的世界。

第一章
快乐植物

　　你可以想象一名中东地区的早期狩猎采集者在寻找下一顿食物，走在一片从未到过的荒野上，不断地试吃着不同的动物和植物。种子的营养价值较高，通常都值得尝上一口。同样，包裹种子的种荚、果实也值得一尝。有一天，他来到了一片开阔之地，此处长满了齐腰高的植物，每株植物顶端都垂着一个拳头大小的浅绿色种荚，沉甸甸的，光溜溜的。

　　看来值得一尝。这个狩猎采集者闻了闻种荚，咬了一小口。他一脸苦相，赶紧吐了出来。种荚入口极苦，这可不是好兆头。在人类的味觉认知中，很多有毒物质的味道都是苦涩的，大自然以这种方式告诉人类，哪些东西不能食用。苦涩通常意味着胃痛，或者更加严重的情况。

　　所以这位早期探索者转身离开了这种长有大种荚的植物。接着，一两个小时之后，奇怪的事情发生了，他感到晕乎乎的，身上的疼痛减轻了，还体验到了一种快感，仿佛可以与天神沟通。看来这种植物能通神灵。

　　或许故事就是这么开始的。也可能在故事一开始，一个眼尖的远

古人类注意到有动物在吃了这些种荚之后，行为变得奇怪起来。这同样是与神灵相通的信号，说明这种植物具有神力。

我们无从得知故事到底是如何发生的，但是关于发生的时间，我们还是有所了解的。人类与这种神奇植物之间漫长的纠葛始于一万多年以前，早于城镇、农业、科学、历史的开始。地球上第一批人类所居住的城市出现于幼发拉底河和底格里斯河的河谷时，这种神圣植物的种子就已经被当成食物，苦涩的汁液则被当作药物，人们为它唱起赞歌。在挖掘一座位于今叙利亚西北部、4 000 年前的宫殿时，考古学家在厨房附近发现了一个非比寻常的房间。屋内有 8 个壁炉，还有很多口大锅，却没有食物残渣。然而，他们发现了罂粟、天芥菜、洋甘菊及其他已知用于药物的草本植物的痕迹。这里是否就是世界上最早的制药场所之一呢？

在这座古代宫殿中，最引人注意的植物是一种特殊的罂粟。它的种荚，尤其是种荚外壁中的汁液，其效果、治愈功能极其强大，几乎超越自然。克里特岛上发现了一座 3 000 年前的小型陶土雕像，其形象是一位女神，头戴饰有罂粟种荚的头饰，该种荚的切法与今天切开种荚提取汁液的方法简直如出一辙。一位希腊历史学家曾经这样写道："这位女神似乎处于一种阿片所引起的恍惚之中，她欣喜若狂，脸上洋溢着愉悦之情，这无疑是因为药物激发了她的想象，让她看到了美丽的景象。"有些考古学家提出，女神雕像所在的房间正是米诺斯人用来吸食干燥的罂粟汁液吸入剂的场所。

希腊人将这种植物与他们司管睡眠、夜晚和死亡的神明（分别是修普诺斯、倪克斯和塔纳托斯）联系起来，并将这种植物的形象铸在硬币上，印在花瓶上，雕在珠宝上，凿在墓碑上。在神话中，据说女神得墨忒耳就用罂粟来缓解女儿珀耳塞福涅被绑架、失去女儿的痛苦。

古希腊诗人赫西俄德在公元前 8 世纪曾在其著作中提到，古希腊科林斯附近有一座名为 Mekonê 的小镇，大致可翻译为"罂粟之城"，一些历史学家认为小镇的名字取自其周围广阔的罂粟农场。荷马在《伊利亚特》中提到了罂粟这种植物，在《奥德赛》中讲述了海伦制作睡眠药水的故事，许多人认为药水中就含有罂粟汁液。希波克拉底经常提到罂粟，认为它是一种药物成分。罂粟被用在寺庙仪式中，被刻在雕像上，被画在墓碑上。罂粟汁液晒干后既可直接食用，亦可吸食，成为古人最强效、最能舒缓病痛的药物。如今，罂粟备受争议，它是迄今为止人类所发现的最重要的药物。

————————

从某个方面来讲，早期人类竟然能够在自然环境中发现药物，真是令人叹服。想想看，在地球上超过 30 万种植物之中，有 95% 的植物是人类无法食用的。你可以出门去本地树林里随机挑选植物咀嚼，胃痛、呕吐、死亡的概率可达 5%。在仅有的几种可以消化的植物当中，要想找到有用的药物，概率几乎为零。

但是人类的祖先做到了。通过试错、灵感、观察，世界各地的史前人类逐渐发现并积累了丰富的草药。早期的治疗师都是就地取材，利用住所附近生长的植物。在北欧，具有功效的药草包括曼德拉草根（用于治疗几乎所有病痛，包括肠胃问题、咳嗽、睡眠问题）、黑嚏根草（一种强力泻药）、天仙子（可以减轻疼痛、促进睡眠）、颠茄（治疗睡眠问题与眼疾）。其他如大麻等早期药物以南方与东方为起点，一路沿着贸易路线不断传播。人们渴求从中东和亚洲商人处购买肉桂、胡椒等香料，这些香料既被用作调味品，也被用作药物。所有治疗师都不光清楚当地有哪些药草，而且知晓药草的用法。迪奥斯科里德斯（Pedanius Dioscorides），这位公元1世纪尼禄军队中的希腊医生，在其多卷本著作《论药物》（De Materia Medica）中，就对当时已有的药物知识进行了总结，这本著作是最早、最重要的一部药物指南。除了在书中列出数百种药草及其功效，他还描述了药物的制备方式及推荐剂量。植物叶片可以晒干、捣碎，加到药汤中，小火慢煮；拔下植物的根部之后，可以将其清洗干净，捣成糊状，亦可直接生吃；有些可以掺酒，有些则可掺水。可以将药物吞咽、饮用、吸入、涂抹在皮肤上或以栓剂形式放入体内。迪奥斯科里德斯的著作指导医学用药长达1 000多年。

在《论药物》一书中，迪奥斯科里德斯描述了罂粟，总结了其功效，概述了其危害："少量服用罂粟，可减轻疼痛、促进睡眠、促进消化、缓解咳嗽及肠胃疾病。经常服用会造成损伤（使人昏昏沉沉），导致死亡。配以玫瑰粉末，撒于疼痛处，可以缓解疼痛；治疗耳内疼痛，需混合杏仁油、藏红花油和没药油，滴入耳内；治疗眼睛发炎，需配合一枚烤鸡蛋黄、藏红花一起使用；治疗丹毒、伤口，需配合醋酸一起使用；治疗痛风，需配合人乳与藏红花一起使用。涂于手指，作为栓剂，有助睡眠。"

罂粟及其汁液在不同文化间的传播过程中，逐渐出现了诸多叫法，例如古苏美尔语中的 hul gil（意为快乐植物）和中文中的阿片［从此衍生出对一种药物 "have a yen"（意为 "有瘾"）这个短语］。希腊语表示汁液的单词为 opion，现代英语中表示从罂粟中获得的药物原料的单词 opium（阿片）便由此得名。

并非从所有罂粟中都能提取阿片。地球上共有28种罂粟，皆为罂粟属。大多数罂粟都只有美丽的野花，阿片含量极低。在这28种罂粟中，只有两种罂粟能够产出数量可观的阿片，但只有一种罂粟易于种植，虫害较少，而且无须经常灌溉。其学名为鸦片罂粟（英文名源自 Somnus，即罗马神话中的司管睡眠之神索莫纳斯），唯有这种罂粟一直是世界上几乎所有天然阿片的来源。

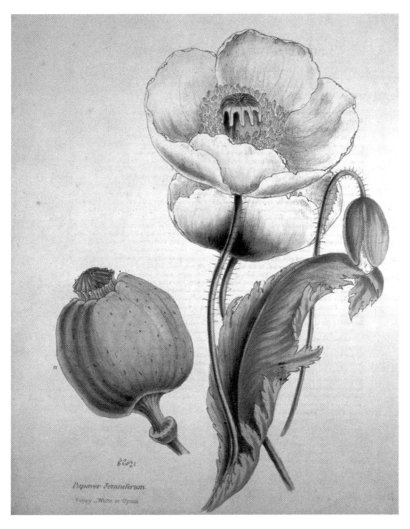

图 1.1 鸦片罂粟：白色花朵、种子［绘者为玛丽·安·伯内特（M. A. Burnett），藏于惠康博物馆］

如今，研究人员在讨论这种罂粟是历来就富含阿片，还是由早期人类专门加以培养育种才提高了产量。无论如何，一万年前，这种罂粟的种植方式与现在并无二致，其药物的加工方式与现在也几无差别。

2 000年前，迪奥斯科里德斯就描述了收集罂粟汁液的方法。这种方法出奇地简单：罂粟开花后不久，花瓣便开始凋谢，几日之内，罂粟植株便长出一个光滑的绿色种荚，逐渐长到鸡蛋大小。采集者会密切观察种荚变干，变为暗棕色，并适时地在种荚外皮上划出很多浅浅的裂缝，富有魔力的汁液便从裂缝渗出。这种从种荚外皮中产出的汁液含有大量的药物成分（广泛应用于烘烤及调味的罂粟籽中，阿片含量很小）。

新鲜的罂粟汁液为水状、白色、浑浊的物质，几无任何效用。但暴露在空气中几个小时之后，它会变为棕色黏稠物，类似鞋油与蜂蜜的混合物。此时，它产生了药效。将这种物质从种荚上刮下，形成黏稠的小块，煮沸去掉杂质，再将所得液体进行脱水，最后剩下的固体就是生阿片，它会被捏成一个个小丸子。这些深色胶黏的小丸子改变了历史。19世纪之前的药物可不只是一捆捆放在巫医、药师、牧师后屋晾晒的药草，药物的加工混配方式既有发挥疗效的一面，也有不可思议的一面，即煮成糊状、酊剂，做成药丸，掺以各种物质——上到干尸粉、独角兽角，下到珍珠粉和干燥的老虎粪便，精心调配成专供富人服用的稀世珍药。

阿片算得上一种珍贵的原料。阿片可溶于酒，可混入任何带有其他成分的混合物，无论怎么服用——口服、用鼻子吸食、直肠用药、烧成烟吸入、饮用、囫囵吞咽，皆可发挥效用。虽然一种服用方式较之另外一种，可能药效发挥稍快一点儿，但是无论如何，它都有着同样的功效范围：从使人感到困倦恍惚到消除疼痛。

最重要的是——可谓天赐之功效——阿片能让患者感到愉悦，能提振患者的精神。阿片不仅是一种药，还是通往快乐的途径。一位历史学家曾经说："阿片之所以吸引人，是因为它总能抚慰身体，同时虚构想象，让身体上的不适感被希望和宁静替代。"这些真是极具诱惑力的功效：缓解疼痛，让人感到幸福愉悦、心旷神怡，带人走进梦境。早期服用者和看护人经常用一个词语来描述阿片的功效——精神愉快。阿片使人们在承受病痛、伤痛的同时，能得到深度休息。阿片是古代医生完美的工具（只需小心使用即可；古代的治疗师也都清楚，服用过量阿片，很容易使患者在睡梦中走向死亡）。

难怪阿片的使用会跨越中东和西方世界，从苏美尔人传到亚述人再传到巴比伦人、埃及人，从埃及传到希腊、罗马、西欧。据说，在古代，最好的阿片来自底比斯附近区域。一份埃及的医学文献就记录着阿片在大约 700 种不同药物中的使用。亚历山大大帝率领大军沿着希腊—埃及—印度一路征讨，军队携带阿片，所到之处，便将阿片介绍给当地居民。罂粟花成为暂时与永恒的睡眠象征，与司管睡眠、梦境、变化的神明有关，标志着从生到死的过渡。

罂粟与死亡之间的关联可不仅是富有诗情的意境。早在公元前 3 世纪，古希腊医生就深知，阿片的危害不亚于其制造的精神愉快，他们还就阿片的药用价值是否值得患者为其付出代价进行了辩论。他们担心患者用药过量，还意识到，一旦患者开始使用阿片，便很难让他们停下。他们首次对阿片成瘾进行了描述。

阿片的危害似乎远超好处。到公元 1 世纪、2 世纪的罗马帝国统治时期，据传阿片的使用已经跟葡萄酒一样普遍，在罗马的大街小巷，阿片被做成罂粟饼，即将阿片、糖、鸡蛋、蜂蜜、面粉和果汁混在一起，不加烘烤，做成柔软的甜品出售，普通大众通过食用罂粟饼来振奋精神、缓解轻微疼痛。相传马可·奥勒留皇帝就曾服用阿片助眠，诗人奥维德据传也曾服用阿片。

罗马帝国灭亡后，阿拉伯商贩便将阿片带进新的市场，他们让阿片（轻便、易于运输，对合适的买家来讲，阿片与黄金等价）成为商队的标配货物，使阿片在印度、中国、北非广为传播。一位非常了不起的阿拉伯医生——伊本·西那［Ibn Sina，西方人称他为阿维森纳（Avicenna）］在 1000 年左右详述了阿片的诸多益处及其危害，例如引发记忆和推理方面的问题、导致便秘，还有使用过量的危害。阿维森纳本人就曾目睹一位患者因阿片经直肠使用过量而死。这位伟大的治疗师千年前关于阿片的结论与现代人对待阿片的态度十分相似。"医生理应能够预测疼痛的持续时间、严重程度及患者的耐受性，而后权衡服用阿片的风险与好处". 他这样写道。他建议仅将阿片留作最后的手段，并建议医生尽可能减少阿片用量。很有可能阿维森纳本人就曾对阿片上瘾。

他与其他阿拉伯医生一道，将阿片制作成饼状、注入物、糊状物、膏药、栓剂、软膏、液体。在中世纪，阿拉伯医生是世界上顶尖的制药能手，他们通过发展过滤、蒸馏、升华和结晶工艺——这些都属于他们所谓的"al-chemie"（该词被认为源自 khem 一词，意为"埃及"，故可粗略译为"埃及的科学"），极大地丰富了制药工艺。西方人熟知的炼金术（alchemy），基本思想是利用自然原料，使其臻于完美；帮助自然事物逐渐脱离粗糙原始的状态，变得更加精致纯洁——释放内在纯粹的灵魂（这一观点在我们的语言中已然根深蒂固，葡萄酒、啤酒经过蒸馏所得的烈酒依然被称为"spirit"）。① 同时，炼金

----

① spirit 一词的含义包括"烈酒"和"灵魂"。——译者注

术也可用于制造药物、香水等有用之物，是对自然界的探索，也是对万物的灵魂近乎虔诚的追求。

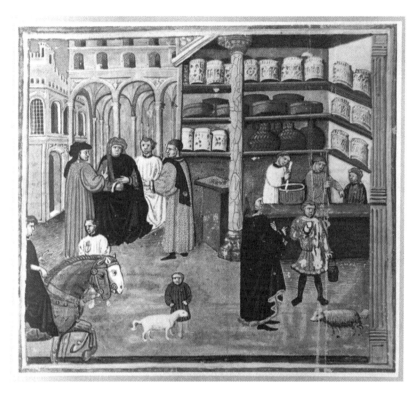

图 1.2 阿维森纳向弟子们阐述制药之道（藏于惠康博物馆）

　　古老的伊斯兰著作清楚地表明，阿片虽有诸多大用，但亦可奴役使用者。手稿中还有对阿片吸食者的描述：出现危险的幻觉，变得呆滞、懒惰，智力下降。"它（阿片）把狮子变成甲虫，"一位作家发出这样的警告，"把骄傲之人变成胆小鬼，把健康之人变成病夫。"

　　罗马帝国灭亡之后，欧洲对阿片的使用减少，不过随着十字军东征回家的士兵从圣地带回阿片，阿片的使用再度增长。到 16 世纪，从意大利到英国，从疟疾、霍乱、癔症到痛风、瘙痒、牙痛，阿片的使用几乎无处不在，包治百病。

在阿片的支持者中，有一位医学史上非常有趣的怪人。他是一名瑞士炼金术士，也是一位独树一帜的治疗师，他有个了不起的大名，叫菲利普斯·奥里欧勒斯·特奥弗拉斯特斯·博姆巴斯特斯·冯霍恩海姆（Philippus Aureolus Theophrastus Bombastus von Hohenheim）。如今，他更被人们熟知的名字是帕拉塞尔苏斯（Paracelsus）。他是一个万里挑一的医学天才，性格桀骜不驯，还会招摇撞骗，有点儿神秘莫测、疯疯癫癫、骄傲自大，背着装有药物、器具的包在欧洲走乡串镇，还佩着一把长剑，传说剑柄顶端的圆头里装着长生不老药。他每到一个镇子，便跟当地人攀谈，沿街卖艺，医治患者，还就旁门左道的新理论与人争长论短，从当地治疗师那里学习诀窍妙招，怒斥当世已然牢固确立的正统医学。他写道："在我那个时代，医生连牙痛都医治不了，更别说重病了。我走南闯北，寻找这门艺术（医学）一些确凿的、有经验支撑的知识。我的学习对象不但有博学多识的医生，还包括剪毛工、理发师、智者、驱魔师、炼金术士、僧侣、贵族和底层民众。"他一边倾听，一边争论，一边学习，一边将最好的治疗想法用到患者身上。

一路上，他写了几本书，其中大多数直到他死后才得以出版。这些作品的写作风格被一位历史学家称为"极难阅读，更难理解"，堪称一部大杂烩，充满奇异的炼金符号、神奇的典故、日月星象之术、基督教神秘主义、医药配方、神灵感应和哲学沉思。但在大部分内容的背后，蕴藏着一些突破性的医学观点。

在帕拉塞尔苏斯眼里，多数医生都是"哗众取宠、拾人牙慧之徒"，他们只不过简单地重复着古人的陈腐思想，反复咀嚼罗马、希腊、阿拉伯权威公认的智慧，重蹈前人的覆辙，便可发财致富。对此，帕拉塞尔苏斯提出了另外一种简单的选择：真正寻求知识的人，应该阅读大自然这本书。他认为，医生不应盲目遵循古代权威的陈年旧历，而应依赖在现实世界中所见到的有用之物，向大自然的种种奇迹敞开心扉，寻找新方法，以新方式使用新药物，观察效果，进而将这些知识应用于改进治疗方法。

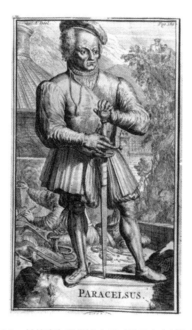

图 1.3 帕拉塞尔苏斯全身像（藏于惠康博物馆）

帕拉塞尔苏斯用自己的药物进行试验，尝试新的配方，观察哪种配方有用。（注意：这种做法并非现代科学意义上的试验，更像是"这些东西看起来很有趣。我来试一下，看看会有什么结果"。）

在他的诸多成功试验中，最主要的便是一种神秘奇妙的黑色小药丸，似乎可以缓解任何疾病。他在 1530 年前后写道："我掌握了一种秘密药物，我称其为阿片酊，它胜过其他任何济世良药。"一个与他同时代的人曾这样回忆道："他有一种被他称为阿片酊的药丸，看起来像老鼠屎，但只在疾病极度严重的情况下才用。他夸口说，有了这些药丸，治疗师就可以起死回生，而他确实也证明了这一点，因为看起来已经死去的患者突然能够起身下地了。"

帕拉塞尔苏斯的阿片酊成了传奇之物。现在的人们知晓了他的秘方：每颗药丸中，生阿片约占 25%，其余则是异想天开（而且大多不具活性）的混合物，其中包括天仙子、粪石（收集自牛肠中的固体物质）、琥珀、麝香、珍珠粉、珊瑚粉、各种油、鹿心骨，最重要的是，还有些许独角兽角（在中世纪的许多药物中，这一成分备受追捧，而且可以肯定，这一成分纯属虚构：当时所谓的"独角兽角"通常都是独角鲸的长牙）。阿片酊的作用大都源自阿片。

对于自己的观点，帕拉塞尔苏斯极其笃定，当他说出"无知的医生是地狱派来折磨患者的仆人"之类的话，或者在一次公开场合举行的篝火活动中公然烧掉阿维森纳的作品时，他的态度也十分斩钉截铁，以至于许多人都认为他是一个狂妄自大的吹牛者。但是他可并非江湖骗子，相反，他是"药理学之父"，他仅凭一己之力，便将药物研究从古老理论的束缚之中解脱出来，置于更加现代的基础之上。例如，据说他通过在自己和追随者身上使用阿片来对阿片进行研究，然后跟踪效果——这种自我实验的做法在此后几个世纪里在医生群体中非常普遍。

1541 年，帕拉塞尔苏斯去世之时，欧洲人对阿片的需求正在增长。哥伦布受命在其探索之旅中寻找阿片，并将其带回，约翰·卡伯特、斐迪南·麦哲伦和瓦斯科·达·伽马等探险家亦是如此。原因在于，与文艺复兴时期许多其他药丸、药水相反，阿片有实际作用。随着阿片的日益风行，医生也发现了越来越多使用阿片的方法。一些聪明的医生用含有桑葚、毒芹的溶液将阿片溶解，再将溶液熬煮进海绵。这种含有药物的"睡眠海绵"在受潮加热时会释放烟雾，既能缓解疼痛，又能帮助患者入眠，因此阿片成为一种最古老的麻醉药。威尼斯糖浆是阿片与多达 62 种其他成分的混合物，这些成分包括蜂蜜、藏红花、毒蛇肉，涵盖范围很广，这种糖浆被用来治疗毒蛇咬伤、瘟疫等各类疾病。这种糖浆在当时极为流行，致使伦敦制定出台了第一批药物法规。1540 年，亨利八世授予医生搜查药剂师的药店的权利，一旦发现任何存在危害、缺陷的药物，即可举报，其中便包括威尼斯糖浆。到了莎士比亚时代，放眼伦敦，只有一人得到许可制作阿片，即便如此，他也必须在出售阿片之前，将其拿到英国皇家医师学院让医生先行过目。

早期的医生在使用阿片的过程中存在的一个问题便是，他们永远无从得知药效的强弱。因为阿片来自不同的国家，采用不同的加工方法，所以无法准确判断一个药丸的药效。一名制药者的药物剂量可能是另一人的 2 倍、3 倍或 50 倍。医生只得将每批新药用在患者身上进行试验，希望能得到好的效果。患者花了钱，还得冒风险。

17 世纪，著名英国医生托马斯·西德纳姆（Thomas Sydenham）向药物标准化迈出了第一步。西德纳姆痴迷阿片，深信这一天赐之物的治疗价值远胜人类自己能够捣鼓出来的任何事物。他因自己特制的酒溶阿片酊剂而声名鹊起，在酊剂中，他通过加入甜波特酒、肉桂、丁香来中和药物的苦涩，这种液体阿片比药丸更易于口服。最重要的是，他的制备过程基本可以实现标准化，每瓶药中阿片的含量分配更加仔细，剂量的衡量也更为小心。西德纳姆便靠这种液体形式的阿片发财致富，也许是为了纪念帕拉塞尔苏斯，他将这种液体阿片称为"阿片酊"。

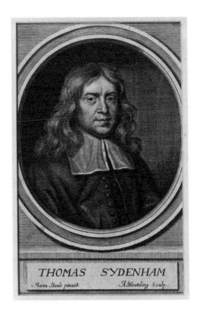

图 1.4 托马斯·西德纳姆肖像（藏于惠康博物馆）

  在西德纳姆的大力宣传之下，他的阿片酊大受欢迎。他还为其大唱赞歌，朋友们甚至戏称他为"恋阿大夫"（Dr. Opiophile）。随着该药销量的增加，对于更精确地衡量其效果，科学界也越来越感兴趣。克里斯托弗·雷恩（Christopher Wren）、吉迪恩·哈维（Gideon Harvey）等英国研究人员开始在猫狗身上试验阿片，以期更多地了解达到某些功效所需的阿片用量。他们发现了很多新方法，来试验药效强度，确保药物质量。阿片促使医学实现了从艺术到科学的身份转变。

  阿片也被用于娱乐消遣。最早的一批专门描述阿片的英文书当中，有一本《阿片揭秘》（*The Mysteries of Opium Reveal'd*），作者是约翰·琼斯（John Jones）医生，此书出版于 1700 年。琼斯告诉读者，阿片不仅能够消除焦虑，还有助于"使人在处理管理事务时当机立断、冷静沉着、欣然踊跃、雷厉风行……使人精神振奋、奋勇直前、履险如夷、旷达不羁……使人心满意足、逆来顺受、安分知足、沉着镇定"，等等。阿片给人的感觉好像"非常好的消息或其他开心之事带来的奇妙、非凡、让人神采奕奕的精神体验"。他将阿片的效果比作永久的性高潮，听起来他很像是对阿片上瘾了。

将阿片用于改变情绪而非缓解痛苦的做法风靡于社会各个阶层。例如，1773 年 3 月 23 日，著名日记作者詹姆斯·鲍斯威尔（James Boswell）写道："我与约翰逊博士共进早餐，他昨晚服用过阿片之后，昨天的悒然不乐好了很多。"当时，人们使用阿片缓解消沉抑郁。

18 世纪末，随着含有阿片的新药涌现，例如杜佛氏散、贵格会滴剂（Quaker Drops），还有贝茨静心丸（Dr. Bates' Pacific Pills），阿片的用途变得五花八门。这些药很容易在医生那里或本地药店买到，甚至在杂货店都能买到，无需处方。由于这些药物的使用缺乏法律限制，于是到处都是阿片。

欧洲民众对阿片非常渴望。此时正处于工业革命时期，快速增长的工人群体面临着恶劣的工作条件。酬不抵劳的工人生活在不断扩大的贫民窟中，他们需要那种花点儿小钱就能体验解脱的方式。这种选择既可以是杜松子酒，也可以是阿片。

阿片的日益风行与疾病模式的变化息息相关。结核病便是一个例子：快速增长、密集的城市工业中心是结核病等流行病的温床，结核病是一种慢性杀手，常常让患者陷入只有阿片才能缓解的痛苦之中。还有霍乱，它通过受污染的水源传染，传染性极强，是另一种随着贫民窟规模的扩大而传播的疾病。霍乱会引起无法控制的腹泻而致人死亡。令人庆幸的是，阿片的一个显著副作用便是容易引起便秘；阿片之于霍乱患者，或许既有安抚垂死之人的功效，也有治病救人的功劳。越来越多的妓女也加入了阿片最忠实的使用者队伍，她们服用阿片酊来缓解日常生活中职业带来的痛苦，缓解性病的症状，减轻绝望情绪。有时，她们会向客人介绍阿片；有时，她们使用阿片自杀。医生充当着阿片的销售代理，向患者推销阿片，顺便赚点儿小钱。在药剂师的店铺里，他们指望着含有阿片的药物能够成为店里的畅销产品，因此，他们在广告宣传上也是不遗余力。

这便是阿片的关键：取决于何时、以何种方式使用，阿片可以用于消除疼痛，也可以用于派对娱乐；可以用于治病救人，也可以用于自寻短见。到18世纪末，阿片已在西欧极为风行，一些历史学家甚至将其与浪漫主义时期的诞生联系起来，浪漫主义时期强调率性而为、个人体验、道德上的无拘无束、幻想及梦幻。诚然，从拜伦、柏辽兹到乔治四世和拿破仑，浪漫主义时期的许多艺术、政治方面的领导人物都或多或少地服用过阿片。有一次，珀西·雪莱因服用过多阿片大醉，闯入玛丽·沃斯通克拉夫特·戈德温的房间（雪莱疯狂地爱着玛丽，尽管当时他已为人夫），他一手握着手枪，另一只手拎着一瓶阿片酊，宣布道："九泉之下，我们将会共结连理。"他们都活了下来，而且结了婚。然而，1814年，玛丽同父异母的妹妹由于过量服用阿片酊而死。济慈曾服用过量阿片，塞缪尔·泰勒·柯勒律治和托马斯·德·昆西则是彻头彻尾的瘾君子。

一位历史学家曾经写道："19世纪的文学浸泡在阿片酊里。"阿片的吸引力远远超出知识分子阶层。19世纪中叶，阿片和杜松子酒一样便宜，而且在英国，阿片比烟草更加普遍、更易买到。阿片的使用扩展到了工人阶级、农民和穷人当中。女人使用阿片来为乏味的生活增添色彩，还将阿片给孩子服用，缓解他们的饥饿，止住他们的哭声；男人使用阿片来缓解疼痛，忘却烦恼。如果还有剩余，他们便把阿片喂给家里饲养的动物，帮助它们增肥长膘，卖个好价。

芬兰区是英国的一块地处偏远的沼泽地区，这里作为"罂粟王国"而变得臭名昭著。疟疾在这里十分常见，这种疾病经常伴有反复发烧；风湿病、疟状热同样如此。奎宁（产自一种南美洲树皮的疟疾药）对当地农民来说价格太高，他们同样负担不起找医生看病的费用。一贫如洗的农民于是转向了阿片，不仅将阿片作为一种药物，正如一位观察家指出，也是为了"将阿片的服用者从沼泽地区的泥潭中、从艰苦乏味的农业生活中解脱出来"。1863年去过该地区的一位医务人员写道："偶尔可能会看到一名男子靠着锄头在田里睡着了。一有人靠近，他就开始干活，并奋起劳动一会儿。要去艰苦劳作的人，都会先吃颗药丸作为准备，而且他们很多人在喝啤酒时总会往酒里放点儿阿片。"

阿片当时被认为是一种相对无害的邪物，论危害，它当然比不上烈酒。每个关于某个婴儿因不慎服用阿片含量过多的舒缓糖浆而中毒的故事背后，都有很多关于长期服用阿片身体依然安然无恙的例子。19世纪50年代的阿片贩子经常跟别人讲述一位80岁老妪的逸事：40年间，她每天服用半盎司①阿片酊，却从未出现过任何不良反应。弗洛伦斯·南丁格尔本人，这位身为护理象征的"提灯女士"，不也偶尔给病患使用阿片吗？她当然会用。如果阿片对患者不利，她还会这样做吗？ 1825—1850年，英国的阿片销量年增长率为4%~8%。为了满足国民对阿片日益增长的需求，英国鼓励在印度种植罂粟，很快，印度便成为全球大部分阿片供应的源头。东印度公司开始将阿片运送至世界各地。在种植、加工、运送、销售的过程中，英国创造了大量财富。而英国只不过是个开端。如果阿片在英国国内如此受欢迎，那么鼓励其他国家使用更多阿片，对贸易商来说又可能带来怎样的价值呢？

---

① 1英制液体盎司约为28.41毫升。——编者注

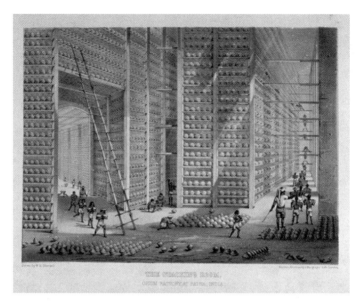

图 1.5　印度巴特那阿片工厂内一间繁忙的堆垛室［平版印刷画，绘者为瓦尔特·斯坦霍普·舍维尔（W. S. Sherwill），约 1850 年。藏于惠康博物馆］

印度可以成为阿片的推广地。但英国人需要印度殖民地的臣民保持头脑冷静，不因阿片而丧失清醒的神志。然而，还有其他目标：那些被阿片贸易覆盖后有利于英国的国家；那些在英国人看来可能会被阿片削弱的国家。就这样，阿片来到了地球上人口最多的国家——中国。

中国人那时对阿片已经略知一二，他们早在远古时期就对阿片有所了解，至少可追溯至 3 世纪。阿拉伯商人将阿片带到中国，中国的炼金术士发现阿片是一种有趣的药物。上流社会使用小剂量阿片来治疗痢疾，富贵人家还用它来哄姨太太开心。1 000 多年来，阿片的使用也就仅此而已。

接着第一批欧洲水手抵达中国，他们迫切地想要进行交易，他们带来了很多自认为中国人可能会看重的物品。但是，中国人有了丝绸，他们还需要粗糙的英国羊毛和硬质荷兰亚麻布做什么呢？他们有了瓷器，还需要劣质的西方陶器做什么呢？

然而，也确实有几样中国人想要的商品。一种是能令人感到愉悦的新药草，它是一种来自美洲的植物干叶，被称为"烟草"。看到外国水手将这种叶子的碎片填进小管里，打火点燃，喷出一团团芬芳的烟雾，中国人不禁神摇目夺。烟草能产生令人渴求的效果。很快，中国的精英们便养成了吸烟的习惯，在 17 世纪的中国，吸烟成了一种风尚。能够找到可以同中国人交易的商品，欧洲人自是非常高兴，他们载着整船的烟草在广州售卖。烟草供应不足时，中国人就会在烟草里面添加阿片、砒霜等物的薄片，以此节省烟草。这些添加物被认为有助于预防疟疾，当然也能带来额外的感官刺激。

吸烟在中国变得极其盛行，而且抽烟上瘾极为明显，导致 1632 年，皇帝觉得有必要禁止一切形式的烟草。为了确保禁令的推行，皇帝还下令将所有已知的瘾君子一律处斩。[①] 烟草消失了。在随后的干旱年间，一些中国人开始只吸食鸦片。

这种状况一直持续到 18 世纪初，当时出现了另外一种晒干之后颇有价值的植物。这种植物在中国很早就有种植，将其浸泡在沸水中，便能得到一种具有提神醒脑功效的饮品，英国人称之为"茶"。很快，喝茶便在英国风靡，不亚于烟草曾经在中国的地位。

---

① 作者此处描写疑有误。有学者指出，1632 年皇太极禁烟，但此时清军尚未入关；1639 年崇祯皇帝禁烟。此处的皇帝似应指崇祯，但时间对应不上。而且这两次禁烟都少有记载说要处死瘾君子，而是对贩烟者论罪。——编者注

随着英国人对茶叶需求的增长，商人们感到更有必要寻找能同中国人交换茶叶的商品。由于烟草已经被禁，所以英国特使们带着锡、铅、棉织物、机械表和鱼干等可能引起中国皇帝兴趣的商品样品来到了朝廷，但这些商品都丝毫未能引起皇帝的兴趣。大约1800年，中国皇帝对英国商人嗤之以鼻："天朝物产丰盈，无所不有，原不借外夷货物以通有无。"

虽然中国人可能对成品无甚兴致，但有一种原料是他们渴求的。中国的货币以白银为基础，所以中国人对白银这种贵金属有着无尽的渴望。然而，这对英国人来说可是个坏消息，因为世界上大部分白银都来自西班牙位于新大陆的殖民地。英国人手里只有这么多白银，在与中国的茶叶贸易中很快便消耗殆尽，导致世界白银供应失衡，急需另寻他法予以应对。

于是英国人将目光投向了鸦片。得益于他们在印度扩大的罂粟种植规模，英国有大量毒品可以出口，他们唯一要做的就是将中国人变成烟民。

中国皇帝对此并不感兴趣。仍对烟草问题耿耿于怀的清政府，面对英国企图将一种新型毒品引入中国的举动，颁布了一条又一条法令，限制鸦片贸易。英国人找到了一系列方法，不断地售卖更多的鸦片。每个开始吸食鸦片的人都是新的资金来源，一旦开始吸食鸦片，就不会想要停止。和芬兰区沼泽地的农民一样，许多中国农民的生活也枯燥乏味，他们便成了烟鬼。中国的有钱人家，以及那些百无聊赖之徒，但图好耍，在尝过鸦片之后，回头都会购买更多，于是，鸦片市场不断扩大。1729年，英国人在广州港卖出了200箱印度鸦片丸；到1767年，已增长到1 000箱；到1790年，达到4 000箱。这激怒了当时的中国皇帝弘历（乾隆皇帝）和他的儿子颙琰（嘉庆皇帝）。烟草事件重演——不，这次事态更加严峻。新型毒品不仅使人欲罢不能，还让吸毒者变得好吃懒做、一事无成。两位皇帝打击鸦片的法令越来越严，终于在 1799 年达到顶点，政府实施全面禁烟，出台了一条法律，禁止将鸦片这种面目可憎、人神共愤的毒品输入中国境内。在官方层面，英国人必须遵守这条法律。

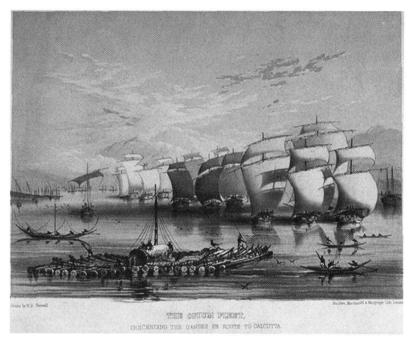

图 1.6 　一支载有鸦片的帆船队与其他船只木筏共泛恒河（平版印刷画，绘者为瓦尔特·斯坦霍普·舍维尔，约 1850 年。藏于惠康博物馆）

　　于是英国人转向走私。没过几年，约有 20 个团体，包括半合法商人和彻头彻尾的海盗，在向中国走私鸦片。这些不法商人占据僻静的中国沿海小港，贿赂当地官员，将成吨的印度鸦片输入中国。英国政府虽然公开谴责这一行径，私下却对他们另眼相待。东印度公司全面参与鸦片走私，其中涉及大量金钱。某些活动被视而不见，交易达成，鸦片从印度源源不断运往中国，为茶叶从中国运往英国提供了资金，同时，还稍稍动摇了已经摇摇欲坠的清政府。这也对英国人有好处。政府越虚弱，就越容易开展贸易，不会遭到皇帝的干预。历史学家估计，到19世纪30年代后期，在整个中国，约有1%的人口，即大约400万人鸦片成瘾；在一些走私口岸附近，这一比例可能高达90%。到1832年，英属印度的整个国民生产总值之中，已有1/6来自鸦片贸易。

接着，清政府决定彻底终结鸦片走私。鸦片战争一触即发。

1839年发生的事件成为鸦片战争的导火线。当时一支规模庞大的清朝军队出现在英国人位于广州的贸易站外，为首的军官称遵照皇帝旨意，要求站内所有鸦片贩子尽数交出鸦片。一小队英军的指挥官看着围在外面的清兵，建议鸦片贩子依言照办。成千上万箱鸦片被交出之后，中国人随即在英国人面前将其焚烧销毁。中国人通过此举表明了立场，不但警告外商，同时也警告中国人：对于鸦片，决不姑息。

遭此耻辱，英国女王政府（维多利亚女王刚于两年前登基）便向广州派遣军队战舰，发动了第一次鸦片战争（中英之间一共进行过两次鸦片战争），英国人轻松获胜。其实这都算不上正儿八经的战争：只是几场交手仗和小规模海上冲突，远隔英国半个地球。但这几场战斗确实说明了一些问题。首先，装备精良的现代化英军凭借强大的战舰，粉碎了陈旧落后的清朝军队。中国人面对着这样一个事实，即西方人拥有更强大的军队，配备了更好的枪支，船坚炮利、军纪严明。鸦片本身也起了作用：到1840年，大量清朝官兵已经吸毒成瘾，其中很多人由于吸毒已然丧失了战斗力。

其次，鸦片战争向中国人表明，在贸易上，英国人说了算。战斗结束之后，英国收获了战利品。中国皇帝将香港岛割让给英国，并允许英国人在中国其他几个港口开展贸易，给予英国更优厚的贸易条件。从此，中国被迫打开大门。

但是中国并不欢迎鸦片，决不欢迎。英国人用巨额鸦片税诱惑，要求清政府特批鸦片进口。但即使皇位不稳，中国皇帝也依然坚持底线。清朝第八位皇帝道光写道："吾实无力拒毒门外，逐利腐败之辈，贪财享乐，必败吾愿。然欲令求财无道，弃民水火之中，吾所不为。"他拒绝将鸦片合法化，他在这个问题上的执着，一定程度上源自其自身的家庭。道光皇帝的三个儿子都在吸食鸦片，最终也都死于鸦片对身心的毒害。后来相传道光皇帝本人于 1850 年因伤心过度而驾崩，但是直至驾崩，他都坚决不允许将鸦片贸易合法化。

这于事无补，鸦片已然根深蒂固。当时的香港变成了世界鸦片中心，成了一个巨大的毒品市场，英驻香港总督于 1844 年写道："但凡与政府无关且拥有资本的人，几乎都在从事鸦片贸易。"理论上，将鸦片运入中国依然是违法的，但随着走私势力的扩大，英国政府对此睁一只眼闭一只眼。一些鸦片贩子成了商界大亨，购置了世界上最快的小型帆船队来运输鸦片，将鸦片从印度快速输入中国，并利用所获利润在英国购买豪华庄园。大批海盗驾驶着平底帆船涌入沿海水域，其中有一部分海盗听从走私者的号令，还有一部分海盗专挑走私者下手。清朝渐渐坠入法律空缺、功能失灵的无政府状态。数千万人流离失所，许多无家可归者用一纸契约卖身沦为契约工人，永远地离开了中国，这标志着众所周知的"苦力贸易"的开端。

随着清政府崩溃，饥饿及法律的缺失笼罩着中国的大部分地区，越来越多的民众开始吸食鸦片。1888年，《泰晤士报》估计，在中国，有70%的成年男性对鸦片上瘾或经常吸食鸦片。

此时，鸦片正在蔓延到中国以外的地区。数以万计的中国苦力作为廉价劳动力被运往美国，从事采矿、耕种和铁路建设，这些人也将鸦片带到了美国。19世纪80年代，旧金山因其26家烟馆而臭名昭著，在这些罪恶之地，朦胧烟雾的背后，还经常上演着赌博与色情交易。在这座城市的风月场上，在艺术家、波希米亚人和寻欢作乐的白人富豪当中，鸦片广受欢迎。美国的毒品亚文化便诞生于此。

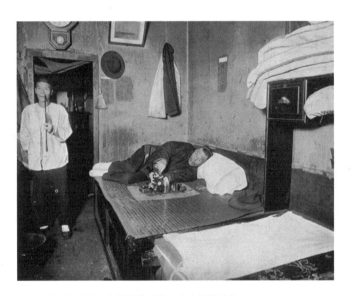

图 1.7 旧金山的一家鸦片馆（藏于惠康博物馆）

最终，在鸦片贸易中持续获利几十年后，即便是英国也感到厌烦了。19世纪末，一系列关于清廷腐败和惨状的耸人听闻的新闻报道令英国精英甚感厌烦，导致议会决定终止鸦片贸易。几乎所有对鸦片贸易的支持，不管是官方的支持还是非官方的支持，都在逐渐消失。

但是损失已然造成。就在清朝末年，朝廷颁布了另一道法令，要求在全国范围内禁止吸食鸦片的行为，并且在1917年之前关闭所有鸦片馆。然而，此时的皇帝懦弱无力，清政府也在苟延残喘，以至于很少有人理会法令，即便在紫禁城内也是如此。紫禁城里，权贵精英并不受法令约束，法令止于紫禁城墙外，权贵精英继续吸食鸦片。

到了这里，就得讲讲清朝末代皇后婉容的故事。婉容生于1906年，16岁便嫁给了年轻冷漠的皇帝溥仪。这位年轻貌美的少女过着养尊处优的生活，在生活中，她几乎从未体验过爱。她很早便开始吸食鸦片，而且从未戒掉。几十年里，婉容经历了中国封建帝制的最终灭亡，经历了20世纪二三十年代的革命与侵略，经历了第二次世界大战，最后还经历了丈夫的抛弃。她一直在不断加大毒品吸食量，以求抚慰岁月沧桑。到1946年，清政府已然化为尘埃，婉容也沦为阶下囚，并最终死于营养不良和戒断反应。

1950年，中国政府取缔了所有毒品的种植、销售和使用。当年英国人放弃鸦片贸易后，中国人开始自己种植罂粟。至此，罂粟田被烧毁，土地被翻耕，转而用于粮食生产，所存鸦片也被销毁，鸦片馆被拆除。数以万计的毒贩和吸毒人员被监禁起来，接受再教育，他们如果还坚持贩毒和吸毒，就会被判处死刑。

这便是中国破除长期以来对鸦片的依赖所付出的努力。到1960年，鸦片在中国终于被消灭了。

但是鸦片太过强大、太过诱人，很难被彻底消灭。

18世纪末，在一次前往巴黎的旅途中，托马斯·杰斐逊接触了

La Brune，这是法国的一种调配而成的深色油性药用物质，其主要特征是大剂量的阿片。此物令杰斐逊无比喜爱，他甚至带了一些回到刚刚独立不久的美国，将其推荐给了朋友，用作治疗所有疼痛的良药。

从此便形成了一种风尚。跟现在一样，那时的"美国人总是想要尝试新鲜事物"，当时的一份出版物如此写道，这些新鲜事物，上到新的机械设备，下到新的专利药品和普通的新药。在美国这个刚诞生的国家，有着许许多多的小型制药公司，它们迫不及待地开始生产含有阿片的酊剂、萃取物和滋补品。这些药品之中，许多都是基于西德纳姆的阿片酊而开发、便于服用的液体药物。

19世纪是美国专利药物的时代，是药物广告大肆宣传和药品巡回展出的时代，是蛇油推销员的时代，是为了推销药物乱夸海口的时代。在这个时代，美国对几乎所有非处方药的销售都敞开了大门，只要有人愿意付钱购买。到19世纪中叶，专利药物——其实这么叫并非因为它获得了今天意义上的专利，而是因为在英国，王室使用的某些灵药被授予"君主制诰"身份，允许制药商在打广告时使用皇家的信用背书——在美国已成气候。在一开始大规模广告宣传的推动之下，支撑这些非处方液体药物销量的，是荒诞可笑的夸大之词和较高的酒精含量，通常还有阿片。在很多药店都能买到斯托特独特水果甜酒（独特是因为含有3%的阿片）、温斯洛夫人舒缓糖浆（加了糖的阿片，最适合烦躁不安的婴儿）和哥罗丁（阿片酊、大麻与氯仿的混合物）等药。医生向患有风湿病、霍乱或存在几乎任何引起身体不适的症状——从分娩到痛风——的人推荐阿片类药物。含有阿片的专利药物虽然可能无法治愈癌症（就像某些制药商宣传的那样），但是确实可以减轻疼痛，缓解咳嗽，振奋精神。阿片用量在美国暴增，阿片进口量从1840年的16吨上涨到10年后的44吨，到1870年，已经涨至250吨。

伴随阿片用量的增加，风险也增加了。阿片过量服用在儿童中变得越来越普遍，而且并非所有过量服用都是意外所致。偶尔会有报道称，有些父母会给自己不想抚养的婴儿服用过量的舒缓糖浆，使其丧命。儿童福利机构和儿童慈善机构纷纷发出警示。

在成年人中，阿片的问题在于成瘾。早在 1840 年，公众就开始关注那些无法戒掉阿片的人，比如埃德加·爱伦·坡的妻子。她死于肺结核，曾使用"惊人"（一位历史学家曾这样描述）剂量的阿片缓解痛楚。据传，爱伦·坡本人也服用阿片，也许还是一名瘾君子。他只是成千上万人中的一员。

许多医生持续向患者推荐阿片。在 19 世纪中叶的美国，人们并不觉得成瘾有多么骇人听闻。即便那些认为服用阿片性质恶劣的医生，在很大程度上也相信，如果患者能够适当控制阿片的服用，并且接受医学观察，服用阿片便是一种还算无害的习惯。无论如何，服用阿片肯定比酗酒好。

饮酒是美国特有的诅咒，醉汉往往会大吵大闹，大耍酒疯，有时还非常暴力——醉汉们开枪、打架，阿片服用者则非常平静矜持，而且出人意料的是，他们通常都非常幸福快活。1840 年，一名记者在《纽约时报》上写道："烈酒通常会唤醒人体内的兽性，阿片则完全抑制了兽性。的确，阿片唤醒了人性中更神圣的部分，还能充分激发人内心所有更高尚的情感。"大多数医生都认为，阿片成瘾属于个人问题，成瘾是由不幸的性格弱点所致，需要给予同情，患者就会逐渐戒断这一习惯；如有必要，只要患者还有需求，就一直给他们维持身心稳定的剂量。毕竟，许多（也许是大多数）上瘾者之所以服用阿片，就是因为医生在治病疗伤期间为了缓解他们的痛苦，让他们服用阿片。即使上瘾了，只要服用最小剂量，上瘾者就可以或多或少地保持身体机能，还不至于太过糟糕。

接着，随着现代科学的介入，情况发生了巨大的转变。

———————————

阿片对研究人员和服用者而言都很有吸引力。古老的炼金术士早已让位于现代化学家，通过使用日益先进的科学技术设备，他们的力量得到极大增强。但有些事情并未出现太大改观，就像古老的炼金术士一样，现代化学家仍然饶有兴趣地在将自然物质进行分离，寻找物质维持其特性背后的原因，还将分离得到的物质进行提纯，并将它们以新的方式组合。化学家想知道阿片的效力到底来自哪种关键成分。医生希望为患者提供更精纯、更标准化的阿片制剂。他们都想深入了解阿片的关键所在，找到并利用这种赋予了阿片治愈功效和引起快感的能力的特定化学物质。

第一个突破性进展出现于 1806 年，当时，在一间极为简陋的实验室里，一位名叫弗雷德里希·塞尔图纳（Friedrich Sertürner）的年轻德国药剂师学徒正在独自埋头工作，他竟突然发现了阿片的关键所在。他耗费数月，寻找方法来对黏糊糊的生阿片进行温和加热、溶解和分离，目的是将其分成小块，使用不同溶剂和蒸馏方法提纯，再将蒸汽冷却成液体，将液体晾干得到晶体，继续将晶体重新溶解在新的溶剂之中。他通过这种做法创造了数百种新的制备方法。他将制备好的药物先在流浪狗身上进行试验，接着在几个朋友身上进行试验，最后再在自己身上进行试验。

塞尔图纳发现，阿片并非单一物质，而是由多种物质混合而成。其中最有效的成分属于一类叫作生物碱的化学物质——这些成分具有一些相同的分子结构和属性，而且味道都很苦涩。后来他发现阿片中含有三四种主要生物碱，可能还有几十种次要生物碱。

塞尔图纳是第一个对这些成分中最重要的成分进行粗略提纯、研究的人，阿片的主要作用来自这一成分。从阿片这种天然混合物中分离出来之后，这一化学物质的作用比同等重量的阿片强大 10 倍。他最初将这种物质称为"睡眠原理"，意即阿片中的核心助眠原理，因为它能使人陷入昏昏欲睡的恍惚状态。后来他借希腊睡梦之神墨菲斯（Morpheus）之名，将该物质命名为"morphium"，如今人们称之为"吗啡"。

对一名二十出头、寂寂无名的业余化学家而言，这可是一项惊人的成就。也许正因如此，这一发现在当时并未引起其他人的注意。塞尔图纳区区无名小卒，鲜有正儿八经的科学家对他的工作给予足够的关注，不过这名年轻人却还在继续坚持自己的工作，将吗啡纯度不断提高，一剂又一剂地在自己身上做着试验，仔细记录着自己的情绪变化。

对他来讲，试验一开始妙不可言，他可以体验到几个小时的精神愉悦，经历让人心潮澎湃的重重梦境，身上的痛苦也消失不见。接着，他开始出现便秘症状。当他试图停止使用吗啡时，他陷入了深深的沮丧之中，还要忍受饥饿感的折磨，这简直令他抓狂。他继续做吗啡试验，并且尝试加大剂量。有一次，他和三个朋友以半个小时为间隔，摄入大量吗啡，四人差点儿一命呜呼；直到最后关头，塞尔图纳急中生智，给所有人服下一种催吐化学物质，这才挽回几人的性命。试验变得凶险异常。到 1812 年，经过数年研究，他对自己的所作所为感到毛骨悚然。"我认为自己有义务让人们注意到，这一被我称为morphium 的物质具有极其可怕的作用，这样才能避免灾难发生。"

他写道。

塞尔图纳一直活到了 1841 年。他开了自己的药店，过着体面的生活，然后默默无闻地死去。他从来都没有靠吗啡发财致富。

赚钱发财是其他人的事。生物碱的研究在塞尔图纳的工作之后很快兴起，19 世纪 20 年代，其他更知名的科学家开始认真研究吗啡。一家古老的德国制药公司成为大量生产吗啡的行家——默克公司，你可能听说过。这家公司现在生产许多药品，正是吗啡为其制药帝国的崛起奠定了基础。

分离自然物质、提纯并研究其有效成分的能力推动了有机化学这门新的科学，这门科学专门研究生命分子。有机化学与制药业一起发展成长。在整个 19 世纪，其他研究人员从阿片中分离出了更多成分，对阿片中其余的生物碱也进行了纯化，这些生物碱有很多种。1832 年，研究人员从阿片中分离出了可待因，可待因在止痛方面效果不及吗啡，但成瘾危害也小于后者；我们现在了解可待因，主要是因为这一成分在止咳糖浆中的应用。还有蒂巴因、诺斯卡品、罂粟碱、那可丁、那碎因——越来越多的阿片生物碱被分离出来。随着研究生物碱的化学家技艺更加纯熟，更多的生物碱——可卡因、尼古丁、咖啡因、士的宁、奎宁、阿托品——被从古柯、烟草、咖啡、马钱子、金鸡纳树皮中分离出来。生物碱越来越多，它们存在化学相似性，在人体内都能发挥作用，而且味道都很苦涩。

但吗啡是第一种也是最重要的一种生物碱。在医用方面，吗啡很快便将阿片取而代之。吗啡的制备可以按照精确的标准操作，效力强弱也可以精准把控，可以实现更加准确的服用剂量，成为医生治病救人的更好手段。吗啡的止痛作用远胜于阿片，成为医院药房和医生药包里的主要药品。吗啡唯一的缺点是，在早期，吗啡必须口服或作为涂蜡栓剂使用，这会减缓药效的发挥，并使药效更易出现波动。即便在口服液体吗啡后，患者也必须等待药效发挥，然后药效会逐渐显现，因此更加难以调整剂量。

医生想要找到一种更好的办法，将吗啡送进体内。他们尝试将吗啡研成粉末，让患者吸入，但这种用法极易引起恶心反胃；他们试图将吗啡涂抹在皮肤上，但这样会起水疱；他们尝试使用碎片或针尖将微小药粒强行压入皮肤表面的细小切口，将吗啡经皮下送入，但这种做法导致剂量控制难度增大。

这个难题在 1841 年被攻克，当时法国外科医生夏尔·普拉瓦兹（Charles Pravaz）引入了一种新的医学工具。普拉瓦兹当时正在寻找治疗静脉曲张的方法，认为使用药物减缓血液凝固可能会有所帮助。问题是他想用的药物经口服之后会在胃里遭到破坏，他需要一种将药物直接送至静脉血管的方法。于是，他请当地一位金属工匠使用铂金打造了一根空心针，并在针上安装了一支银质小柱塞，想法是将药物装入柱塞，将针头插入静脉，然后将药物推入静脉。

他制造了第一支注射器。有了注射器，普拉瓦兹就可以精确计量药量，并通过皮肤将药物直接送入体内，绕过胃肠道，加速药效的发挥，让更多药物到达病灶。普拉瓦兹将注射器装在带有丝绸衬里的口袋之中，而口袋则缝在大礼帽内侧。他的这项发明经常被称为"普拉瓦兹"，很快就在医生中大受欢迎。它为医生提供了一种至关重要的新方法，使用药变得更加快捷准确。

普拉瓦兹注射器之于吗啡，堪称完美。将药物直接注入体内可在短时间内去除痛苦，使患者平静。护士在面对痛苦挣扎的患者时，可以取出一支吗啡注射器，然后说（正如逸闻所传的那样）："我将成为你最好的朋友。"有了注射器，医生就能够开展更加准确的研究。

这种纯化的新药也为阿片成瘾者带来了希望。一些医生认为，通过对阿片成瘾者使用剂量更小、用量更加精准的吗啡，可以降低患者对阿片的欲望，直至戒掉阿片。

当然戒不掉。从根本上说，吗啡与阿片同属一类药物，而且前者效果胜于后者。它充其量只是阿片的替代品，不能解决阿片成瘾。用普拉瓦兹注射器注射吗啡，会使成瘾者更快速、更容易地获得更强烈的愉悦刺激，成瘾危害也相应增加。

19世纪60年代，美国内战期间，吗啡已经成为战场上的主要药物，将吗啡注入士兵体内，可以减轻伤口疼痛，还能治疗肆虐军营的痢疾和疟疾。在美国南方和北方，人们在爱国情怀的驱使下，开始种植罂粟，服务军队，各家各户的花园里都开满了罂粟花；人们将生阿片加工得到吗啡，然后火速送往前线。送往军中的吗啡达到数百万剂。战争结束很久之后，成千上万身负终生伤残的退伍军人——有的肢体残缺，有的遭受粉碎性骨折，有的精神崩溃——还在学习如何使用注射器自我给药。

结果，出现了大量人员吗啡成瘾，他们称之为"军中疾病"。因为吗啡，19世纪七八十年代，美国阿片制剂人均用量增加了两倍，导致美国首次出现阿片制剂危机。任何人都可以购买吗啡及注射吗啡所需的注射器；吗啡及注射器既可在药店下单邮购，也可到柜台直接购买。随着吗啡医疗用途的增加——用于手术、事故以及几乎所有疾病和损伤，依赖吗啡的患者数量也在增加。科学家们将这种新的现象称为"吗啡中毒"，一边感到越发担心，一边寻找控制这种现象的办法。

19世纪80年代的阿片制剂危机与当今的阿片制剂危机看起来颇为相似，不仅反映在使用人数的激增上，还反映在社会对其做出的反应上。起初，医生和政府官员采取"软"方法，尽量淡化这一问题，认为阿片制剂不及酗酒危害严重；柔化他们针对阿片制剂所建议的对策，寻找更好的方法，帮助患者摆脱阿片制剂；试点市政麻醉诊所，成瘾者可以在诊所里获得维持身心稳定剂量的阿片制剂，药剂师也会将信息记录下来。虽然阿片制剂是许多药店重要的收入来源，但是也有一些药店拒不售卖此类药物。"一个贪婪可耻的药剂师会将吗啡和可卡因卖给您，"纽约一家药店的牌子上写道，接着又补充道，"本店决不与其同流合污。"

但是当时的危机与现在的情况之间也存在差异。如今的阿片制剂成瘾者有时被认为来自下层阶级，要么是大城市的瘾君子，要么是农村的颓废者。但在 19 世纪 80 年代，吗啡成瘾者（除了退伍军人）大多是中上层阶级、专业人士和商人，他们曾饱受疼痛折磨，医生教会他们如何自己注射吗啡。医生本人也是忠实的吗啡使用群体，根据 1885 年的一项估计，纽约市多达 1/3 的医生都是吗啡成瘾者。

在许多方面，吗啡是一种女性药物，被推荐用于解决各种女性问题，上到痛经、癔症（癔症在当时是一个笼统的术语，用于描述女性出现的几乎所有心理问题），下到抑郁症（按照当时的说法，也叫忧郁症）。令人惊讶的是，整个 19 世纪，美国使用阿片酊和吗啡的人大部分为女性。酒精和烟草被认为是男性的毒品；对女性来说，阿片制剂成为逃离严重束缚生活的社会规范和礼节标准的途径。许多女性服用阿片酊或注射吗啡都是由医生治病推荐开始的，后来上瘾，沉迷于这种安静、私密、易于隐藏的习惯，这在许多专业人士家庭属于公开的秘密。对当时上流社会许多体弱多病者而言，吗啡取代了阿片酊，那些逐渐老去的未婚女子和患有痛风的老太太，常常嚷嚷着身体太过疲劳或者"心里烦躁"，躲回自己的房间，用注射器注射吗啡，寻求慰藉。一位历史学家曾经提到，19 世纪 70 年代，"在（美国）南方，成瘾者一般都是富贵人家的白人女性，而且都是因医转瘾"。一战前夕，给分娩妇女使用吗啡的做法曾经风行一时，医生称之为"半麻醉式无痛分娩"（Twilight Sleep）。医生给产妇注射混合了吗啡和抗动晕药的药物，并向她们许诺无痛分娩。后来的事实证明，此疗法的止痛功效还不及其抹去疼痛记忆的作用。一些妇女在半麻醉式无痛分娩的过程中疼得歇斯底里地喊叫，以至于不得不将她们搬进隔音室。但当转醒之时，她们怀抱婴儿，对医生千恩万谢，早已忘记了疼痛的经历。在大城市里，半麻醉式无痛分娩协会纷纷出现。

药物治疗通常是吗啡成瘾的开始，但药物的作用十分有限，很难帮助患者戒除吗啡。19世纪、20世纪之交，医生越来越担心吗啡中毒，他们温柔地鼓励患者逐渐降低注射吗啡的剂量。除此之外，他们无能为力。

成瘾这一概念，无论从生理上还是从心理上，都没有被深入理解，成瘾机制无人知晓，治愈方法也往往由患者自己决定。大多数成瘾者都是有钱人，如果想要戒瘾，他们可以花钱去私人治疗中心或者疗养院住一段时间。在大城市里，私人治疗中心和疗养院遍地开花，如今的戒毒中心便发端于此。在治疗中心和疗养院，富人可以暂时摆脱药瘾，但这对阻止他们重蹈覆辙几无任何作用。

对制药商而言，吗啡和吗啡疗法都是赚钱的途径。药物销售和制药业完全开放，几乎不受任何法律监管。几乎任何人都可以买到一种包治百病（包括慢性吗啡中毒）的非处方药。这些疗法中，许多都是温和的药草混以大量酒精形成的混合物，毫无用处；其他疗法则本身就含有阿片或者吗啡，不但不能治病，反而会起火上浇油的作用。

在吗啡面前，阿片的老问题就显得有些过时了。回到浪漫主义时期，服用阿片酊的人通常在一开始每天服用大约1液盎司（对大多数制剂而言，大约相当于半小杯），这一用量所含阿片大约相当于一粒吗啡。阿片酊重度成瘾者每天可能最多喝下五六液盎司阿片酊——大约相当于6粒吗啡。相比之下，19世纪80年代，一个吗啡成瘾已久的人使用注射器每天可注射多达40粒吗啡。

对刚开始注射吗啡的人而言，这种剂量可能致死。这属于另外一个问题。吗啡可以致死，属于一种治疗窗口非常狭窄的药物——吗啡的有效剂量范围很小。用量太小，患者仍然无法忍受疼痛；用量太大，患者就会停止呼吸。因为缓解疼痛所需的剂量非常接近致死剂量，因此很容易出现过量用药。在1900年之前的几年里，这种现象越来越多地出现在吗啡注射者身上。

到19世纪后期，据估计，在女性中，吗啡是最流行的自杀手段；在男性中，这一自杀手段的普遍程度仅次于枪支。几十年里，使用吗啡也是一种流行的杀人手段，因为给受害者过量服用吗啡，既简单又便宜，而且几乎检测不到（直到20世纪30年代，第一种用于检测血液和尿液中吗啡含量的优质检测方法才问世）。到1860年，有人怀疑，在美国所有投毒事件中，阿片和吗啡投毒事件占1/3。

此类涉及吗啡的悲剧常见报端：19世纪90年代，备受尊敬的维也纳教授、妇女疾病专家埃伯哈德·萨克（Eberhard Sacher）十几岁的女儿未婚先孕。女孩经历了一次失败的堕胎，痛苦不堪。于是萨克便给她注射吗啡，而她因此成瘾，萨克自责不已。接下来发生的事情我们不得而知，但是结局同样令人心酸。1891年，面对丑闻、女儿的痛苦和自己的绝望，萨克走向他的医疗用品，拿出了一根针。几个小时后，他和女儿双双死于吗啡过量。或许她的死只是一场意外，也或许这是一起策划好的先谋杀再自杀的案件，现在人们无从得知。消息传出，震惊了维也纳，在哈布斯堡王朝，该消息激起了要求管制吗啡的呼声，但官方从未采取过任何措施。能做的似乎微乎其微。

然而，进入 20 世纪后，政府已经无法继续坐视不管。太多人自杀，太多事故发生，太多人被杀，太多人因为用药成瘾失去了生命。必须要做些什么了。必须出现一些东西（要么是一种新药，要么是实验室创造的新奇迹）来消除所有损害。于是，科学家们全身心地投入，寻找一种更温和的药物，这种药物不但要仍然能够缓解疼痛，还要能避免成瘾和致死的危害。从此便开启了长达一个世纪的科学探索，寻找更安全、成瘾危害更小的阿片制剂。

另一种便是法律措施。政府官员突然意识到，阿片制剂到了非控不可的地步。结果便是铺天盖地的监管措施和打击毒品行动；毒品和吸毒人员被当作人人喊打的过街老鼠，并且贩毒和吸毒都被量刑定罪。在 100 年里，政府不断采取行动，尝试解决毒品问题。

————————————

如果让我在这么多同时影响了医学和制药历史的药物中选出一种，那肯定是阿片。这并非仅仅因为阿片的威力与其深厚的历史渊源，而是因为阿片比其他任何药物都更生动、更直接地说明了药物的两面性：一方面，药物可以带来极大的好处；另一方面，药物能导致严重的危害。

我们不可能只得其好处，而避其坏处。每项科学发现都是一把双刃剑，有好处，就必然有坏处，在生理与心理上皆是如此。人类通常会直奔好处而去，而将危害留待将来处理。阿片，这种上帝自己的药物，以及罂粟这种快乐植物，当然也不例外。

第二章
玛丽夫人的怪物

    玛丽·皮尔庞特意志坚定，貌美如花，而且沉迷阅读。她打出生起就非常幸运：不仅降生在 17 世纪末的英国贵族家庭——因此十分富有，而且她的家庭对学习的热爱不亚于对社会地位的热衷。在 1689 年玛丽出生的 30 年前，她的曾祖父帮助成立了世界上第一个科学组织——英国皇家学会。她家主宅拥有世界上最大、最好的私人图书馆，她的父亲在议会任职。她的童年非常美好，住着华丽的大房子，吃着最好的食物，有诙谐有趣的访客常伴左右，还接受着同时代大多数女性都不能企及的良好教育。玛丽，这位即将出落得可爱大方，以一双美丽的眼睛和大好的婚姻前程而为人所知的女性，在这优渥的环境中茁壮成长。她非常聪明，她也知道这一点，而且家里在培养她的才学。十几岁时，她便在家庭图书馆博览群书，自学拉丁语，写诗作赋，并与主教们互通信件。

    但她并不满足，她下定决心，要成为奇人中的奇女子——女作家。她无法忍受对别人言听计从，十分珍视个人独立，因此，当父亲违背她的意愿，试图为她安排婚姻时，她与家族为她精心挑选的新郎分手，然后与自己选择的男人——三明治伯爵之孙爱德华·沃特利·蒙塔古私奔。二人结合的丑闻，一时间成了贵族圈里的热门话题。但是，若听从家族安排，情况可能更加不如人意，蒙塔古至少出身望门，而且他有志向从政。

玛丽开始发表她的作品，并因几首诗而受到关注。她的作品有时富有讽刺意味：一些诗极为尖刻，矛头直指贵族阶层，以至于使她决定匿名发稿。玛丽声名鹊起，被公认为当时的杰出才女之一；蒙塔古正在官场奋力前进。1713 年，他们有了第一个孩子，是个男孩。他们的生活看上去非常美满。

然后一个浑身麻子的怪物出现了。

怪物首先夺走的是玛丽的弟弟。他当时只有 20 岁，玛丽非常疼爱他。这种疾病突然向他袭来，让他一病不起，陷入疼痛、发烧带来的极度痛苦之中，而且面容受损严重。不消数周，玛丽的弟弟便去世了。

这种疾病被称为"天花"［small-pox，此称呼旨在将其与时称"大痘病"（great pox）的梅毒加以区分］。在英国，这是无法改变的现实，在当时世界上大部分地区，天花是最厉害的杀手，这种流行病犹如野火一般迅速蔓延，感染人数达到数百万，其致死率在年轻人中高于老年群体。感染天花的头一两天，患者可能会被误诊为普通流感，症状只是比头痛和轻度发烧稍重一点儿。然后病情开始恶化，患者脉搏加快，高烧并出汗，出现便秘、呕吐和难以缓解的口渴。几天后，皮肤表面出现一团团发痒的粉红色小斑点，颜色越来越深，对皮肤的侵蚀也越来越深，发展形成散发恶臭的脓疱，奇痒无比。有时只有几十团，分布于胸口与后背；有时甚至有数千团之多，患者的皮肤——嘴唇、口腔、咽喉、鼻孔、眼睛和生殖器官布满脓疱，患者会因灼热、起疱、瘙痒而陷入极度的痛苦之中。针对这种病毒的攻击，人体会以持续不断的升温回应。患者全身可能会变得肿胀，皮肤严重拉伸膨胀，有时甚至无法认出其面容。鼻子、咽喉可能会因肿胀而堵塞，随着气道关闭，呼吸变成喘息。脓疱充盈然后变软，与被褥碰触破裂，流出浓稠的、散发着恶臭的黄色脓液。患者完全不得安宁。

一些医生认为，最好的治疗方法就是发汗排毒，所以他们在患者身上堆起了厚厚的毯子，还在旁边生火加热，但这招并不管用。还有些医生则反其道而行之，给患者裹上几层冰冷潮湿的床单，大开窗户，但此法也行不通。放血、净化清洗、通便、催吐，以及其他当时的标准疗法都行不通。此病无药可救。

没人知道该怎么做，因为在 18 世纪初，人们不知道这种疾病的病因所在。最终，他们能做的也只是尽量帮助患者缓解不适，安抚焦虑的患者家属，然后就是等待。脓疱出现后的几日内，会有两种可能。在大约 1/4 的情况下，病情会持续恶化，患者最后死亡。但是在其他情况下，患者会重新振作起来，并且摆脱疾病：逐渐退烧，脓疱开始变干，成为薄片后慢慢脱落。经过数日或几周的恢复，患者可以蹒跚着走出房间，重新开始生活。

患者虽然保全了性命，但落下了疤痕。天花使一些受害者双目失明，还让很多人容貌尽毁。几乎每个幸存者身上出现脓疱之处都留下了触目惊心的深疤，当时的一位目击者这样写道："（天花）把婴儿变成了一个让母亲不寒而栗的丑孩子，让已订婚少女的眼睛、脸颊成为爱人的噩梦。"英国大多数成年人身上都有这样的疤痕。据传，在当时，戴面纱、化浓妆和点假美人痣的兴起就是为了遮盖天花留下的疤痕。曾有一段时间，女性的时尚是在疤痕最严重的部位贴上十字状、星星状的小块织物。

这种情况持续了数个世纪。天花极易传染，现在我们知道，哪怕只是吸入一丁点儿天花患者脱落的皮屑，触摸患者的脓疱，或者只是处理患者的衣服，都会染上天花。在玛丽·蒙塔古所处的时代，如果镇上出现天花，那么你最好离开镇子，逃到乡下的住所。不同于当时其他的致命疾病（例如霍乱，通常仅限于城市中的贫困地区），在天花面前，穷人富人一律平等。天花在宫殿里蔓延，也在贫民窟里肆虐，夺走帝王的性命与害死平民百姓一般无异，轻而易举。天花的杀伤力在所有的传染病中一直是最强的，它是人类有史以来最致命的传染性杀手。在欧洲，死于天花的人数超过"黑死病"（鼠疫）的致死人数。1694年，一名目击者写道："（天花）让教堂墓地填满尸体，让所有尚未感染之人整日提心吊胆，备受折磨，在那些幸存者身上留下见证其威力的触目惊心的痕迹。"当欧洲探险家和征服者将天花带到从未受其波及的土地上时，结果便是一场大屠杀。非洲的一个个部落被天花灭绝，美洲大部分阿兹特克人和印加人也因天花丧命，接着，天花跟随欧洲人一路传播，摧毁了北美大部分部落，简直算得上生物种族屠杀，为白人开拓者扫清了道路。在玛丽夫人的时代，天花刚刚开始摧残澳大利亚原住民。

唯一的好消息——如果可以称之为好消息的话——就是如果得过天花，患者就再也不会感染天花。这算是一种保佑：天花幸存者可以安心地护理天花患者，不必担心被传染。但也无人知晓为何如此，这又是神秘时代的另一个谜。这些生老病死的问题几乎完全超出了人类的认知范围，看上去只有上帝才能将疾病派到人间，并决定其结果，也只有上帝才能从死人中间选出活人。

有一件非凡之事：天花在当今世界已然消失。20世纪70年代以来，地球上再也没有出现过天花病例。从玛丽夫人所处的时代到现在，人们总算成功地让人类最致命的病魔从地球上消失。这可能是医学史上最伟大的成功故事，而这个故事还要从玛丽说起。

———————————

在玛丽的弟弟惨死于天花两年之后，玛丽·沃特利·蒙塔古夫人——此时与在政界迅速崛起的丈夫住在伦敦——发烧了。然后她的身上出现斑点，她的医生对她所患疾病毫不怀疑。她开始卧床不起，成了又一名天花受害者，而天花在她身上也经过了各个发展阶段。医生们并不乐观——玛丽的状况非常严重。痘痘蔓延开来，并不断侵入皮肤；她辗转反侧，不停地抓挠身体。医生们告诉玛丽的丈夫要做好最坏的打算。

但是上天注定，玛丽还有其他事情需要完成。她挺过了危机，并摆脱了痘痘。几周后，她打开卧室门走了出来。她的睫毛不见了，她那双美眸周围的肌肤泛着红肿，而且将会伴随她的一生，让她看起来有些凶巴巴的。曾经肤若凝脂的面庞如今满是痘坑和疤痕。但跟其他许多受害者不同的是，玛丽并未失明，她的精神状态似乎也完好无损。

不久之后，她的丈夫被任命为国王陛下驻奥斯曼帝国的大使（算是不小的提拔），奉命前往君士坦丁堡（今伊斯坦布尔）上任。蒙塔古希望一个人独自前去赴任。在 1715 年，由于当时长途旅行艰辛劳累，一般传统是，男人在外短期逗留的情况下，会将妻儿留在家中。但玛丽夫人跟传统可是一点儿都不沾边儿。她的体力得以恢复，她对那片陌生的异乡土地充满好奇，她不想错过这次非同寻常的经历。她坚持要与丈夫同行，还要带上年幼的儿子。

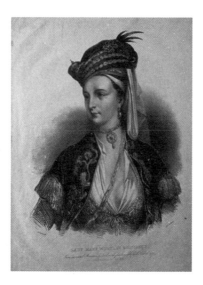

图 2.1 玛丽·沃特利·蒙塔古夫人〔平版印刷画，由阿奇尔·德维里亚（Achille Devéria）和克里斯蒂安·弗里德里希·辛克（Christian Friedrich Zincke）绘制。藏于惠康博物馆〕

于是他们开启了长达数月的长途跋涉，穿越欧洲，来到充满异国风情的国度。一路上，她写了很多著名的信件，对他们所经之地进行了描述。与当时大多数作家相比，玛丽更为坦率，极其善于观察，而且对异国习俗的偏见更少。后来这些信件得以出版，成为早期的旅行文学经典。这些也可能在她的计划之中：前往奥斯曼帝国的旅程为她提供了一个机会，来提升自己身为作家的知名度。

在君士坦丁堡的欧洲区安顿下来之后，玛丽的丈夫整天都在大使馆，于是玛丽开始尽自己所能地了解这个陌生伊斯兰国家的一切。她对这里女性的生活兴趣浓厚。欧洲人普遍认为奥斯曼帝国的人残暴野蛮，开着历史的倒车，他们囚禁奴隶，将其女眷关押在后宫，将不信教的人斩首，整天在塔顶上诵读经文，仿佛依然生活在中世纪。

玛丽慢慢开始相信，事实正好相反。大使夫人的身份便于她结交城里的重要女性，这些高雅贵妇破例邀请玛丽到自己的住所参观，享用她们的食物，了解她们的习俗，走近她们的思想。玛丽开始明白，奥斯曼帝国的体制——女性生活在闺房之中，礼拜期间相互分开，不被允许直接参与政治活动——在该国女性看来，与其说是监禁，不如说是一条通往别样自由的道路。她的新朋友们看起来并未备受欺凌或被剥夺权利；她们举止端庄，聪明伶俐，而且看起来非常幸福，在一些方面，她们的自主权是玛丽始料未及的。确实，她们很多时候都和其他女性待在一起，在这片土地上，她们比许多欧洲女性都更自由，可以自由地抒发见解，表达自我；她们心思敏锐，见多识广，她们仅凭惺惺相惜便建立了女性之间牢固的友谊。她慢慢开始认为，她们深谙迂回含蓄的弄权之道。这些女性过着十分充实的生活，她们的生活与欧洲女性的大不相同，欧洲的女性经常花费时间在男人的世界中与男人争权夺势，争夺关注。

这个国家的女性对于身体比较随意。她们惊讶于玛丽身穿的衣物如此之多，犹如铠甲：厚重的长袍、僵硬的束腰和紧身胸衣。她们在洗澡时会不经意间展露裸体，这让玛丽颇为惊讶。有很多小事情都引起了玛丽的注意，其中之一便是穆斯林妇女那完美无瑕、仿若凝脂的肌肤。她们的天花疤痕哪里去了呢？

玛丽找到了答案，并在1717年的一封信中写道："我要告诉你一件事，你知道了就会希望自己也在这里。在我们那里如此致命、如此普遍的天花，在这里却全然无害，这是因为他们发明了病毒移植，他们就管这种做法叫病毒移植。每年秋天——9月，酷暑消退之后，便会有一群老妇人专以帮人移植病毒为业。人们互相捎信，询问某人家里是否有人想要移植天花病毒。他们还为此举办聚会，大家聚在一起时（通常有十五六个人），便有老妇人带着盛有上好天花病毒的坚果壳过来，询问他们想在哪处静脉上移植。她会立即用一根大针戳破指定静脉（不会比普通擦伤更疼），然后将带有天花病毒的针头扎进静脉，再将细小的伤口用一小块空坚果壳包扎起来。当天，移植完病毒的孩子或年轻人整天都在一起玩耍——在接下来的 8 天里也很健康。之后，他们会开始发烧，卧床两天，鲜有卧床三天的。他们脸上的痘痘最多二三十个，不会留下疤痕，8 天之后，他们便能恢复如初。他们中没有任何人死于天花，相信我，我对这种移植实验的安全性非常满意。"

这种"移植"是西方对我们现在所说的接种的最早描述之一。玛丽对这项技术的描述很准确，只不过她用了"静脉"一词，这可能意味着她缺乏医学知识。土耳其人的这项技术通常是将手臂轻微划伤，深到足以出血即可，然后在伤口里面放入一针尖剂量的天花病毒，其中混合了来自轻症患者的结痂粉末和 / 或痘痘中的脓液。这种"天花物质"随后会引发轻微的天花症状，症状过后，孩子便再也不用担心感染天花了。

玛丽为之着迷。她可能与英国大使馆的医生讨论过这一技术，也可能和法国大使谈过此事，后者向她保证，这种病毒移植就与欧洲人做矿泉疗养（去水疗中心）一样普遍，而且并无害处。个别欧洲医生早在发回欧洲的信件中就已经对这一做法进行了乐观的描述，不过对医疗实践并未造成任何影响。于是，她开始考虑干一件非常勇敢，同时也可能非常愚蠢的事情：她考虑给自己的儿子进行这种"野蛮"的天花移植。

玛丽必须速战速决，因为她的丈夫接到通知，即将应召回国。因此，玛丽背着丈夫安排约见一位精通此术的老妇人，并说服英国大使馆外科医生——一个名叫查尔斯·梅特兰（Charles Maitland）的苏格兰人——同她一道从旁观察。老妇人到了，带着从一位当地携带轻微天花病症的患者的痘痘中取出的新鲜脓水，接着，取出一根长针（根据梅特兰的记录，针还生了锈），用针在男孩手臂上划出伤口，深到玛丽 6 岁的儿子疼得大声痛哭，然后老妇人将脓水与孩子的血液混合抹在伤口上。梅特兰突然打断了她，为了确保结果，移植通常要在两只手臂上进行，梅特兰决定用他的外科手术刀在孩子另一只手臂上划出伤口，避免针头划伤给孩子造成更多痛苦。他也亲自移植了一点儿病毒，然后将伤口包扎起来。

然后他们开始等待。不出所料，一周后，男孩有了轻微的天花症状，而后完全康复，没有留下任何疤痕。玛丽夫人保护了她的儿子，他再也不会感染天花了。

这是个关键点：在奥斯曼帝国，玛丽夫人和梅特兰学会了如何故意让儿童患上轻微的天花，来防止以后感染更严重甚至可能致命的病毒。对玛丽个人来说，如果她弟弟当初经历了类似的接种，那他现在肯定还活着。如果她自己当初也进行了接种，她美丽的容颜就将得以保全。于是她下定决心，要将奥斯曼帝国的这项技术带回英国。

只有一件事情让玛丽犹豫不决：她不太相信英国医生会接纳这种技术。长期以来，他们中有太多人借助那些过时无效的方法治疗天花，赚得盆满钵满。玛丽夫人写道："但凡知道我们的医生中还存在良心未泯之人，为了整个人类，甘愿放弃这一暴利的生财之道，我也必须写信给他们，详述天花移植技术。也许，如果我能活着归来，我将有勇气同他们斗争到底。"

蒙塔古一家回到伦敦之后，玛丽便开始了她的斗争。起初当她热情介绍土耳其人的移植技术时，英国医学界根本不屑一顾。这种抵制，有一部分来自宗教（这些伊斯兰教信徒有什么可教基督教国家的？），有一部分来自性别歧视（一名外行女性有什么可教专业男医生的？），还有一部分来自医学认知。 1720 年，英国人应对天花的常见方法基于一个平衡四种体液的古老系统：四种体液即血液、黏液、黑胆汁、黄胆汁。该理论认为，四种体液平衡被打破时，人体便会生病。该疗法旨在使四种体液重回平衡。感染天花之后，出现脓疱显然是身体通过排出内在胆汁从而实现自身体液平衡的举动。医生的职责便是顺应自然规律，给患者放血，让患者服用通便剂，为患者催吐。

这顿操作下来，患者变得更加虚弱，于是大批患者死去。

由于玛丽满腔热忱地描述的土耳其人接种法并不符合这一理论框架，所以英国人嗤之以鼻。

———————————

1721年春，天花流行病再次肆虐伦敦，这次尤为致命。玛丽此时又有了一个女儿，女儿出生于他们刚准备离开君士坦丁堡时（当时太小，因此无法接种），玛丽下定决心，要保护好第二个孩子免受天花侵害。女儿已3岁，刚好到了可以接种的年龄。玛丽把也已回国的梅特兰叫来给女儿接种，这个苏格兰人又开始不情不愿；如果出现任何差池，那将对他在医学界的声誉造成重大打击。为了保护他，也为了鼓励其他人，他们请来见证人从旁观察接种过程。玛丽夫人希望这一决策不只关乎她个人，她希望女儿接种天花能够成为一次面向大众的示范，向他们展示这种做法的功效。

由于一直无法在医生中间产生太大影响，玛丽夫人开始跟贵族阶层的其他成员描述天花接种的功效。她的很多朋友身居高位，甚至王宫里都有她的朋友，包括威尔士王妃卡罗琳，她是英国王位继承人的妻子。卡罗琳安排了一名皇家医师亲自参与见证。这群头戴假发、身份显赫的贵族齐聚一堂，近距离目睹了天花接种：紧张的梅特兰用手术刀在女孩的皮肤上划开切口，并将来自轻症天花患者的痘液经伤口注入。

事情进展得非常顺利，玛丽夫人的女儿轻松度过了预期的轻度症状阶段，当时的一些顶尖医生从旁观察着她的康复过程。玛丽鼓励人们登门拜访，看看她的女儿，访客们便络绎不绝地来到她家，有些来自医学界，有些则是社会上的其他人士。很快，随着天花疫情的持续肆虐，玛丽夫人社交圈子里的不少贵族开始要求给自家孩子接种天花。

　　其中最早提出要求的便是威尔士王妃卡罗琳，这位出生于德国的女子、未来乔治二世的妻子，当时已是 5 个小孩的母亲，其中一位有朝一日将继承王位。卡罗琳和玛丽一样聪慧过人，她常与伟大的德国思想家戈特弗里德·威廉·莱布尼茨及当时很多的杰出人物沟通交流。伏尔泰称卡罗琳是一位身披皇家长袍的哲学家，难怪她会和玛丽夫人一拍即合。看到玛丽的女儿接种天花并康复之后，卡罗琳便一心打算让自己的王室子女也接种天花。

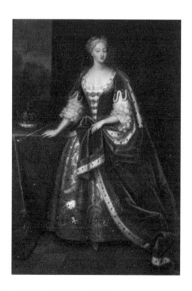

图 2.2　勃兰登堡 – 安斯巴赫的卡罗琳［以诺·西曼（Enoch Seeman）绘
　　　　于约 1730 年］

卡罗琳开始游说她的公公乔治一世国王，希望获得许可，但国王拒绝了。在安全性没有得到进一步证实之前，国王不许给王室血脉冒险使用这种外国技术。卡罗琳被迫安排了一场试验进行证明，这次的试验对象是来自新门监狱的囚犯志愿者。为了感谢志愿者的帮助，作为回报，被选中的囚犯将会获得皇家特赦。

三名男性囚犯和三名女性囚犯在几十名科学家和医生面前按照要求进行了接种，然后接受密切观察。几周之内，五人出现了预期的轻度天花症状，并完全康复（事实证明，第六名囚犯早前曾患天花，因此接种没有任何作用）。但是接种真能让囚犯们对正在肆虐伦敦的"野生"天花产生抵抗力吗？为了找出答案，其中一名囚犯——一名19岁的女子，被命令每天晚上与一名正在与重症天花抗争的10岁男孩躺在一张床上。她照顾了男孩几个星期，并没有感染天花。这一试验令人感到鼓舞，但这是否足以证明接种有效呢？

不能。于是又安排了一场试验进行演示，这次试验对象为伦敦的11名孤儿，试验结果依然很理想。

早期的试验以囚犯和孤儿作为试验对象，为后来200年的医学试验定下了基调：当一种新药需要在人群中进行试验时，最轻松的做法就是，去那些试验对象几乎没有反抗能力的地方、试验对象的行为和动作可以受到控制的地方、试验对象可以持续留观的地方。囚犯和孤儿作为试验对象再合适不过；后来，精神病患者和士兵也被当作最合适的试验对象。禁闭在医院的患者是另一群潜在的试验对象。从历史上看，直到近期，医生才开始关注知情同意等事项。

1721年9月，新门监狱大门大开，6名身体健康、刚接种过天花的囚犯从中走出，重获自由。这是一个历史性时刻。这些在囚犯、孤儿身上进行的试验便是最早的我们如今所说的"临床试验"，即在人群中试验新药或医疗技术，观察它们是否安全有效。如今，临床试验是所有现代药物试验中的标准环节。今天的每一种处方药都必须证实对人体安全有效，而实现此目的的唯一方法便是找人试药。如今，临床试验通常涉及数百或数千名患者，而临床试验也成了一大产业。

但在1721年，并不存在此类标准。仅仅几名医生、6个囚犯和11个孤儿便完成了药物试验。尽管如此，按照当时的标准，这些都是真正的科学试验。这些试验都是提前策划好的，涉及多个试验对象，对试验对象展开密切观察，记录观察过程，并发布试验结果。然后其他人可以尝试相同的方法，比较结果。医学正逐渐演变为一门科学。

玛丽和卡罗琳的示范产生了效果，接种引发了更多科学家和医生的兴趣，他们逐渐开始试探性地采用这一技术。

但还需要一位名人背书，才能让公众参与进来。事情发生在1722年春，当时卡罗琳终于得到国王的许可，为她的两个大女儿接种天花。值得注意的是，该许可仅适用于女孩，因为国王还无法接受让自己的潜在男性继承人冒着风险接种天花。这两个公主接种了天花，而且都活了下来，公众为此欢欣鼓舞。

这场王室天花接种示范产生了两个结果。第一个结果是，越来越多的英国贵族为自家子女安排了天花接种，引发了连锁反应，使得越来越多的医生也开始提供天花接种，于是，天花接种向越来越多的人敞开大门。

第二个结果就是一场反接种运动，公众从此开始反对预防接种——这便是当今社会中反疫苗激进主义的直接起源。

乔治国王时代英国的反接种分子在小册子和报纸上、酒吧和咖啡馆里发表他们的论点。有人认为天花接种属于外邦异族的野蛮行径，有人对由女性宣传接种心存疑问（在奥斯曼帝国，甚至有人对由女性实施接种存在疑问），有人认为此举有违教义，还有许多人认为接种天花非常危险。其中也包含政治因素：因为王室成员支持接种，反保王党自然会以怀疑的眼光看待此事。

反接种势力有着充足的证据。随着天花接种的推广，一小部分受种者病情持续发展，出现更严重的天花症状，有些死于天花。一份数据显示，到1729年，在英国接种天花的897人当中，有17人死亡，死亡率约为2%，远低于自然感染天花的死亡率——25%，因此许多一流医生继续支持这种新技术。但是，在神职人员的主张下，一些人转而拒绝接种，这些神职人员认为，唯有上帝有权决定生死，因此天花接种不符合基督教的教义。医生给人接种天花，有时致人死亡，这不就是下毒害人吗？

反接种运动的发展动力来自各种现实案例：错误的接种程序，因接种而死的患者，接种后感染家人致其死亡的患者，仇外心理，以及认为给人接种属于违法犯罪。为什么要允许医生将自己的生财之道建立在别人的痛苦之上呢？

一些医生拒绝为他人接种，其他医生则试图改进接种技术。接种的发明标志着医学历史进入了一个过渡时期，当时，一个统治了两千年之久的伟大的医学理论——四种体液理论正在让位于人们从科学实践中获得的新见解。同时接触新旧观念的医生试图将这些新见解纳入旧体系。在旧体系中，脓液的形成被视为一件好事——"黄稠脓"是愈合的标志，所以英国医生更喜欢用手术刀代替针头划伤进行接种，这样做切口更深，可以切穿皮肤深入肌肉，部分是为了确保伤口可以更好地产生脓液。旧体系的其他残留包括继续强调放血、净化和严格的饮食。

于是在这项土耳其人的技术之上，出现了英国人的改进技术。天花接种不再是在身体上迅速划个伤口，放入病毒，然后将接种者隔离，等待出现轻症天花，然后消退。英国医生坚持实施冗长复杂的接种准备计划，在接种前连续几周或者几天都给儿童服用通便剂，使用放血疗法，维持特殊饮食。这让接种更加困难，耗时更长，不过对医生而言却更加有利可图。因为早期接种天花的大多是家财万贯的贵族成员，所以花钱对他们而言不算什么，于是接种价格也就相应上涨。

在经历这一过程的儿童当中，有一名8岁的孤儿，他后来写道，自己被"准备"了几个星期，反复放血，反复净化，还被要求少吃蔬菜，并同其他男童一起被关在"接种马厩"之中。到了接种天花之时，他已经虚弱不堪，这导致他在接种之后出现了严重的症状，他在马厩里被关了几个星期，最终被放了出来。这一幕幕恐怖的景象一直困扰着他，他的名字叫爱德华·詹纳。

但是到了詹纳所处的时代，即18世纪下半叶，至少大多数医生都承认，接种是他们对抗天花最有力的武器。他们也越来越精于此道，逐渐放弃了伤口深切和放血疗法，转而回到了土耳其式的技术上。接种变得越来越容易、越来越便宜，接种人数也越来越多。有人曾提到，当时政府支持公众接种天花。

这一做法传到了美国，也传遍了欧洲。在美国，一名在非洲本族部落接种过的黑人奴隶帮助说服了其主人科顿·马瑟推行天花接种。在俄罗斯，叶卡捷琳娜二世于1768年暗中请一名医生为自己接种了天花（这名医生非常担心接种可能会失败，他甚至备好了马匹，以作逃跑之用）。当时成千上万人都在接种天花。

玛丽夫人取得了胜利。她后来活到高龄，一生显赫。她与那个时代的伟人们交往甚密（她极受伟大诗人、散文家亚历山大·蒲柏的钦慕，据说她不得不拒绝他的多次追求）；她爱上了一位才华横溢的威尼斯伯爵（她为此离开了丈夫）；她的脚步踏遍欧洲；她笔耕不辍，名声越来越响。她在君士坦丁堡接种了天花的儿子，日后令她大失所望，变成了一个赌徒、败家子。玛丽的女儿，那个被当作接种示范的女孩，后来嫁给了未来的英国首相。

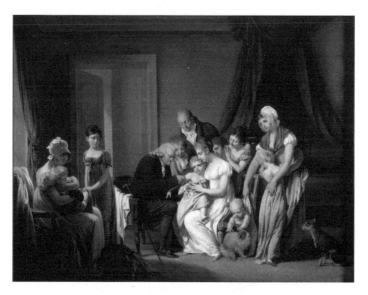

图 2.3 接种场景（由路易斯－利奥波德·渥伊绘于 1807 年。藏于惠康博物馆）

玛丽夫人在 1762 年去世后本该被誉为一名医学先驱。但她将天花接种引入欧洲的伟大成就，直到近期才广为人知。相反，全世界将注意力和荣耀都给了爱德华·詹纳一人，那个在接种马厩中有一段惨痛的经历、日后成为著名的"免疫学之父"的男孩。

挤奶女工有着最好的肤质。这一点生活在乡下的人都清楚：英国的挤奶女工，也就是那些每天早晨给奶牛挤奶的女孩，往往面色红润，皮肤光滑细腻，而且——这也是关键之处——天花不会在她们的皮肤上留下疤痕。也许这与她们的饮食有关，跟多数人相比，她们饮食中的牛奶、奶油、黄油比重更大；也许这跟其他因素有关，有时在奶牛乳房上会出现一种被称为牛痘的轻症疾病，看起来有点儿类似天花，不过并不会构成实际威胁。挤奶女工经常在徒手挤奶时染上这种疾病，出现斑点状皮疹，几天后便会消退。自此之后，她们很少会染上天花，因此，如果农场里有人染上天花，一病不起，挤奶女工通常就会充当陪护。这些事情，生活在乡下的人们都一清二楚。

农民也可能感染牛痘。18 世纪中叶，多塞特郡附近一位名叫本杰明·杰斯蒂的佃农就染上了牛痘。当时他还非常年轻，与耶明斯特村周围的许多农民一样，他也出现了皮疹，后来皮疹消退，他便没再多想。杰斯蒂后来成为所在社区的代表人物，他吃苦耐劳，思维敏锐，日子过得红红火火，因而远近闻名。

在他的许多朋友和熟人当中，有一位从事接种工作的地区医生，名叫约翰·费斯特。费斯特知道当地人认为奶牛、牛痘、天花三者之间存在关联。他曾在伦敦做了一次简短的宣讲，宣传牛痘似乎能够预防比其更严重的天花。但是那次宣讲并未引起太多关注。

或许是费斯特提出了这种理论，但将这一想法付诸实践的却是农民杰斯蒂。1774 年，当天花疫情威胁到杰斯蒂所在的地区时，他并不担心自己，因为他早已感染过牛痘，但他的妻子和两个年幼的儿子还没感染过牛痘，也没得过天花，这意味着正在迫近的天花可能会夺走他们的性命。因此，杰斯蒂决心给他们接种牛痘来预防天花，就像自己一样。他四处打听，得知附近奶牛群中有一头牛患了牛痘。他叫齐了家人，带领他们一路跋涉，穿过田间地头，找到了那头被感染的奶牛。他将奶牛的乳房刮破，并从伤口中取出一些痘液，然后使用织补针将痘液划入妻子和儿子的手臂。

这种动物传人的接种法起初进行得并不顺利。杰斯蒂妻子的手臂出现了感染，不得不请医生来治。邻居们发现了此事，便朝他叫喊、嘲讽他，还向他扔泥巴和石头，认为他这是在侮辱上帝。

但是这种方法奏效了。杰斯蒂的家人——妻儿三人，全部染上了轻症牛痘。后来，天花在他们村暴发时，并未波及他家，杰斯蒂很可能救了家人的命。不过他为人谦虚，想与邻居和睦相处，因此，他并未拿此事到处吹嘘，而是回去继续务农。

这件事情直到后来才被传出，杰斯蒂被公认为第一个实施后世所谓"疫苗接种"（英文为 vaccination，取自拉丁语中意指"奶牛"的"vacca"一词）的人。

这一叫法是杰斯蒂这件事情若干年后一个在发现牛痘上居功至伟的人所创，他的名字叫爱德华·詹纳。18 世纪 90 年代，距离杰斯蒂带领一家人一路跋涉穿过田间地头已经过去几十年，詹纳完成了细致的科学工作，让全世界都相信接种牛痘比过去的接种天花更加安全有效；正是詹纳，经历了其观点一开始备受抨击，后又为世人所接纳之后，名满天下。科学家弗朗西斯·高尔顿后来如此评价道："在科学中，功劳总是给了那个说服世界的人，而非最早拥有这一想法的人。"

玛丽夫人开拓性的工作，正如科学史上其他许多女性的工作，经常遭到忽视。

———————

1863 年，就在发表完葛底斯堡演说数小时后，亚伯拉罕·林肯生病了，多数历史学家都认为林肯当时所患的就是天花。四周之后，林肯康复了，然而，他的私人管家却死于这种疾病。

尽管玛丽·蒙塔古、本杰明·杰斯蒂、爱德华·詹纳及其他人已经告诉世人如何预防天花，但是在世界上很多地方，天花仍在肆虐，并且在之后的 100 年中，情况持续如此。据估计，仅在 20 世纪，天花在全世界范围内就已造成 3 亿人死亡——比整个 20 世纪发生的所有战争和自然灾害的遇难者人数的两倍还要多。

但是天花疫苗接种产生了效果。接种疫苗的人数越多，传播天花的受害者也就越少。那些推行疫苗接种最积极、强制要求小学生接种疫苗的国家，能够将天花病例数量一直减少到零。在美国，最后一例自然感染天花出现在 1949 年；在北美，是 1952 年；在欧洲，则是 1953 年。显然，如果每个国家都能开展同样积极的疫苗接种工作，那就很有可能将天花从地球上根除。

事实证明，天花这一史上最具杀伤力的致死疾病，也完全可以根除。一方面，天花很容易跟踪。由于感染天花两三天后，症状会很明显，因此可在病毒远播之前轻易识别出患者，并对其加以隔离。同样重要的是，感染人类的天花毒株并不会感染其他动物。天花存在"动物宿主"的可能性很小，或者说根本不存在"动物宿主"，天花不会潜藏在某个偏远之处，等待着重新感染人类。这种现象可能发生在其他疾病中（例如黄热病，它也可以感染猴子，进而通过猴传人再回到人类身上）。最后，最新的天花疫苗的效果远胜詹纳的牛痘接种，疫苗非常有效，便于使用，也安全可靠，可在短时间内保护广大人群免患天花。

如今，对疫苗保护人体的机制，人类有了更多的了解。玛丽夫人、杰斯蒂、詹纳通过简单的观察有了发现。他们看到行之有效的方法，便尝试加以改良，给更多的人使用。因为并不知道天花或其他传染病的病因何在，所以他们并不了解方法背后的原理机制。

直到 19 世纪下半叶，这些方法背后的原理机制才被发现。当时，路易·巴斯德、罗伯特·科赫等人指出，许多疾病的出现和传播并非因为体液紊乱，而是由被称为"细菌"的一种肉眼不可见的生命有机体引起的。细菌理论好似一颗重磅炸弹，让医学界为之震颤，炸毁了陈旧的理论，为新型疗法扫清了道路。在这些新型疗法当中，包括更多预防诸如狂犬病、炭疽、麻疹及后来的脊髓灰质炎等疾病的疫苗。对某些疾病而言，合适的疫苗可以创造奇迹。

但是并非所有疾病都有合适的疫苗。有许多疫苗进行了试验，但效果仍然不甚理想，这跟具体疾病有关。从 19 世纪 80 年代到 20 世纪 30 年代，科学家们试图找出原因：为什么有些疫苗有效而有些疫苗无效？为什么疫苗会起效？

这些问题的答案就在于人体自身的防御机制。结合细菌理论和疫苗开发，人们开始对人体免疫系统有了更多的了解，这是一个精心设计、精准平衡的多重角色系统，它让人体能够识别、瞄准、摧毁细菌和病毒等入侵人体的微生物。后来发现，玛丽夫人的接种和詹纳的疫苗是通过注入小剂量病毒（一种比细菌还小的传染性微生物，第一种病毒发现于 1892 年），唤醒免疫系统。一旦入侵者被识别出来，人体便能记住它，并在它再次出现时快速组织防御，也就是说身体对这种病毒有了免疫力。

后来发现，天花由天花病毒的两个亚种引起，一种极其危险（大天花），另一种较为温和（小天花）。疫苗对二者都非常有效，事实上，天花疫苗的效果比其他大多数疾病的疫苗都好。每种传染病都各不相同，例如，流感病毒有许多毒株，每年都会发生变异，因此，其疫苗效果可能会有所降低；疟疾由一种截然不同的病原体引起，这种病原体为一种寄生虫，针对疟疾，尚不存在非常有效的疫苗；一些病毒和细菌，例如艾滋病病毒，已经学会如何躲避免疫系统，从而降低疫苗效力。诸如此类，不一而足。

但是天花疫苗的效果非常理想，到 20 世纪 60 年代，全球卫生倡议快要根除了这一疾病。这项工作异常艰巨，医疗人员徒步穿越丛林，搭乘飞机到达山区村庄，他们不断深入亚洲、南美洲、非洲的偏远地区，竭尽所能，为能接触的每个人接种疫苗。他们的目标在医学史上还从未有过：不仅要控制疾病，还要使疾病从地球上消失。

很快，这个目标便得以实现。1977 年，作为地球上最后一个自然感染天花病例，23 岁的索马里卫生工作者兼医院厨师阿里·马奥·马阿林被载入史册。索马里这个游牧部落众多、偏远之地也多的国家，成为天花最后的避难所之一。马阿林病倒之后，立即被隔离起来，所有接触者一律接受筛查，确认最近是否接种过疫苗，同时接受密切观察。马阿林扛过了天花，活了下来，后来一生都投身于抗击脊髓灰质炎。世界各地的卫生专家都在紧张地观察着，几个月内——远远超过大多数研究人员认为病毒在人类宿主体外的存活时间——世界各地再也没有出现天花病例。

人类宣告胜利。天花，这个史上最致命的疾病，消失不见了。

———————————

至少当时的人们以为如此。

1978 年，在英国伯明翰，中年摄影师珍妮特·帕克一病不起。她以为自己感冒了，但接着她身上冒出了皮疹，然后皮疹变成了脓疱。

这令她的医生们大为震惊。英国未出现天花病例已经有几十年了，但是这些症状无疑属于天花。之后，他们了解到，帕克一直在当地一家医院工作，她的工作是拍摄组织器官的照片，供医生用作档案。她在楼上的暗室中洗照片，暗室正下方的实验室里，医学研究员亨利·贝德森正在研究天花。

虽然天花病毒从自然界中消失了，但有一些样本还被冷冻保存在为数不多的、分布于世界各地的实验室里，作为见证留给后世（以及作科学研究之用），而贝德森的实验室便是其一。

后来此事披露之时，贝德森的天花实验室被发现存在问题，当局曾警告他，实验室设施不符合国际安全标准，并称会在几个月内关闭他的实验室。帕克染上天花之时，贝德森正趁着实验室没有关闭，一直在急于获得研究结果。

没人知道帕克具体是如何染上天花的。病毒可能已经进入了医院的通风管道，也可能通过沾有病毒的衣物或设备传播——甚至连后来的官方调查也无法确定病毒的传播路线。但不知何故，贝德森实验室的病毒进入了珍妮特·帕克体内。

一场医疗灾难悄然逼近。帕克家被封锁消毒，她的疫苗接种记录显示她接种过天花疫苗，但那已是 12 年前的事。为了保持免疫力，天花疫苗应该每隔几年重新接种，但是，由于周围没有出现天花病例，她和许多人一样，忘记了居安思危。英国已经很久没有出现天花病例了，人们甚至不愿接种疫苗，因此许多年轻人对天花根本就没有免疫力。

帕克很快便被隔离，一并被隔离的还有卫生部门能找到的所有接触者，总共约有 500 人，包括帕克的父母，还有开救护车送她去医院的司机。

英国的医疗服务一下倒退了 70 年。所有接触者要在什么地方隔离？有一处建于 1907 年的老旧"发热医院"，用于隔离最严重的传染病病例，这家医院在 20 世纪 70 年代很少使用，甚至此时整个医院只有两名员工。一番刷洗翻新之后，医院迅速恢复了使用。许多接触者都在这里接受隔离观察，确认是否出现天花病症。

大部分注意力都集中在帕克身上。她的病情恶化，从头皮到手掌，再到脚底，全身到处都是痘痘，她的呼吸变得吃力。这一切开始演变为一场噩梦：帕克的母亲也染上了天花，一病不起；她的父亲也在同一家医院隔离，他日夜担心女儿和妻子，在来病房看望帕克期间心脏病发作，不消数日就撒手人寰。

就在这一切发生的同时，天花研究员亨利·贝德森走进自家的花园棚屋，割喉自杀。他在遗书中写道："我很抱歉，辜负了诸多朋友、同事对我和我的工作的信任，最重要的是，还牵连了妻子和我疼爱的孩子们，令他们颜面无存。我知道，自杀是我能做的最后一个明智之举，但愿此举能为他们换回些许安宁。"

10 天后，帕克死于天花。

她的尸体被当作生物危害处理。她的葬礼由卫生部门监督，送葬队列乘坐无标汽车，警察一路随行。送葬的人们不允许靠近尸体，尸体在一处受到特别监视的火葬场进行火化，火葬场随后被医疗技术人员清理干净。

官方随后开展过数次调查，议会也举行了一次辩论，最后，世界卫生组织采取了行动。世界卫生组织认为，天花显然太过危险，不能放在这么多实验室内进行研究。一旦病毒泄漏，后果不堪设想。帕克去世后的几年内，全球几乎所有实验室内保存的天花病毒都被销毁。如今，天花这个斑点怪物的仅存样本被保存在两个密封锁死的实验室内，一个是位于亚特兰大的美国疾病控制和预防中心，另一个是位于俄罗斯科利佐沃的国家病毒学与生物技术研究中心。

至少据我们所知，只有这两处保存了天花病毒。不能保证在其他地方就没有哪个无赖秘密保存了天花病毒。20 世纪 90 年代，苏联解体，导致人们担心储存在苏联的天花样本的安全性。2001 年以来，国际恐怖主义威胁不断攀升，也加剧了人们对病毒保存的担忧。1994 年，一个研究小组公布了天花病毒的完整基因组，并且有了快速发展的基因操控技术，谁也说不准以后某个无赖实验室会不会重新构造出一种活体天花病毒。

40 年间，没人得过天花，没人治过天花，只有一小撮人对天花免疫。美国在 1971 年就停止了对每个儿童进行常规天花疫苗接种，现在，只有派驻韩国的美国军人及其他一些特殊人士才需要接种天花疫苗。现在的人类与阿兹特克人、印加人及 1700 年的英国幼儿一样，对天花毫无免疫力。

为了应对这一威胁，美国在"9·11"事件之后启动了一项紧急计划，制造、储存数百万剂天花疫苗，一旦有必要，就可以迅速满足全美国所有人接种疫苗的需求。

这一切都可以归结为风险和利益。接种疫苗的风险固然很低，并发症也少见，但是确实存在。当今社会，由于感染天花的风险接近于零，因此没有必要恢复常规疫苗接种，即便出现副作用的风险很低。但是人类保留了疫苗，以防万一。

应该对所有疫苗都进行相同的风险和收益分析。有些决策，例如是否接种流感疫苗，由个人说了算。流感通常比较温和，况且流感疫苗还远做不到 100% 有效，因此是否接种取决于个人。带状疱疹、疱疹病毒等亦是如此。这些疾病的疫苗容易获取，可以安全放心地使用，对高风险人群而言是个好东西，至于接不接种，选择权在个人手里。

当疾病更加危险时，情况便会发生变化。卫生专家确保儿童必须接种白喉和破伤风等重病疫苗。此处，避免这种疾病带来的重大好处远超疫苗接种带来的轻微风险，疫苗接种强制化显然符合公共卫生利益。

这并不意味着反疫苗激进主义已经消失。在互联网上暴发的谣言和恐慌的推动之下，较之20世纪，现在的反疫苗运动声势更为浩大。在某种程度上，现在的反疫苗运动植根于疫苗接种的成功。人们现在接种疫苗所预防的疾病，在大多数情况下看起来都像是无害的鬼魂，被剥夺了力量，不再令人恐惧，因为疫苗已让这些疾病成为历史。生活在现在的人很少见过天花、白喉或脊髓灰质炎的病例，他们从来没有像玛丽夫人那样，弟弟被天花夺去了生命，也没有像珍妮特·帕克的母亲那样，女儿被天花夺去了生命。人们的风险意识已经降低到了一个可怕的程度，对许多人而言，疫苗接种的好处似乎微不足道，甚至连接种疫苗引起的轻微风险都显得非常严重。

在我看来，这种观点大错特错，而且危害不小。决定不接种疫苗的人越多，没有免疫力的人群就越大，病毒死灰复燃、卷土重来的速度也就越快。天花之所以从地球上消失，正是因为接种人数足够多，在没有其他动物宿主的情况下，病毒无处繁殖，无法传播，于是天花才灭绝。接种人数足够多时，感染风险就会接近于零，这就是所谓"群体免疫"带来的好处。

战胜天花实属不易。无穷的痛苦得以避免，数以亿计的人不再因天花而丧命。如今，消灭脊髓灰质炎等其他致命疾病的目标已经触手可及。玛丽夫人凭借着她的独立与智慧、影响与毅力，帮助人们打开了这扇通往奇迹之门。人们理应延续她的工作，以此来缅怀她的智慧和勇敢，铭记她所做出的伟大贡献。

第三章
米奇芬恩

阿片和吗啡都是来自植物的天然产品。19 世纪中叶，几乎所有能为医生所用的药物都是如此（还有水银等若干并非来自植物的物质）。这些物质都是从自然界提炼而来的。

但是这种情况即将改变。现代意义上的科学——完全基于观察、实验、公布、复制——刚刚开始走进医药领域。过去那些用以解释人体健康和自然世界的陈旧思想体系（来自古希腊和古罗马的古老理论，夹杂了一些阿拉伯世界的观点，被强行塞进基督教框架）已经崩塌。现在，有了新的科学，新药即将涌现。

19 世纪中叶，所有学科当中，对医学而言，化学的重要性无出其右，化学最能推动医学的发展进步与变革创新。简单来讲，化学讨论原子如何结合形成分子，分子之间如何相互作用。正是在分子层面，19 世纪的化学家们一头扎进了宗教。

这与生命的释义有关。在西方，生死的界限很早之前便由基督教划定。生与死的区别在于，存在一种神圣的力量——一种上帝所赐的生命力，可以区别没有生命的石头与有生命的生物。这不仅是一种宗教观念，例如，1800 年前后，许多科学家认为，在生物体中发现的化学物质（有机物）与其他化学物质有着本质区别。一些有力的证据支持他们的观点，例如，虽然实验室中的化学反应在大多数情况下都是可逆转的，反应物变成产物，产物又变回反应物，但是，人们当时认为，使用来自活体的化学物质的反应不可逆转。谁也无法把红酒变回葡萄汁，让煎熟的鸡蛋返生。人们认为，生命过程所涉及的有机物中，一定存在与其他化学物质不同之处。不可施以相同的方法对待或研究有机物的反应，因此它们被归在一起，形成了有机化学这一新的领域。有机物有其独特之处，遵循着一套不同的规律，被其他的某种东西触碰过——或许正是那种生命力。

这种生机论观点在 18 世纪和 19 世纪初影响着整个化学界。化学家们各执一词：有些人认为所有化学物质都是一样的，最终，有机物也会遵循支配其他化学物质的规律法则，并不存在生命力，也不存在区分生死的神秘事物；有些人则认为，生物体所涉及的化学物质必定存在一些更特殊的区别，或许还触及神明。

当时的大多数治疗师仍然相信，生命充满特殊的意志，人体中生命力的平衡、流动决定了一个人是否健康。几个世纪里，这类"生命力"的思想观点以四种体液理论为总纲，一直主宰着西方医学，而在中国，生命力被视为气的流动。如今，生命力存在于替代治疗师对灵能的信念之中。

但是它并不存在于化学之中。1818 年，玛丽·雪莱的小说《弗兰肯斯坦》出版后，这种严格区分生死的观点受到了冲击。小说的主角是一名医生，他扮演了一回上帝，让死去的组织器官重获生命。1832 年，德国化学家弗里德里希·维勒证明，他只借助实验室环境，就能将两种没有生命的化学物质结合起来，形成一种被认为仅有生物体才能产生的物质——尿素，这对严格区分生死的观点予以更沉重的打击。

现在看来，合成尿素似乎只是小事一桩，但在当时意义非凡。科学正在凭借其日益深入的发现及日益强大的技术，让生命与死亡之间的界限逐渐变得模糊。科学家们正在迈过一道门槛。

维勒的好朋友、一位毫无疑问更加伟大的化学家——尤斯图斯·冯·李比希，采取了下一步行动。李比希是一位杰出的科学家、真正的天才，同时也是一位伟大的园丁。他热衷于将化学应用于一切事物，尤其是生命过程。这位德国化学家痴迷于生命体与无机世界之间的相互作用，尤其是这种相互作用过程中的化学反应。比如，他首次证明，植物需要某些矿物质元素——氮、磷、钾等，方能茁壮成长。换句话说，他弄清了化肥的工作机理，他是"农业化学之父"。而这位孤傲不群、严厉苛刻、固执己见的化学家，一生对药物充满浓厚的兴趣。他也被誉为"临床化学之父"，临床化学即化学在医学中的应用。

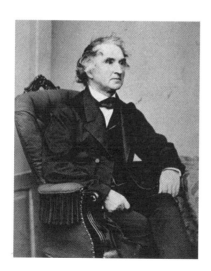

图 3.1 尤斯图斯·冯·李比希［由弗兰茨·汉夫斯坦格尔（Franz Hanfstaengl）拍摄。藏于惠康博物馆］

事实上，李比希的所作所为是为了证明，营养、生长和生命过程本身并非全部掌握在上帝手中，而是源自化学变化。他在1842年出版的《动物化学》(Animal Chemistry) 一书中总结了这些观点。

李比希之后，大多数科学家都认为，生命过程可以被有效地简化为一系列化学反应。身体可以被不断拆解，一步一步越来越细，直到分子层面。从那时起，这种还原论方法指导了许多针对生命的研究。生命力不再来自上帝。

李比希在研究之余，还合成了许多新奇有趣的化学品，其中之一便是水合氯醛。1832年，李比希首次在实验室内合成了这种物质。这种纯合成的化学物质并不存在于人体内，李比希合成这种物质之前，地球上还没人见过它，然而，它注定要被用作药物。

只不过李比希当时并不知晓这一点。他从未想过将其用作药物，他只是在摆弄分子，研究分子之间相互转换的原理机制，例如，他发现，可以将水合氯醛转化为一种比较重的、散发香气的液体，叫作氯仿，这种液体散发香气，被吸入可致人昏迷。19世纪50年代，科学家们在对氯仿开展试验，确认其是否可以作为一种医学手段，让患者在手术之前进入睡眠状态。但是氯仿极难操作，充满危险——患者很容易过量吸入，还有很多患者意外死在手术台上，所以研究人员将氯仿搁置一旁，开始寻找替代品。李比希已经证明，他可以在实验室内将水合氯醛转化为氯仿，那么人体内是否可能进行这种转化呢？水合氯醛又能否替代氯仿，成为更加安全的替代品？他们开始在动物身上开展试验。

常温下，水合氯醛呈固体状，只需将其与酒精混合，即可制成更易使用的液体。19世纪60年代，人们发现，水合氯醛无论是固体还是液体，都很容易让人进入睡眠状态。水合氯醛存在的时间太过久远，很难申请专利保护——李比希首次合成水合氯醛几十年后，水合氯醛才开始用于医药，但是很多公司都在生产这种药物，使用已经非常广泛。

虽然阿片等天然药物会让使用者昏昏欲睡，但是这些药物还有其他作用。在很多历史学家看来，这让水合氯醛成了第一代名副其实的睡眠药——一类被医生们称为"安眠药"的药物。少量水合氯醛可使患者平静下来；再多一点儿，就可以帮助患者入睡；大剂量使用，则会使人昏迷不醒。到1869年，水合氯醛作为助眠剂及手术前安抚患者的药物出售。水合氯醛不仅是第一代安眠药，还是第一种被广泛使用的纯合成药物。

不消数年，水合氯醛便在全世界风行一时。与吗啡一样，水合氯醛既被当作药物，也被用于娱乐消遣。易激动的维多利亚人使用水合氯醛让自己镇静下来；失眠症患者会在睡前迫不及待地吞下水合氯醛；参加聚会的人享受水合氯醛所带来的快感。正如1874年《纽约时报》记者从伦敦发回的报道所言："氯醛是时下最流行的安眠药，它能召唤出大自然中善良可爱的修复使者，让你酣然入睡。"

同时，水合氯醛也存在危害。随着使用范围的扩大，意外过量服用水合氯醛和服用水合氯醛自杀的报道越来越多，而且情况不断恶化。

1900年秋，17岁的女孩珍妮·博希特一家住在新泽西州帕特森市的一栋工薪族聚集的公寓楼里。一天晚上，她离开家，步行去帮侄女购买婴儿爽身粉。她这一去便再也没有回家。第二天早上，一名送奶工在帕塞伊克河岸边发现了她的尸体。她遭到强奸，还被下过毒。

尸检报告显示，她服用了过量的水合氯醛。

事件曝光后，一时间闹得满城风雨。博希特的尸体被发现几天后，一名马车车夫供认，他在事发前一晚在一家酒馆接了这名女孩，当时她被四名男子从酒馆侧门抬出，放进他的马车。那时，女孩昏迷不醒，但还活着。车夫告诉警方，这四名男子让他将他们带到乡下一处偏远之地，在那里，四人铺开一条毯子，对女孩实施轮奸。他们中途唯一一次停下来，是因为女孩开始呕吐。当四人把女孩送回马车时，她步履蹒跚，反应迟钝，四人慌乱不已。这四名年轻男子似乎颇有些门路，他们让车夫将他们带到当地一位著名医生的家中，这位医生跟四人中的一人家里还是世交，但送到时为时已晚，女孩死了。他们把尸体抬回马车，让车夫拉到河边抛尸，还给了他10美元封口费。

这还没完。几天后，车夫找到警察，警察又找到那位医生，医生供出了这几名青年，他们都来自本地风光体面的富贵人家，其中一人的兄长还是法官。

这四名男子指责受害者，声称她是自愿与他们同行，与他们打情骂俏，喝得酩酊大醉，还主动和他们搂搂抱抱的。他们在法庭上做证，他们给女孩买了苦艾酒和香槟，但对水合氯醛并不知情。他们只是带她坐马车兜兜风，女孩昏倒时，他们很担心，后来女孩死亡，他们惊慌失措。他们无法解释女孩的内裤为何不见了，也无法解释为何在尸体附近发现了装有水合氯醛的瓶子。

城里的上流社会人士选择相信他们，于是谣言四起，污蔑女孩是行为放荡的女工，还说她是来自工薪阶层的未成年妓女，不知给他们的优秀青年施了什么魔咒。一家报社开始为博希特辩护，将她的死亡描述为上流社会的纨绔子弟对工人阶级展开的攻击。于是，各家报社争相报道此事。

最终的庭审为公开审判，场面可谓壮观，法庭上压肩叠背，人声鼎沸。数百名被拒于门外的人徘徊在法庭外面，冲着到庭的几位目击者大喊大叫。

盘问之下，这四名年轻男子——已受几名本地最好的律师指点——坚持之前的口供。但证据确凿，三天之后，四人被判处二级谋杀罪，其中三人被判处 30 年有期徒刑，第四人最终认罪，供出了犯罪细节，被判处 15 年有期徒刑。四人服刑刚刚过半，便全部获释，一家报社如此评论，这都多亏"帕特森市权贵阶层多年帮这几人不断求情，请求宽大处理"。

珍妮·博希特死于水合氯醛与酒精的混合物，这种混合物常被称为"迷幻药"，属于最早的约会迷奸药。人们还发现了它的其他用途。

例如，出现了米奇芬恩。米奇芬恩在现代社会更常作为短语而非人名使用。芬恩这个名字在过去可能真有其人——一家酒馆的招待兼经理，这家酒馆经营年代为世纪之交，位于芝加哥南部。1903年，一位人称"金牙"的妓女玛丽·桑顿做证称，孤星酒馆的经理迈克尔·芬恩经常在酒里下药，洗劫客人财物。流程大致如下：芬恩或者一名服务员或"女佣"将水合氯醛偷偷倒进客人的酒里，药效一发，半昏半醒的客人便被挽入（或被抬进）后屋，洗劫一空，接着扔到巷子里。受害者清醒后也记不清曾发生的事情。

芬恩被逮捕了，酒吧也关门大吉，但是"给人来点儿米奇"这种想法却才刚刚萌芽。迷幻药后来与美国社会中的违法犯罪扯上了关系。

水合氯醛的各种合法用途——大多见于精神病院——甚至更为重要。有时，精神病患者会失控，变得疯狂暴躁，乱踢乱打，危及他们自己和周围的人。过去，护工使用约束衣等强制约束手段来制止患者，之后再用阿片、吗啡甚至大麻让患者安静下来。但是，水合氯醛效果更好，见效更快，更不容易引起幻觉，而且更可控，能让患者陷入昏迷。在较小剂量下，水合氯醛可让躁动的患者安静下来，确保患者能够安安稳稳地睡上一晚，护工便也能睡个安稳觉。难怪在世纪之交前后的 30 年里，即使一个人被蒙住双眼，也能知道到了精神病院。就是那种气味——精神病患者呼吸所散发的那种像梨的味道，病房里充斥着这种味道。

水合氯醛的时代一直持续到 1905 年前后，当时的化学家合成了比水合氯醛更好的巴比妥酸盐，之后，20 世纪五六十年代，出现了一些早期形态的如今所谓的镇静剂，以及效力更强的抗精神病药（参见关于氯丙嗪的第六章）。

当今社会，人们有了数百种改良之后的安眠药、更好的松弛剂，以及更多形形色色的药物，犯罪分子将这类药物掺入受害者的饮料。医生仍然在给患者开水合氯醛的处方供他们使用（其他不谈，害死玛丽莲·梦露和安娜·妮可·史密斯的鸡尾酒中就掺了水合氯醛），虽然这一药物已经很少被使用。

但是水合氯醛在历史上赢得了一席之地。水合氯醛，第一种被广泛使用的纯合成药物，开辟了新天地。它证明了科学家在实验室中凭借试管也可以合成药物，其效力可以媲美甚至超过来自大自然的药物。心理健康专家对水合氯醛的热情接纳，失眠症患者对水合氯醛的爱不释手，甚至媒体随之而来的对那些骇人听闻的水合氯醛下药害人事件的关注，都指向了研发其他合成药物可能带来的行业利润。

李比希和维勒身后的科学家，那些 19 世纪末、20 世纪初成年的化学家，精于摆弄那些对人体产生效用的分子，在这个分子上加一些原子，在那个分子上减一些原子，按照不同目的，施以不同手段。他们合成的新型化学品越多，在人体和动物身上进行试验的次数越多，就越了解哪些能够改善人体健康，哪些不能改善人体健康。随着化学工业整体的蓬勃发展，个别化学家开始投身于寻找新的合成药物。

迷幻药催生了我们如今所说的大型药企。

第四章

从"灵丹妙药"到"臭名昭著"

由于注射吗啡能产生愉悦感，据估计，1900 年美国约有 30 万人阿片制剂成瘾，当时美国总人口约为 7 600 万，相当于大约 1 000 人中就有 4 人阿片制剂成瘾。这意味着，粗略来讲，美国 1900 年的阿片制剂成瘾率与近一个世纪后的 20 世纪 90 年代大致相同。当然，在过去 20 年里，阿片类药物成瘾率大幅蹿升。但无论是当时还是现在，药物成瘾都有很多相似之处。那时与现在一样，每年都有成千上万人死于药物过量；那时与现在一样，每个人都知道阿片类药物的黑暗面；每个人都读过有关自杀、药物过量、药物成瘾及由此绝望的新闻报道。而且，那时与现在一样，没有人完全清楚该怎么办。

那时与现在的主要区别在于，1900 年，阿片类、吗啡类药物无需处方即可获得，可以在任何一家药店头到一剂吗啡。

但是面对药物成瘾的泛滥，越来越多的医生、立法者和社会活动家要求采取措施，管制药物。全面禁止并不可取，吗啡是一种非常宝贵的药物，不能全面禁止，但是，各方要求药物监管的压力越来越大。

一方面，政客们争论着易成瘾药物的合法性；另一方面，科学家们在寻找新的物质，这种物质会让易成瘾药物的合法性变得毫无意义。

他们想要找到一种新型吗啡，既能完全发挥吗啡的镇痛作用，又不存在成瘾的风险。这种神奇的药物成为药物研究员们所寻找的灵丹妙药。化学家们开始研究、改变吗啡分子，在这里加一个侧链，在那里减掉一两个原子，不断地寻找、探索。

化学家们越来越精于此道，每年都有新的进展。1900 年前后的几十年是属于化学的黄金时代，尤其是对于有机化学这一分支，即研究蛋白质、糖、脂肪等构成生命的含碳分子的科学。化学家们有如巫师一般，似乎能够按照自己的意愿，改变人体内几乎所有的分子。他们不断研究糖是怎么被合成的，食物是怎么被消化的，酶（生化反应催化剂）又是怎么工作的。他们可以随意塑造分子的形状，犹如匠人可以随意塑造木头金属一般。他们似乎无所不能。

但是他们就是拿吗啡没有办法。一个典型的失败案例发生于1874 年的伦敦，当时一位化学家试图在吗啡分子上加入一个小的原子侧链（乙酰基）。这位英国研究员，还有当时很多研究员，都在寻找这种神奇的合成物质，他还认为自己的探索或许大有希望，但是他在动物身上使用这一新型物质进行试验之后，一无所获。

动物试验是一门不完美的艺术。试验所用的大鼠、小鼠、豚鼠、兔子、狗，它们的代谢系统彼此不同，与人类也不相同，因此对新药的反应也有所不同。另外，非常重要的一点是，它们无法告诉研究人员自己的感受。在不了解试验对象感受的情况下，科学家们不得不想出其他办法，测试动物的反应，试图衡量药物的效果。有时这很简单，比如查看感染是否消退；有时很困难，比如试图衡量大鼠的抑郁程度。

尽管如此，动物试验仍然是最佳的试验方式。通过动物试验，研究人员可以了解新药是否有毒，粗略地掌握新药的效用。

正因如此，19 世纪 70 年代，伦敦那位化学家将加了乙酰基的吗啡用于动物。什么也没发生，小剂量不会产生毒性，也不会产生其他作用。跟大多数试验一样，此路不通。他写了一篇简短的期刊文章，描述了试验结果，便转而去做其他事情。

20年里，这一新型物质一直无人问津，在此期间，其他化学家接连不断地研究着吗啡及其他各类主要生物碱，诸如阿片、可待因、蒂巴因，将它们不断拆解，不断与新原子拼在一起，创造了数以百计的变种物质，灵丹妙药并未出现。世界上最伟大的有机化学家，利用了所有的先进技术，仍一无所获。

———————————

直到世纪之交。19世纪90年代末，德国一家染料生产公司决定开拓业务。拜耳公司已经拥有一批化学家，他们的工作是将煤焦油（生产煤气照明时代所用煤气的过程中产生的废物）转化为合成染料等有价值的化学物质。自从维多利亚女王于1862年穿了一件淡紫色（化学家在实验室合成的一种新色调）连衣裙后，合成织物染料风靡一时。化学家们开始用煤焦油做出各种各样的新颜色，令人眼花缭乱。染料行业内，所有人都赚了大钱，但是到19世纪90年代，德国已经有了很多染料生产商，染料市场越来越拥挤。

于是，拜耳公司转而让这些化学家去探索另外一条生财之道，那就是药物类化学产品。受到水合氯醛等合成药物的成功的启发，拜耳公司决心寻找更多实验室合成化学品，治疗更多疾病。决定进军制药行业虽然有些冒险，但潜在的回报极其丰厚。对染料与药物而言，研发的基本方法相同：从一种常见的、相对便宜的自然物质着手（如用于染料的煤，或用于药物的阿片），接着让有机化学家改变其分子，直到将其转变为更有价值的物质。接着，对这些新型化学品申请专利保护，然后投放市场出售，赚取巨额利润。

拜耳公司进军医药领域后不久，公司的年轻化学家费利克斯·霍夫曼就两次获得巨大成功。1897年夏，霍夫曼也开始将乙酰基接到分子上，他将乙酰基接到一种从柳树皮中分离出来的物质的分子上（长期以来，柳树皮都被当作治疗发烧的药物），创造了一种新型药物，这种药物退烧效果很好，还具有温和的止痛效果，拜耳公司将其命名为拜耳阿司匹林。他又将相同的乙酰侧链接到吗啡分子上，正如几十年前伦敦那位化学家所为，他得到的分子与那位化学家的完全相同，后者在试验之后便放弃了。但拜耳公司并未放弃这种物质，而是在更多种类的动物身上对霍夫曼的乙酰基吗啡进行试验，并对结果进行更积极的解读，甚至还从工厂召集了几名年轻志愿者，打算对药物进行人体试验。

试验结果令人称奇，几位试验对象反馈，服用霍夫曼的新药后感觉非常不错。不，不是不错，是极其不错：他们感到幸福快乐，变得更加坚定果断，而且充满自信，英勇无比。

这样的试验结果足以让拜耳将一些试验性药物分发给两名位于柏林的医生，同时告诉他们，可将此药用于任何他们认为合适的患者，结果再次令人拍手叫绝。拜耳公司的乙酰基吗啡和吗啡一样可以缓解疼痛，后来还发现这种药物能很好地缓解咳嗽，治疗咽喉疼痛。接受新药治疗的结核病患者不再咳血。此药还有令人舒适的副作用：可以使人提振精神，变得更加乐观。使用此药并未发现存在严重的并发症或副作用。

这些反馈正中拜耳公司的下怀，热情高涨的拜耳公司制订了投放计划，打算将这种新型奇药投放市场。但首先，他们必须想出一个朗朗上口的品牌名称，公司考虑称之为 Wünderlich，意为神奇药物，但最终，他们决定采用一个更短的德语单词 heroisch（意为"英雄"）。这种新药后来被称为拜耳海洛因。

拜耳公司的试验表明，这种新药的效果最多可比吗啡强五倍，且成瘾概率远不及吗啡；效果比可待因强十倍，且毒性远不及可待因。在拜耳公司的专家们看来，海洛因具有一个额外的不同寻常的效用——可以打开体内气道，因此，公司新药的销售策略开始主打治疗咳嗽和呼吸障碍，其次才是治疗吗啡成瘾。患者们欣然放弃吗啡，转向海洛因，他们爱上了这种新药，医生也同样如此，使用者越来越多。在世纪之交，人们只需花 1.5 美元就可以从西尔斯罗巴克公司的产品目录中下单邮购，然后收到一个漂亮的便携式仪器箱，里面装着一根注射器、两根针头和两小玻璃瓶拜耳海洛因。早期宣传拜耳海洛因成功案例的科学演讲都会引起在场观众起立鼓掌。

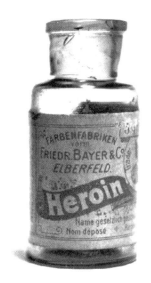

图 4.1 拜耳海洛因（约 1900 年）

但有一个问题。海洛因并非由拜耳公司最早发现——海洛因分子最初是由那位伦敦化学家在 20 年前合成的，因此这种新药的专利保护力度很弱，很快，其他制药公司也纷纷加入生产行列。拜耳公司所用的品牌名称首字母 H 不再大写，海洛因开始得以大量生产销售，含有海洛因的止咳含片销量高达数百万。据说含有海洛因的酊剂安全可靠，适合所有年龄段，甚至包括婴儿。海洛因不断被掺入非处方药，号称包治百病，上到糖尿病、高血压，下到打嗝、女性性欲亢进（至少，用于治疗女性性欲亢进在现实中有一定基础，因为所有对海洛因上瘾的人都清楚，海洛因可以降低性欲）。1906 年，美国医学会批准海洛因用于一般用途，尤其作为吗啡的替代品。

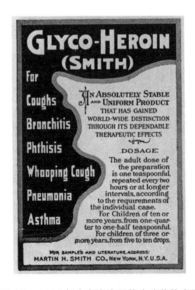

图 4.2 1914 年含有海洛因的止咳药的广告

由于无法为新药申请专利，拜耳公司很快就放弃了海洛因，公司于 1910 年前后全面终止了海洛因的生产。但此时，拜耳阿司匹林已在全球范围内取得巨大的成功，赚回了大量资金，以至于拜耳公司已经将药物方面的投入加倍。染料退居次要位置，制药成了头等业务。

随着海洛因的传播，医生们很快发现海洛因存在一些不太如人意之处。首先，拜耳公司认为海洛因有益于呼吸系统，这种观点是错误的，海洛因对打开气道并无特别功效。其次，海洛因并不能治疗吗啡成瘾，就跟吗啡不能治疗阿片成瘾一样。相反，人们发现，海洛因极易成瘾，它不过是另一种吗啡而已：医生开始接诊越来越多的海洛因成瘾者，报纸也纷纷开始报道海洛因过量服用事件。在某些方面，海洛因与吗啡不同，但是二者之间并无重大区别。每一次提炼阿片，每一种新的产物，似乎都只是增加了效力，致瘾危害却丝毫未减。阿片及其所有分支产物——吗啡、海洛因及当今更新的合成阿片类药物，都属于令人着迷的药物，能够极大缓解疼痛，让人感到幸福愉悦（至少一开始如此），开始容易，适应一段时间之后，再想停下，难于登天。

1900 年前后，"药物成瘾者"一词首次出现于医学文献中，与此同时，"瘾君子"一词开始越发频见报端。（"阿片制剂"为直接从阿片中提取的药物，如吗啡和海洛因，而"阿片类药物"则是一个涵盖范围更广的术语，还包括当今的合成止痛药。）

这个问题超出了阿片制剂的范畴。还有合法的可卡因（广泛使用于医院及牙科诊所，还曾一度作为可口可乐的次要成分），合法的大麻（作为专利药物的原料之一并不稀奇），以及诸如乙醚和一氧化二氮（笑气）等合法的麻醉剂。还有水合氯醛及拜耳公司大受欢迎的新型巴比妥酸盐安眠药，这两种药物都有助睡眠。每年都会涌现新药，药企对其大肆渲染，几乎不受任何管控。

一战之前的那些年，美国突然意识到国内存在药物问题。专爱揭露丑闻的记者开始揭露药物的危害，上到专利药物，下到含有化学制剂的化妆品。易成瘾药物导致家破人亡，滥用药物的妇女失足成为卖淫女，滥用药物的男人沦落成了抢劫犯，家财散尽不说，还丢人现眼。反麻醉品运动将医学专家、部长、家庭主妇、报纸编辑、空想派的政客和精明务实的警察聚集起来，形成一场广泛的社会运动，号召控制麻醉品。其中部分源于以《圣经》为依据的禁酒运动，部分植根于当时具有改革思想的进步政治。道德主义、医学及少许的种族主义（看看中国鸦片馆，因为吸食大麻而神情恍惚的墨西哥人，因为药物成瘾而丧失理智的黑人）推动着反麻醉品运动。

西奥多·罗斯福担任总统期间，反麻醉品运动达到高潮。罗斯福是一名进步人士，一心打造廉洁政府，致力于果断行动。他跟许多人一样，认为专利药生产商欺瞒公众，夸大宣传其秘方，这些秘方中，有太多含有阿片、海洛因、可卡因或者酒精。罗斯福政府推动通过了美国第一项联邦药物管控立法，即 1906 年通过的《纯净食品和药品法》（力排专利药说客们的强烈反对）。

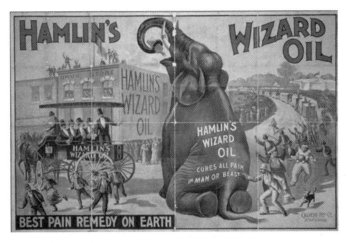

图 4.3　一则专利药广告《哈姆林魔力油》［绘制于约 1890 年，作者为卡尔弗特版画公司（Calvert Lithographing Co.）。美国国会图书馆提供］

罗斯福成功立法。这部法案主要聚焦食品不受污染，相对而言，法案的药物相关内容则缺乏约束力，只不过是一套法规，用以确保专利药物在打广告时必须实事求是。但是罗斯福只是刚刚开始，他开始对美国对华鸦片贸易开刀，帮助发起了1909年在上海召开的第一次万国禁烟会，并强烈支持两年后在海牙举行第二次禁烟会。1909年，美国国会通过联邦《吸食鸦片禁令》，朝着将涉毒定为犯罪迈出了重要一步，之后在1912年签署了第一份国际禁毒条约。

反麻醉品运动在美国通过第一部意义重大的禁毒法，即1914年的《哈里森法》之后，达到顶点，该法案对麻醉品的生产、进口及分销进行监管、征税。何为麻醉品？医生用这一词语来描述使人入睡、致人恍惚的药物，但对警察和立法者而言，麻醉品指可以致瘾的烈性毒品。因此，《哈里森法》点名可卡因，将其纳入监管范围，尽管可卡因会引起精神兴奋，而非令人昏昏欲睡。奇怪的是，第一版法案并未点名海洛因，将其纳入监管（尽管几年后海洛因被纳入法律）。大多数情况下，《哈里森法》都是针对阿片和吗啡。自那以后，美国所有医生和药剂师都必须登记、备案每笔涉及阿片、吗啡、可卡因的交易并支付一笔费用，可以说是史无前例。该法案标志着美国麻醉品管控的分水岭。

专利药生产商们极力反对这一法案，认为法案侵犯了美国人长期以来自行决定服用何种药物的权利，但是，生产商们无法阻止监管。《哈里森法》通过后，那些正直的医生由于必须备案每张麻醉品处方，因此开出的处方就减少了，药剂师们变得更加谨慎。患者更会再三考虑，而后决定是否购买。美国的阿片进口量从1906年的42 000吨直线下跌到1934年的8 000吨。

此时，我们需要回答这样一个问题，而这一问题到现在依然没有得到解答：药物成瘾属于道德沦丧，还是属于疾病？换句话说，药物成瘾者应该被当作罪犯还是病人呢？

《哈里森法》突出了对这一问题的关注，认为政府应当干脆对使用麻醉品进行刑事定罪，这让许多医生陷入两难境地。医生仍然可以给患者开麻醉品，给患者使用麻醉品，但是，法案写道："（医生）只能在专业实践中使用麻醉品。"例如，医生在术后可以借助吗啡缓解患者的疼痛。

但是用麻醉品治疗吗啡成瘾呢？这点被允许吗？法案出台之前，大多数医生都将药物成瘾视为医疗问题，他们的工作就是治愈药瘾。医生给药物成瘾者开吗啡或海洛因，帮助控制质量，降低用量，逐渐让他们摆脱药瘾。但是《哈里森法》认为，药物成瘾属于犯罪，而非疾病，因此使用麻醉品治疗药瘾并不合法。于是，给药物成瘾者开麻醉药的医生本身也就成了不法分子。虽然似乎非常奇怪，但是事实确实如此：《哈里森法》颁布之后的几年内，约有 25 000 名医生因麻醉品指控而被传讯，其中，约有 3 000 人被定罪而银铛入狱。

由于无法获得合法麻醉品，药物成瘾者便一如既往地转向街头非法麻醉品。《哈里森法》颁布后，非法麻醉品市场开始蓬勃发展。自此以后，犯罪与麻醉品之间便陷入了漫长的纠葛。到 1930 年，在美国监狱服刑的所有罪犯当中，约有 1/3 便是依照这一法案遭到起诉，因而银铛入狱的。

1925 年，《哈里森法》被重新解释，允许医生为麻醉品成瘾者开医疗处方，但此时，麻醉品的定性已经尘埃落定：在政府眼里，麻醉品成瘾属于犯罪活动。阿片成瘾者不再被平常看待，吗啡成瘾者的邻居也不再认为他们只是习惯恶劣。现在，这些人都是被药瘾逼疯的瘾君子。

讽刺的是，《哈里森法》的最大受益者之一却是海洛因。拜耳公司停止销售海洛因，且 1914 年后合法获得海洛因已无可能，海洛因迅速成为街头毒品。犯罪分子利用吗啡，甚至使用生阿片来生产海洛因，并非难事。而且较之液体吗啡，海洛因的隐藏、运送更为方便。海洛因被制成粉末，而且浓度极高，在街头，几包海洛因就值一大笔钱。海洛因的功效极其强大，甚至可以与其他药物或惰性填料混在一起，打包成易于隐藏的小袋包装，卖给吸毒者。有一些关于"吸毒派对"的新闻报道，在派对上，年轻人聚在一起吸食海洛因。还流传着一些故事，讲述可怜的瘾君子死在小镇的后巷里。1924 年海洛因被点名纳入《哈里森法》时，海洛因已风行于爵士时代的年轻帅哥和新潮女郎当中，成了一种非法时尚，在纽约这样的大城市尤为流行。在 20 世纪 20 年代的好莱坞，一位人称"伯爵"的海洛因贩子，因将海洛因放入花生壳按袋售卖而家喻户晓。他的客户就包括华莱士·里德，里德被誉为荧幕上最完美的情人、电影中最英俊的男人。随着里德毒瘾越来越大，他的演艺事业一落千丈，他最终于 1923 年死于一所疗养院内。

虽然美国将滥用药物定性为违法犯罪，但是英国走上了另一条路。1926 年，伦敦的一个特别委员会决定，药物成瘾者属于病人，而非罪犯，这一表态影响了英国自此之后的医学实践。例如，20 世纪 50 年代，在英国，垂死的患者仍然可以购得布朗普顿鸡尾酒，这是一种由吗啡、可卡因、大麻、氯仿、杜松子酒、调味品和甜味剂勾兑而成的强效混合物。一名医生写道："希望丧失之时，它能使你乐观起来；死亡来临之际，它能令你笃信自己即将痊愈。"

虽然可能再也无法购得布朗普顿鸡尾酒，但是英国仍然是地球上唯一一个法律允许医生给患者开海洛因（尽管医生很少这样做，即便开了处方，通常也是用作临终关怀，帮助临终者缓解痛苦）的国家。现在，英国的海洛因成瘾率远低于美国。

————————

海洛因中，一部分是天然的，由吗啡（阿片中天然存在的生物碱之一）制成；一部分是人工合成的，是对自然分子加以摆弄，加减原子的结果。海洛因属于所谓"半合成"阿片类药物。

1900年之后，许多实验室都在效仿拜耳公司当年为了制出新型半合成海洛因而采用的做法。他们从吗啡、可待因、蒂巴因等阿片中的生物碱着手，试图找出这些生物碱的起效机制。研究这些生物碱分子并非易事，例如，吗啡具有复杂的结构，有五个原子环连在一起。一些实验室试图将吗啡拆解为最小的活性成分，再将这种成分拆解为微小的单位，寻找吗啡分子的关键所在。之后，他们不断摆弄这些微小的单位，用不同的原子进行替换，添加侧链，将它们变成半合成物。

一战前后，一直在寻找灵丹妙药（不会致瘾的止疼药）的化学家们合成、试验了数百种半合成物质，进入市场的少之又少，但也有一些获得了成功。1920年，化学家将可待因稍做改变，合成了氢可酮（氢可酮与对乙酰氨基酚混合之后，可以合成如今所说的维柯丁）。对吗啡进行类似的改变，便可得到氢吗啡酮，氢吗啡酮于1924年获得了专利保护，此药至今仍在使用，商标名为地劳迪德（Dilaudid）。1916年，化学家们使用可待因合成了羟考酮，这是一种非常强力的半合成物质，因作为扑热息痛（Percocet，也就是如今臭名远扬的强效缓释剂奥施康定）的关键成分而广为人知。这些都属于半合成阿片制剂，都是有效的止痛药，都可使人神志不清，而且都有致瘾风险。

化学家们还合成了其他物质，其效果之强，令人震惊。例如，1960 年，一个苏格兰药物小组利用蒂巴因（阿片中发现的另一种天然生物碱）不断合成各种物质。有一天，实验室里的一名工作人员拿起工作台上的一根玻璃棒，伸到几杯茶里搅了搅。科学家们喝完茶，几分钟后便一头栽倒，不省人事。这根玻璃棒之前沾上了他们一直研究的一种新型物质。后来发现，这种新型物质属于一种超级半合成物质，效力比吗啡强数千倍，其商标名为止动剂，后来被装在麻醉枪里，用于麻醉大象与犀牛。

奥施康定这种半合成物质（又名"奥施"、棉花、带劲儿的东西、豆子、土海洛因）作为当今的阿片制剂，屡上头条。美国奥施康定的消费量约占全球总供应量的 80%。奥施康定成功地让阿片制剂成瘾现象从美国的城市中心蔓延到了中部小镇。它已无处不在，几乎各个阶层都在服用，在农村贫穷的白人中间尤其受欢迎。过量服用奥施康定（通常与酒精或其他阿片类药物一起服用时）和服用奥施康定自杀，是这一群体人均寿命缩短的主要原因——这一下降趋势与过去一个世纪以来医学取得的成果背道而驰。

奥施康定之所以变得如此大受欢迎，背后的原因众说纷纭，只要看看新闻便会知晓。但是这一切的核心还是那个简单的事实。由于这一事实，170 多年前的中国，许多人为吸毒所害；由于这一事实，吗啡在 19 世纪 80 年代的美国成为举国上下人人唾弃之物；由于这一事实，海洛因成为 20 世纪 50 年代最臭名昭著的毒品。这个事实就是，奥施康定属于阿片制剂，而所有阿片制剂都极易成瘾，从无例外。

经过几十年的努力，经过成千上万次的失败，半合成之路从未通向那种神奇而又不致瘾的物质。因此，研究人员采取了下一步行动，另寻他法：寻找一类完全不基于吗啡、可待因或阿片的任何成分的药物，一类全新的药物，具有全新结构，纯人工合成。

出人意料的是，还真找到了一些。在这些新型合成物质中，效力最强大的——如芬太尼和卡芬太尼——在镇痛方面不只比肩吗啡，而且比吗啡强几百倍。但同样，这些物质也都毫无例外地极易成瘾。

第九章讲述合成物质的来龙去脉，这对我们了解当前阿片类药物的滥用及药物过量十分重要。

第五章
魔法子弹

　　二战爆发之前的几年里，医生都认为自己已经完全步入现代。他们精通外科；他们清楚（或者自认为清楚）关于细菌在疾病中的作用的一切知识；他们掌握着越来越多的有效疫苗；他们正在研究所有主要维生素；他们拥有复杂的科技手段，比如 pH（酸碱度）计、电子显微镜、X 光机和放射性同位素，并且在用这些手段深入研究疾病的根源。人们非常乐观地认为，终极答案会在基因、蛋白质和生命其他分子层面得到揭晓，而且科学家们即将使一切真相大白。但是从本质上讲，1930 年的医学并不比史前人类的治疗方法更高明。面对大多数传染病，身穿白大褂的现代医生和打着响板的萨满一样，都束手无策。当体内开始发生严重的细菌感染时，科学根本无能为力。要么感染不断恶化，患者死亡；要么人体扛住了感染，自行痊愈。

　　而席卷城镇和国家的致命流行病正是由细菌引起的，肺炎、霍乱、白喉、肺结核、脑膜炎等疾病，皆是如此。自然界中，绝大多数细菌都对人类无害，或者对于健康至关重要（如果肠道中没有有益细菌，人类就会死亡）。但是有那么几种细菌对人体健康构成危害，而人类根本无法抵抗这几种细菌。

在最严重的细菌感染当中，一些是由几种链球菌引起的。这些细菌适应力强，无处不在，存在于泥土、灰尘里，以及人类的鼻腔内、皮肤上和喉咙中，大多数都于人无害，但有几种堪称杀手。链球菌可以引起十几种不同的疾病，包括令人讨厌的皮疹，以及链球菌性咽喉炎、猩红热。最危险的一种是链球菌血液感染。20世纪30年代之前，任何让有害链球菌进入血液的举动都有可能变成一场灾难，哪怕是不干净的剃须刀造成的微小划伤，都有可能引发灾难。一旦这种情况发生，细菌开始繁殖，发展成血液感染，任你金山银山，任你权倾天下，你都绝无生机。

1924年，卡尔文·柯立芝总统十几岁的儿子在白宫打完网球后，一根脚趾磨出了水疱。他在水疱上涂了一些碘酒，便将此事抛于脑后。但是水疱出现恶化，当白宫医生被召进来时，为时已晚。水疱被一种有害链球菌感染，细菌进入了这个男孩的血液。他与感染抗争了一个星期，尽管全美国最好的医生使出浑身解数，但他依然离世。

链球菌是每个医生的噩梦。

––––––––

现在的人们对待抗生素总是不以为然。如果孩子的耳朵出现感染，我们会给他们上一种抗生素；如果祖父祖母患上肺炎，他们会服用抗生素；如果咳嗽一直不见转好，我们会找医生开抗生素。抗生素挽救了无数人的生命，专家甚至认为，仅抗生素一类药物就将人类的平均寿命延长了十年。

要是问大多数人第一种抗生素是什么，他们会回答是青霉素。但是早在青霉素得到广泛应用之前的几年，真正的抗生素变革便已开始。

这场变革始于一个关着粉色老鼠的鼠笼，笼子放在拜耳公司位于德国的一个实验室的密室内，这一年是 1929 年。

此时的拜耳公司由于开发了一系列药物，包括海洛因、阿司匹林、新型安眠药和心脏病药物，已经赚得盆满钵满，于是将目光投向解决细菌感染这一问题。它从已经熟悉的化学品织物染料着手。拜耳公司最初本来就是一家染料公司，此时，它正在寻找有助于治愈疾病的染料。

这种将染料当作药物的方法（最早由诺贝尔奖获得者、化学家保罗·埃利希开创）很有道理。埃利希知道，有些染料可以将某些动物组织染色，同时不会影响其他组织，比如，亚甲蓝就对神经有着特殊的亲和力，用亚甲蓝对肌肉薄片进行染色，将其置于显微镜下，便能看到神经因为着色而显现，在肌肉中形成一张淡蓝色纤维的网络。染料只对神经着色，却绕开了肌肉，这是为什么呢？

埃利希是一位染料大师，他发现了多种新型染料，不断试验哪种染料亲和哪种组织，并且试图了解背后的机理。他知道，有些染料会吸附在细菌上，不会吸附在人体细胞上，于是他有了一个绝妙的点子：为何不将这些专门吸附细菌的染料作为武器呢？将染料混以毒药，当作导弹，专门附着在细菌上，杀死细菌，同时不会对周围的组织产生任何影响，此法是否可行？这种方法能否治愈体内的细菌感染呢？

他将这种新型药物称为 Zauberkugeln，在德语中意为"魔法球"。如今，人们有另一种叫法。我们可以想象一下，一名警探追着一个杀人凶手跑入拥挤的剧院大厅。警探掏出一把枪，瞄都不瞄，就朝人群开了一枪。不必担心，枪膛里面装的是魔法子弹，可以左躲右闪，绕过无辜的人群，对准杀人凶手这一目标，将其击毙，不会伤及其他人。

这便是埃利希的设想：一种类似魔法子弹的药物，一种只会杀死入侵者、不会伤及患者的药物。人们现在称此类药物为"**魔法子弹药物**"。

埃利希耗费数年时间，尝试将灵感转化为药物。在制备、试验了数百种化学品，经历了一次又一次失败之后，1909 年，他制成了一种基于染料的药物，这种药物似乎能够对抗至少一种细菌。他将其命名为洒尔佛散（德语 Salvarsan 的音译）。这种药物的合成比较粗糙，核心为一种类似染料的物质，与其结合的有毒成分为砷，而且该药物会产生可怕的副作用。但是这种药物能够有效地对治梅毒，较之洒尔佛散，梅毒是一种更可怕的杀手。洒尔佛散出现之前，梅毒这一日益常见的疾病尚无治愈之法，此时，一种来自实验室的现代化高科技疗法问世了。

埃利希的洒尔佛散并非优质的魔法子弹，因为此药对正常组织毒性太大且只能对抗一种疾病。但是洒尔佛散证明了，科学家可以设计出一种新的化学物质来阻止细菌感染，并且可以起效。这一点可谓非同寻常。

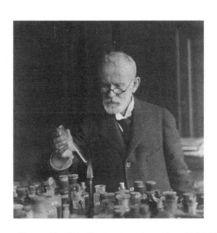

图 5.1 保罗·埃利希（摄于 1915 年，藏于惠康博物馆）

但是此路不通。尽管埃利希一门心思想要找到更多的魔法子弹，但他未能如愿。20世纪前20年里，所有研究人员都未能如愿，没有找到魔法子弹。或许洒尔佛散的成功开发纯属侥幸，多数科学家都放弃了寻找。

还有少数公司仍在坚持这一研究方向，拜耳公司便位列其中。20世纪20年代，拜耳公司倾尽全力去寻找另一种抗菌药物，为此，公司还投资打造了一种新事物——一道规模庞大的一体化工艺，专门用于合成、试验和营销新的合成药物。拜耳公司实验室并不依赖埃利希这样的天才人物时灵时不灵的个人灵感，而是将技术团队、现代化企业组织和大量资金引入这一领域，将药物开发变为工厂运作——一条服务药物研发的流水线。如同美国的亨利·福特将流水线引入了汽车工厂，拜耳公司也将流水线引入了药物研发。

拜耳公司已经拥有几个化学专家团队，他们一直都在寻找新的染料。这些研究分子的专家，一直都在不断地创造新的物质，其中多数都是基于由煤焦油制成的合成染料的不同变体。拜耳公司的化学家每月都能合成数以百计的新化学物质，不过几乎没有一种进行过医用试验，没人知道这些新物质能做什么。或许，在染料的研究中，他们早已制成了一些功效强大的新药，只不过它们被放在储藏室里无人问津；或许，他们坐拥金矿而不自知。

于是，拜耳公司决定对所有新物质进行筛选，以期从中挑出一些能做药用的物质。行吧，或许他们并非对所有的新物质都进行了筛选，但是在一名医生的指导下，他们可能试验了很多种，然后顺着最有希望的物质继续研究。他们大有可能发现一些振奋人心的新东西，哪怕只有一丁点儿把握，也可以让化学家们继续深挖研究，合成新的衍生物，在分子层面对它们展开研究，改变分子的特定部分，得到治愈力更强的物质。最终，化学家们可能会得到一种比肩阿司匹林的药物，甚至不只如此，他们还可能得到埃利希设想的魔法子弹，从而对抗细菌感染。

拜耳公司不缺化学家，不缺经理，有的是工厂场地，就是没有一名指导医生。于是，他们聘请了一位年轻的医生，此人温和沉静，又渴望接受挑战，他叫格哈德·多马克。事实证明，多马克是一个上佳人选。

一战期间，多马克在一家德国战地医院工作，当马车载着一车一车的伤员嘎吱嘎吱地到达医院之后，多马克便将伤员进行分类，帮伤员脱去衣服，清洗身体，偶尔还帮着做做手术。多马克就是在这样的环境中从一名少年长大成人的。他所救治的伤员不是身体某个部位被填了烈性炸药的新式炸弹炸成碎片，就是被机枪扫射得伤痕累累。许多伤员在被救治之前，一直躺在战壕的污泥之中，所以伤口又深又脏，边缘还参差不齐。

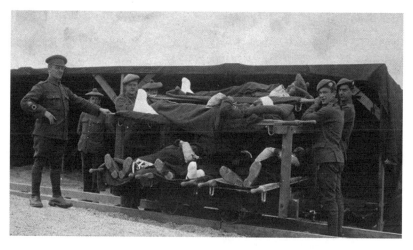

图 5.2　一战期间，法国皮舍维莱尔，推车上的伤兵（藏于惠康博物馆）

在战地医院，多马克照料着这些血肉模糊的身体，目睹了一些事情，这改变了他的一生。有无数次，他们似乎已经挽救了士兵的生命：外科医生熟练地修复伤口，然后缝合，之后伤员便被送往监护帐篷。但是几天后，又会出现问题。伤口会变红，开始流脓，这是感染的早期征兆，会将精心缝合的组织变成溃烂发黑、恶臭难闻的溃疡。一战期间，大批士兵死于类似的术后伤口感染。这类感染由细菌引起，人们只知道这一点，但是似乎无论怎么清洁消毒都无法根除细菌。一开始通常都是链球菌感染，接着会变成气性坏疽，细菌涌入血液，释放毒素，一路扩散，侵蚀身体。医生常常在感染进一步扩散之前进行截肢、再截肢，以此阻断细菌感染的扩散，但是这种做法鲜有效果，数十万名士兵死去。根据一些数据统计，一战期间，死于伤口感染的士兵数量比死在炮火中的人数还要多。

"我曾对上帝和自己立誓，定要攻克这种疯狂扩散的毁灭性疾病。"多马克后来写道。找到阻止伤口感染的方法成了他毕生的追求。他上了医学院，并在一所大学的实验室里担任了几年的医学研究员，在那里，他工作得非常扎实细致，还提出了一些有望对抗细菌感染的观点。但是多马克晋升无门，他的孩子尚小，他想不出有什么办法来赚足够的钱养活他们。接着，拜耳公司找上门，向多马克抛出了橄榄枝，给出一个待遇好到让他无法拒绝的岗位，让他负责一个项目，这个项目资金充裕，目标就是开发新药。他将获得更高的薪水，拥有一间新的实验室，肩负的责任之重大更是远超从前。他的研究目标之一便是一战期间自己一直应对的那几种细菌。1927 年，在位于埃尔伯费尔德市的拜耳工厂，多马克开始了工作。

多马克的工作场所，包括一套最现代化的实验室、动物圈舍，以及数间办公室，占了整栋新楼的 1/3。拜耳公司的化学家们合成的各种前所未见的化学品，被源源不断地送往多马克的工作场所。多马克的工作就是看看这些化学品中是否存在可做医用的物质，因此，他想出了一种办法，以工业化规模对这些物质进行筛选，每月便能试验几十种，每年就是几百种。他专注于攻克细菌感染，一是为了对得起一战中的战友，二是因为这一领域有利可图。最丰厚的回报将会来自克服最严重的疾病，而没有哪种疾病比细菌感染更加严重。要是能找到一种药物战胜结核病或肺炎——当时的两大杀手，利润必然会滚滚而来。

他们唯一要做的就是找到这种药物。多马克用两种方式对所有新化学物质进行试验。第一种方式是在试管中将化学品与致病细菌混合，观察细菌能否被杀死。在两种方式中，第一种方式不太重要，因为大量的化学物质，从漂白剂到纯酒精，都能杀死试管中的细菌，这并不意味着这些物质就能被当作良药。第二种方式，也就是更重要的一种，是在活体动物中进行筛查。通常活体动物都用小鼠（便宜、个头小、易于圈养繁殖），还有兔子——兔子作为试验对象再好不过了。为了进行一项试验，研究员会将小鼠分为六只一组，每组关在同一个笼子里，给每只小鼠都注射足量的致病细菌，足以在几天内致其死亡，例如注射一针结核病细菌或肺炎细菌，或者一种毒性非常强大的链球菌菌株，等等。然后研究员会给每只小鼠服用稀释程度不同的同一种待测化学物质（或用惰性物质作为对照组）。根据疾病、化学物质及剂量，研究员用彩色墨水标记试验小鼠，接着，对试验小鼠进行观察。

几年间，关在这些笼子中的小鼠全都死了。多马克的实验室完成了数千种工业化学品的筛选。一摞摞实验室笔记本，记满了令人失望的试验结果。数以万计的小鼠感染死亡，让人感兴趣的药物却一种都未发现。他们试验了一种又一种染料，一无所获；他们试验了一系列含金化合物，一无所获；他们试验了奎宁的不同衍生物，还是一无所获。

多马克的试验系统运转良好。他创造了一台完美的机器，用于研发新药。但是结果呢？有人私下议论起来：在化学物质中寻找药物就是浪费时间。活体生物过于复杂，它们的新陈代谢太不寻常，导致任何工业化学品都难以发挥效用。这个项目投入巨大，到头来还是竹篮打水一场空。

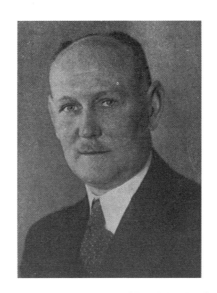

图 5.3 格哈德·多马克（藏于惠康博物馆）

然而，多马克的几位老板却还在坚持信念。只要有一种可以申请专利的药物，只要有一项突破，就能收回投资。他们继续努力着，不断地往项目中注入资金，耐心地等待着一种震惊世界的药物问世。

终于，1931 年夏，他们似乎找到了一种药物。多马克的首席化学家是一位精力充沛、才华横溢的年轻研究员，名叫约瑟夫·克拉雷尔，他一直都在研究偶氮染料这一分子家族，偶氮染料通常用于将织物染成鲜艳的橙红色。其中一些偶氮似乎对小鼠体内的致病细菌具有微弱的灭杀能力。有了头绪之后，克拉雷尔耗费数月，试图得到更强的效果，不断改变作为主体的偶氮染料的分子结构，试图找到更强大的衍生物。大约尝试一百次之后，他调整了分子结构，极大地提高了这一物质的杀菌能力。受此启发，他继续研究，随后合成了一种更好的衍生物，有几次，这种衍生物可以完全治愈小鼠的链球菌感染。

多马克喜出望外，老板们也喜出望外。

接着，整件事出了岔子。由于某种原因，没人知道到底为何，克拉雷尔的偶氮染料衍生物失效了。他合成的每种新分子似乎一个不如一个，效力越来越差。到 1932 年年初，线索已然非常渺茫。克拉雷尔使出浑身解数，不断在分子结构的不同之处连接不同的原子，试图让衍生物重获抗菌效力。结果都是徒劳无功。

事情不该是这样的。多马克的筛查系统应该就是为了消除这种随机逆转而设计的，这个系统理应使筛查过程更加科学、更加确定才对。克拉雷尔让他们看到了成功的影子，但是成功又消失不见了。这到底是怎么回事呢？

几个月过去了，克拉雷尔一直在寻找答案。他合成了几十种新型偶氮染料，均未取得成功。然后，1932 年秋，就在即将山穷水尽之际，他又尝试了一次。这一次，他将一个常见的含硫侧链接到偶氮染料分子上。这个侧链并无特别之处，它是一种工业化学品，几十年来一直被用于染料生产，让颜色更紧密地附着在羊毛上。在德国所有染料公司的货架上，都能看到这种物质，这一物质名为 sulfanilamide（磺胺），但是人们将其简称为"sulfa"。

这一突破实现之时，多马克正在度假。能在 1932 年秋离开这座城市，多马克感到十分开心。一方面，他得以远离数月以来在实验室里接连经历的失败；另一方面，他可以远离轰动全国的新闻，新闻里讲的全是一个即将上台的右翼边缘团体。这个团体的领导人名叫阿道夫·希特勒，希特勒以前当过兵，口才极佳，魅力四射。多马克休假之时，离希特勒就任德国总理只有几周了。

多马克休假期间，他的实验室照常运作，继续筛选治疗细菌感染的化学物质，其中有一种化学品便是克拉雷尔的磺胺偶氮染料。多马克的动物试验助手几乎都是女性，她们还像往常一样在小鼠身上做着试验。她们的工作就是观察受到细菌感染的试验动物，这些动物感染了一些地球上最严重的疾病。看到小鼠最终一笼一笼地死去，她们业已见怪不怪。但这一次，她们发现，笼子里的小鼠全部活了下来，她们中的一人后来说道："（小鼠）上蹿下跳，热闹得很。"多马克度假回来时，他的助手们自豪地向他展示了一大张图表，上面记录着试验结果。"你很快就要名扬四海了。"一名助手跟多马克说。

多马克不太确信，这些结果简直好过了头，可能是哪里存在疏漏。他随即重新对克拉雷尔的新分子展开试验。他一次又一次地重复试验，得到的试验数字对多马克来说可谓前所未见，对其他人而言也是如此。

这种接了磺胺侧链的化学物质可以保护小鼠，使其完全不受链球菌感染。这一物质可以注射，也可以口服，都能起效。无论剂量多少，都有效果，似乎也没有任何严重的副作用（最严重的情况就是这种红色药物会将小鼠的皮肤染成粉红色，不过持续的时间很短）。这一物质并非对所有细菌都能产生良好效果，但是用它对治链球菌，效果堪称完美。多马克回忆道，当多马克团队看到笼子里的小鼠都很健康时，"我们呆住了，就像触电了一样"。

拜耳公司的老板们简直欣喜若狂。经过五年的失败，他们的赌注终于有了回报。克拉雷尔加上去的磺胺侧链就像是一把钥匙，开启了偶氮染料的抗菌能力。

对克拉雷尔而言，这不过是个起点。此时他在专心研究含有磺胺的衍生物，不断调整分子结构，目标就是找到效力更强大的衍生物。到当年11月下旬，克拉雷尔找到了在当时看来最好的抗菌物质，这是一种深红色的偶氮染料，拜耳公司称之为偶氮磺酰胺。

拜耳公司迅速为这一神奇的新药申请了专利，并将一些样本分发给当地几名医生，让他们在患者身上进行试验。看到这种药物能够迅速治愈那些看似一只脚已经迈进鬼门关的患者，医生们为之震撼。他们中有几位还在当地医学协会上发表了演讲，医生之间口口相传，消息甚至传到了法国和英国。一位研究员这样写道："莱茵兰即将有大事发生。"接着，令人不解的是，拜耳公司对其新药默不作声，既没有隆重地宣布，也没有发表论文；既没有进行新闻报道，也没有拿出去销售。

过了快两年，多马克才发表了第一篇关于这一发现的论文，也是直到论文发表之后，拜耳公司才开始以新的商标名"百浪多息"推出偶氮磺酰胺并进行销售。

为何要等如此之久？此事说来话长，但是症结只在于一个问题：拜耳公司研发出了偶氮磺酰胺的早期样本，此药呈深红色，具有神奇的抗菌效果，一时间成为热门。就在此后不久，法国的研究人员发现，拜耳公司的偶氮磺酰胺的功效并非如德国科学家们所想，来自药物中所含的红色偶氮染料，而是来自克拉雷尔在染料分子上加的小侧链。药物进入人体之后，人体将其分解为两部分，染料部分除了把患者皮肤染成粉红色，别无效用。所有功效都来自磺胺，这种几十年前首次制成的白色粉末。当时的一位科学家这样说道："德国人精巧复杂的红色汽车，却装着一个简单的白色引擎。"

问题是，磺胺这个简单的白色引擎还不能拿来申请专利，因为磺胺在很久之前就已经被人发现，原授专利已经过期。磺胺便宜且易于生产，还能批量购买。一箱箱伟大的"神药"磺胺已经在仓库里堆放了多年，无人问津。既然这样，谁还会花高价购买拜耳公司煞费苦心申请专利保护的红色染料呢？看来拜耳公司在这两年里一直默不作声，原来是因为没有想出利用新药赚钱的法子。在这两年里，磺胺本可以挽救成千上万条性命，但似乎制药公司正如药物本身一样，并非纯善或纯恶，而是兼而有之。

正当此时，即多马克发表第一篇论文阐述百浪多息的药力之后、百浪多息还未被广泛使用之前，命运又在德国科学家的红色染料背后推了一把。而命运常常不以真面目示人，这次，它乔装成一对富有的、一身德国农民派头的恋人。

————————

这对恋人是美国的神仙眷侣，男的是小富兰克林·德拉诺·罗斯福，是一名高大威猛的哈佛大学在校生，也是时任美国总统的长子，女的是埃塞尔·杜邦，位居当时最富有、最令人魂牵梦萦的几大年轻社交名媛之列，是杜邦家族巨额财富的继承人，这个家族靠着制造火药与生产化学品飞黄腾达。全美国的报社媒体都对这对神仙眷侣争相报道，他们所到之处，相机的闪光灯如影随行，在报纸的社交页面上留下一串串八卦新闻，报道着他们观看过的每场体育赛事、每部戏剧、每场他们跳过舞的优雅派对。

例如，1936 年 11 月，Agawam Hunt 俱乐部的 Hock Popo 滑雪俱乐部举行了一场派对。那天晚上在罗得岛的这家俱乐部参加派对的所有人似乎都已忘记，美国当时正处于大萧条之中。舞厅里挤满了财阀、政客、名流、地方权力阶层人士，他们的穿着打扮极尽奢华。那是一场化装舞会，小富兰克林穿着一条皮短裤、一件波莱罗夹克，头戴一顶提洛尔帽，帽子上还插着一根羽毛，一身十足的德国农民派头。埃塞尔身穿一件雪绒花绣边的短衫、一条束腰宽摆裙，头戴一顶草帽，与小富兰克林相映成趣。考虑到罗斯福政府对于希特勒及其纳粹党的担忧日益加剧，这对年轻夫妇选择如此着装，确实令人费解。

不过后来的事实证明，这些事情都无关紧要。重要的是，小富兰克林嗓子有些疼，还略微有点儿咳嗽，不过还没严重到需要早点儿退场——他们一直喝到凌晨——但是足以让他在第二天后悔参加前一晚的派对。喉咙的疼痛越发严重。几天之后，小富兰克林发起了烧，一病不起。就在感恩节前夕，他因急性鼻窦感染，住进了波士顿的麻省总医院。

医生们觉得，这没什么大不了的。只需卧床休息几天，吃一些退烧的药，就能好起来。

1936 年，医学这门艺术正在朝着成为一门科学的方向大步前进。两个世纪以来，解剖学、生理学、药理学及其他十几个领域所取得的进步，已经揭示了人体的运作机理和可能出现的问题。此时，一个被称为"分子生物学"的新领域，一个在蛋白质和基因层面对生命进行更详细研究的领域，正在不断发展进步。过去，医生们身穿长褂，做手术还需亲自动手，如今他们已经被穿着实验服的卫生技术人员取代，这些技术人员在宽敞明亮的现代化医院里工作。这是一个科学的、卫生的、医学有用武之地的时代。

只是似乎没有药物能够治疗小富兰克林的病。

小富兰克林的鼻窦感染并未像预期那般逐渐好转，反而越发严重，他只能继续住院。他的母亲埃莉诺·罗斯福极为恐慌，甚至坚持要另请医生，接替儿子的护理工作。她请来了一名顶尖的耳鼻喉科医生，医生了解病情之后，便立即担心起来，总统的公子所患疾病比所有人想象的都要凶险。小富兰克林的右脸颊下面，有一处一碰就疼，像是脓肿的早期症状，脓肿属于一种局部感染。当对引起脓肿的细菌进行采样时，医生发现了一种最凶险的链球菌菌株，这种细菌不仅可以释放毒素，还能引发致命的血液感染。如果这些细菌破脓而出，进入血液，那么总统的公子很可能会有性命之忧。

医生决定赌一把，他在德国医学期刊上阅读过有关拜耳公司新的实验药物红色染料的文章，该药已被证明对链球菌感染特别有效。德国科学家获得的试验结果堪称神奇。他知道这种药物正在约翰斯·霍普金斯大学进行试验，而且，对于此药，大学里的很多人都极为看重。罗斯福太太会同意让他在她的儿子身上试一试吗？

拿总统的长子做实验小白鼠可不是个有吸引力的选择，但随着小富兰克林的病情不断恶化，思索了一两天后，第一夫人同意一试。

12月中旬，小富兰克林入院的第三周，依然高烧不退，感染加重了。他的医生给他注射了第一剂德国新药，这是一种名为百浪多息的深红色液体，被装在精心包装的玻璃小瓶中运到了美国。医生在收到药物后，并不确定用药剂量。新药问世的时间太短，使用次数太少，无从得知合适的剂量。于是，他给小富兰克林注射了一剂他觉得最合适的剂量——剂量很大，然后观察效果，接着，每过一个小时，他便将这位年轻人唤醒，接着给药。埃塞尔·杜邦坐在他的床边，埃莉诺·罗斯福坐在儿子房间外的椅子上，不断回复着信件。时间一小时一小时地过去，熬过漫漫长夜，并未发生大的变化。第二天，小富兰克林开始退烧，脓肿的肿胀范围看起来正在不断缩小。小富兰克林睡得更沉了，一觉醒来后，精力更为充沛。那天晚些时候，小富兰克林已经完全退烧，在一旁观察的医生们都大为吃惊，他们还从未见过链球菌感染能够好得如此利索。

圣诞节过后几天，小富兰克林出院了，体内的链球菌已消失不见。他后来与埃塞尔·杜邦成婚（他一生结婚五次，这是第一次），并且参加了二战，胜利归来，获得勋章，还在国会任职三届。但在所有这些成就当中，最重要的或许还是他作为第一个美国人向世界展示了第一种抗生素的威力。

小富兰克林奇迹般康复的消息，全美国各报社都在极力宣传，激起了一股磺胺热。所有人都争相购买磺胺。

当制药公司意识到百浪多息中的活性成分磺胺这一"白色小引擎"的专利已经过期后，它们便纷纷开始生产含有磺胺的药物。纯磺胺单独服用也能起效，这种白色的小药丸既便宜又有效，可以治疗链球菌引起的任何疾病。但是稍做进一步研究之后，药物化学家们发现，将磺胺侧链连接到不同的分子上，可以合成对付不同细菌的衍生物。百浪多息可以治疗链球菌感染、猩红热、气性坏疽、丹毒、蜂窝织炎、产褥感染。新配方可以使磺胺对其他主要疾病同样起效，如肺炎、脑膜炎、淋病。这些新的衍生物可以申请专利。"这是多年以来最有价值、最轰动的新药。"《纽约时报》极力宣扬磺胺。《科利尔》杂志头版标题将磺胺称为"当代的奇迹"。

医生被这种热情冲昏了头脑,开始使用磺胺医治百病。在一家医院流传着一个笑话:患者到医院后,医生会立即给他们开磺胺,如果在一周之后病情不见好转,医生可能会给患者进行体检。由于购买磺胺根本无需处方,因此护士们在查房时总在口袋里揣着一把磺胺药丸,像阿司匹林一样发给患者。磺胺成本极低,几乎无副作用,而且对几乎所有大病小痛都有效果。到 1937 年秋,美国的制药公司每周就能生产 10 多吨磺胺药。

这种新药的蜜月期是热烈的、欢快的,但同时又是短暂的。没有哪种有效药不存在副作用,随着使用人数越来越多,磺胺类药物的副作用开始浮出水面。从罐子中刚刚取出的纯磺胺仍然不具任何毒性,只存在少许严重的问题,集中于一些罕见的过敏反应。但是,美国医学会一直都在关注着磺胺类药物使用人群的快速扩大,为此十分担心。它警告说,随着新型磺胺衍生物数量的快速增加,可能出现一种毒性更大的衍生物,况且这些衍生物中,大多数尚未进行足量试验。

美国医学会此话不假。

———————————

1937 年秋,塔尔萨市出现儿童死亡现象。他们来到医院,一开始说肚子疼得厉害,然后停止排尿,接着陷入昏迷,不消一会儿工夫,就有 6 名儿童死亡。还有更多的儿童源源不断地来到医院。

这个谜团,当地卫生部门耗费几周才得以破解。这些患病儿童的共同病因为一种名叫磺胺酏剂的新药,此药为液态,有甜味,生产厂家为生产专利药物的麦森吉尔制药公司。麦森吉尔公司本来是想将磺胺混入一些物质，从而吸引儿童、女性和黑人，因为普遍认为这些人比起苦涩的药丸，更喜欢甜甜的液体药物。现在看来，磺胺酏剂似乎成了夺命杀手。

塔尔萨市的医生联系了美国医学会，消息传到了一个刚成立不久的小型联邦机构那里，机构名为美国食品药品监督管理局（FDA）。这个机构便从为数不多的干员中派出了一名，前往塔尔萨市展开调查。他发现一场更大的灾难正在酝酿之中，当地各医院接诊的病例越来越多。很快，他便强烈怀疑，这是磺胺酏剂惹的祸，他面对着一个迫在眉睫的问题：磺胺酏剂还销往何处？

原来，磺胺酏剂投放市场已经一个月了，而且正在销往美国各地。麦森吉尔公司向所有人保证，罪魁祸首不可能是他们的药。但是美国医学会对磺胺酏剂进行了试验，发现麦森吉尔公司使用了有毒液体二甘醇来溶解磺胺，而二甘醇是防冻剂的常用成分。

在美国医学会和食品药品监督管理局开展工作期间，死亡人数不断攀升。大约 240 加仑 ① 磺胺酏剂被运出工厂，分销给销售人员，销售人员将其推销给当地药店，药店再卖给医生和患者，其中大部分被卖到了美国南方的贫困地区，这些地方对售出药物的备案实施得很差，很难对药物进行追踪。医生们担心自己一旦承认向患者开过磺胺酏剂，便会失去从医资格。药剂师们不愿承认他们卖过这种毒药。买磺胺酏剂的人就像那些得了淋病去买药的人一样，有时买药还会谎报姓名。麦森吉尔公司仍然坚称，此事责任不在自己。到 10 月中旬，已有 13 人死亡。

有一个典型案例涉及佐治亚州的一位药剂师，他买了 1 加仑磺胺

---

① 1 加仑约为 3.79 升。——编者注

酏剂，将药物分装在小瓶中，分售给患者。他告诉 FDA，自己只卖出了 6 盎司 ①，但是当 FDA 的工作人员检查了所剩的磺胺酏剂后，发现缺失了 12 盎司。他们便与药剂师当面对质，药剂师承认，自己又卖出了两单，总计 12 盎司。而这两个买药的人也都死了。

媒体大肆报道这件事情，恐慌开始蔓延。到 11 月底，农业部（当时负责监管 FDA）向国会提交报告时，已确认有 73 人死于磺胺酏剂这种毒药，另外还有 1 人死亡，他就是麦森吉尔公司的首席化学家，当意识到自己曾经的所作所为造成了这场灾难时，他便开枪自杀身亡。

这在当时是美国历史上规模最大的群体中毒事件，举国上下为之愤慨。这个事件倒也促成了一件好事：1938 年，《联邦食品、药品和化妆品法案》通过，这是美国历史上第一部要求新药在投放市场之前必须经过安全认证的法律，它还要求药物的所有活性成分都必须在标签上列出。这部新的法律为现代的 FDA 奠定了基础。它后来经过大量修正扩充，至今仍然是药物法律的基础。

━━━━━━

任何看过二战电影的人都可能看过这样紧张的一幕：一名医生疯狂地在士兵伤口上撒着白色粉末。这种粉末便是磺胺。二战期间，各国使用了大量药物，来防止多马克在少年时期目睹过的那种触目惊心的感染。1943 年，美国的制药公司生产了 4 500 多吨磺胺，足以治疗 1 亿多名患者；德国，在一定程度上得益于多马克持续不断的研究，磺胺产量比美国多数千吨。磺胺确实有效。较之一战，二战期间死于

━━━━━━

① 1 美制液体盎司约为 29.57 毫升。

伤口感染的人数只能算是零头。

多马克的梦想是治疗"疯狂扩散"的伤口感染，此时，这个梦想实现了。

────────────────

1939 年，多马克被授予诺贝尔生理学或医学奖。可惜的是，他无法接受奖项。1935 年，诺贝尔奖委员会决定将诺贝尔和平奖授予一位反纳粹活动家，这一举动激怒了希特勒，他下令，从此以后，禁止德国人接受任何诺贝尔奖。多马克，这个德国的良民，并未正式接受颁给自己的奖项，但是他犯了一个错误：他给瑞典的诺贝尔奖委员会写了一封信，感谢委员会能授予自己如此殊荣。不久之后，盖世太保便找上了门，搜遍他家，把他逮捕并关进了监狱。

后来，多马克试图淡化这件事情，他在讲述自己的铁窗经历时，经常把它当笑话讲。"有个人来打扫我的牢房，问我怎么进来的，"多马克常说，"我告诉他，我进来是因为我得了诺贝尔奖，此时，打扫牢房的人会轻轻拍着自己的脑袋告诉别人：'这人疯了。'"

一周之后，德国政府认为已经表明自己的立场，便又将多马克放了出来。但是多马克已经变了一个人。他在日记中写道："千人易屠，一命难救。"德国政府允许多马克继续他的研究，但是作为前提，他得签署一封写给诺贝尔奖委员会的简短回信，表示拒绝接受奖项。多马克从此便患上了焦虑症，心脏也出了问题。

多马克继续研究磺胺，不断合成新的衍生物，用于治疗更多的疾病。磺胺成了纳粹军医院中不可或缺的药物，在同盟国的军医院也是如此。

直到二战结束，磺胺对军医而言一直都是最好的药物。然后，多亏磺胺，更好的药物出现了。

————————

就在多马克第一次被雇到拜耳公司开发新药时，一个在伦敦一家实验室工作的苏格兰人，注意到了一种奇怪的现象。1928 年，这个名叫亚历山大·弗莱明的苏格兰人正在培养皿中培养细菌，他看到一块霉菌污染了细菌样本，甚为不悦。但是这块霉菌有些奇特之处，无论它长在何处，它的周围都是一圈干净、无菌的区域，像是细菌的禁区。似乎霉菌在散发着某种物质，能够抑制细菌。弗莱明试图对霉菌中这一活性物质进行纯化，对他所谓的"霉菌培养基"展开试验，人们如今将这种活性物质称为青霉素。不过事实证明，这种活性物质很难分离出来，也很难让其保持新鲜，这导致他最终放弃了这个项目。与当时的许多科学家一样，他将注意力转向了磺胺。

磺胺的成功促使其他研究人员重新开始寻找其他魔法子弹，其中就包括弗莱明的青霉素。二战期间，因为需要找到能比磺胺治疗更多细菌感染的药物，科学家们研究出了纯化、生产、储存大量青霉素的办法。二战接近尾声时，青霉素这种新药得到广泛使用，很快便将磺胺挤下神坛。较之磺胺，青霉素更有效，可以治疗更多细菌感染，还能更好地抵抗梅毒、炭疽等疾病，而磺胺对这些疾病根本无能为力。很快，科学家在其他霉菌和真菌中也发现了其他抗菌类化学物质：链霉素、新霉素、四环素及其他 20 多种抗菌物质。

抗生素时代已经开始。到 20 世纪 50 年代末，抗生素被用于控制几乎所有重大细菌性疾病。曾经，流行病每年可导致几十万人丧生，此时，这些已然成为过去。二战之后的 20 年里，儿童疾病死亡率下降了 90% 以上，美国的人均寿命延长了 10 多年。人口统计学家将这一由药物引起的巨变称为"伟大的死亡率转变"。

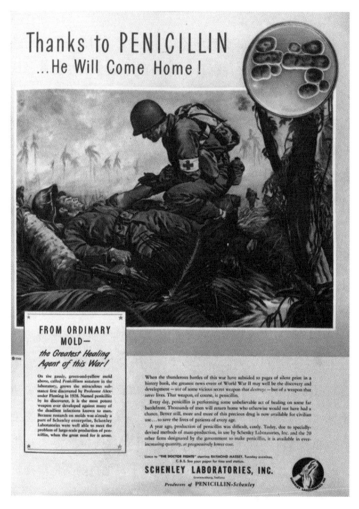

图 5.4 《生活》杂志上的一则青霉素广告，图片上方文字意为"多亏了青霉素……他能回家了！"（藏于伦敦科学博物馆）

磺胺开启了这一转变。与生物体产生的其他抗生素不同，磺胺是在实验室中合成的，却实现了相同的目的，即选择性地杀死细菌，同时不影响人体，就像埃利希的魔法子弹一样。而且，磺胺激发了医学界的兴趣，促使其发现更多此类药物。

磺胺的功劳不止这些。它还为药物发现指明了方向，即可以借助新体系去寻找更多效力更强的药物。拜耳公司的高投入企业研发模式，巩固了其在首批现代化制药公司中的地位。这要归功于公司的长远目光和愿意押注药物研发的决心，克拉雷尔对分子结构绝妙的调整，多马克高效的试验体系，以及在医学专家的指导下，将研究专用实验室与动物试验设施统筹起来的联动系统。这一体系为当今的大型制药公司奠定了基础。

药物的发现不再是天才们凭借直觉独自完成的工作，而是由科学团队以物质的化学结构作为指导，就特定问题针对性地研究而完成的工作。药物的发现将从一门艺术发展为一门工业科学。

磺胺不仅改变了药物发现的方式，还改变了用以确保药物安全的法规。磺胺酏剂大规模中毒事件，以及1938年通过的催生了现代的FDA的法案，都为当今的法律体系奠定了基础，现在的法律体系能够确保药物基本都安全有效，也规定了药物成分必须用标签注明。美国于1938年通过的这一法案，为世界其他国家和地区树立了榜样。

凭借这些成就，磺胺就足以跃居史上最重要的药物之列。但是，这种由克拉雷尔发现、多马克证明有效的药物，在更深的层次上做出了更大的贡献。磺胺和后来发现的抗生素，使公众对药物产生了莫大的信心。药物似乎真是奇迹。人们可以找到各种药物，治疗任何病痛，上到头疼、轻微感冒，下到人类所患的最致命的疾病。在发现磺胺之前，药物的效力都比较弱，大都治标不治本，患者的受众范围也很有限，而且无需处方即可在任何药店随意购买，鲜有药物能够根治疾病。

这一切都在小富兰克林奇迹般地康复之后发生了改变。有了磺胺和抗生素之后，人们的底气更足，极为乐观，似乎对于任何疾病，人类都能找到治疗的药物。

但形势也不完全是一片大好。抗生素可以治疗细菌感染，但通常对病毒（要预防病毒性疾病，最好的办法依然是疫苗）、寄生虫（多种不同的小虫子，可引起疟疾等多种疾病。目前，人类仍在寻找能够改变现状的抗疟疾药物）无效。因此，抗生素的影响是有限的。

也许更重要的是，抗生素的作用对象——致病细菌，非常善于找到反击之法。有些细菌能够产生一些化学物质，中和抗生素，还有一些会找到方法伪装起来，而细菌在找到有效的防御机制后，通常很擅长将防御机制传递给其他细菌，即使传递对象的种类与其不甚相似。这一过程被称为"抗生素耐药性"。而在这一方面，磺胺首当其冲。

医生最初在士兵中间注意到了这个问题，许多士兵在休假前，医生都会给他们开磺胺，用于预防淋病。如果他们染上了这种花柳病，当他们返岗后，医生就会给他们开更多的磺胺。磺胺的效果确实不错，20世纪30年代末，磺胺抑制淋病的成功率在90%以上。但到1942年，这一比例下降到了75%，而且仍在持续下降。德军也碰到了同样的问题，一般情况都是，士兵服用了一定量的磺胺，剂量刚好能使淋病的症状消失，结果细菌还未全部消失，士兵便已停止服药。少数存活下来的，都是对磺胺类药物耐药性最强的细菌，细菌又开始繁殖、扩散。链球菌对磺胺的耐药性也不断增强。到1945年，由于很多士兵感到身体不适，美国海军进行的大规模磺胺试验被叫停，这次试验旨在确认磺胺可否用于预防链球菌感染。随着很多细菌产生耐药性，磺胺渐渐地失去了作用。

然而，人们沉浸在青霉素及其他抗生素所带来的乐观之中，并未理会这些预警信号。如果一种抗生素没用，直接换一种就行，直到细菌对后者也产生耐药性。如今，抗生素的耐药性是个巨大的难题，最棘手的是，少数细菌对所有常见的抗生素都有耐药性。医生在逐渐减少对抗生素的使用，也更加密切地关注抗生素的使用，这是明智之举。越来越多的人开始批判地看待抗生素在疾病预防、家畜催长方面的广泛应用。人们仍在吸取教训，过度使用、误用这些神奇的药物会招致严重的后果。

那磺胺呢？依然在使用之中。磺胺以各种形式被用于治疗耳部感染、尿路感染及其他疾病，并且由于抗生素耐药性，近期还有再度流行起来的迹象。由于在 20 世纪 50 年代磺胺已属过时药物，磺胺的使用越来越少。结果，细菌对磺胺的耐药性减弱了。因此，磺胺通常仍然有效，而且如果谨慎使用，磺胺仍是对抗感染的宝贵手段，尽管在市面上的 100 多种抗生素中，磺胺只不过是平平无奇的一种。

第六章
地球上被探索最少的地方

"希洛克号"

亨利·拉伯里特冒出水面，大口喘着粗气。他差点儿被拽着沉了下去，"希洛克号"拖着他一路下沉，最后他好不容易挣脱，在漆黑一片的水下，不断地摆动双腿，这才浮出水面。只有他和少数几位幸运儿穿着救生衣。惊慌失措的人们在海里不断地扑腾着，油料燃起的火光照亮了海面。拉伯里特必须摆脱三名士兵。"这些倒霉蛋！"他这样称呼这三名似乎并不会游泳的士兵。这几名士兵惊慌失措，手臂风车般胡乱地划着水，试图抓住任何漂浮的物体，还想抓着拉伯里特当救生筏。"我得摆脱他们几个。"拉伯里特后来写道，但是他从未描写自己到底是如何摆脱这几人的。拉伯里特远远躲开了这几个垂死之人和火焰，还有那些在水面上下起伏的尸体，他仰面躺在水面上（这是一种泳姿），看着天上的星星。

此时是 1940 年 5 月 30 日凌晨 1 点出头。亨利·拉伯里特是法国小型驱逐舰"希洛克号"上的一名初级军医。他们一直在帮助在敦刻尔克的部队撤离，就在之前，纳粹发动闪电战，击溃了三支盟军军队，还将幸存者三面包围，背对英吉利海峡，困在敦刻尔克港口。盟军船只，凡是距此一天航程之内的，都已火速赶到敦刻尔克，将部队从法国撤出。拉伯里特乘坐的驱逐舰抵达敦刻尔克时，大军撤退正在如火如荼地进行，"希洛克号"绕开海面上升起的一朵朵黑烟，以及半截沉入水下的船只残骸，向着岸边曲折前行。海堤上、海滩上都站满了士兵，有人把步枪举过头顶，站在齐腰深的水中。凡是能动弹的，德国人一个都不放过。"毫无疑问，在士兵们看来，他们已经时日无多了。"拉伯里特回忆道。但是，"希洛克号"成功地让800名法国士兵上了船，甲板上挤得水泄不通。夜幕降临时，"希洛克号"驶离港口。现在唯一要做的，就是成功抵达英国。

多佛离此地不到50英里[①]，但是敦刻尔克附近的海水很浅，又充满危险，况且天上都是德国飞机，于是，"希洛克号"先沿着海岸缓缓行驶了几英里，等待暮色降临，伺机逃走。每个人都处于高度戒备状态，大概午夜时分，正当他们准备向着英国一路猛冲时，有人发现，一艘德国鱼雷艇从浮标后面冒出。拉伯里特眼看着两枚鱼雷疾速冲来，只差一点儿就能命中他们。鱼雷落在了舰艇附近，其尾流在黑暗中闪着光亮。接着，第二波鱼雷袭来，正中驱逐舰。"希洛克号"猛烈地颤动，拉伯里特感到舰尾升了起来。德军的俯冲轰炸机对准了驱逐舰上燃起的火焰，随着轰天震地的第二声爆炸，"希洛克号"被炸开了一个裂口。拉伯里特认为舰上的弹药库已被击中，他看到士兵们的身体划过半空，接着，自己也到了水里。

"希洛克号"很快沉没，轰炸机飞走了，去寻找其他目标，拉伯里特躺在水面上。时间一小时一小时地过去，他看到周围的人慢慢体力不支。他感到全身冰冷，神志开始有点儿模糊。就在战前，他

---

① 1英里约为1.61千米。——编者注

接受过医疗培训，知道这是怎么回事。冰冷的海水正在吸走身体的热量，开始出现体温过低的现象。若再这样持续下去，必有性命之忧。不知过了多久，他的脚和手指开始发麻，腿也开始不听使唤。体温降到一定程度，人体便会进入休克反应，血压骤降，呼吸变弱，皮肤苍白，一动不动。这个过程会持续一个小时吗，还是几个小时？

拉伯里特看到周围的人都出现了这种状况。他们在敦刻尔克救下的士兵，90% 都会在那晚丧命。"希洛克号"的船员也有 50% 将会丧命于此。

他强打精神，让自己动起来。他注意到自己仍然戴着头盔，真是愚蠢的做法，于是，他摸索着解开帽带，拿下头盔。他看着头盔里面慢慢地灌满海水，头盔肯定是开了个洞，他这样想着。他一直盯着头盔，直到头盔沉入水中。他的思维变得迟钝。

不知怎的，他一直坚持到了黎明，这时，他看到些许昏暗的灯光，听到了远处传来的呼喊声。一艘小型英国军舰正在搜寻幸存者，他可以看到人们用尽最后一丝力气，拼命地挣扎着靠近军舰，吵着要上船去。甲板上的水手们扔下绳索，会游泳的人则手拉着手，尽力实施救援。整个场面乱作一团。"希洛克号"的幸存者们极其虚弱，有些甚至无法爬上军舰，爬到一半就失去力气，掉了下去，砸在其他人身上，很多人都溺水了。拉伯里特硬撑着，等待混乱的场面平息下来。接着，他奋起用力，游到军舰旁边，抓住一根湿滑的绳子，开始使劲往上爬。他爬到栏杆处，被人拉了过去，随即陷入昏迷。醒来时，他发现自己躺在浴缸的温水里，有人在拍打他的脸，一边还说："醒醒，医生，醒醒！"

因为体力耗尽，全身冻僵，拉伯里特被送至一家法国军医院，在那里康复之后，他陷入一种奇怪的抑郁状态。今天，我们将这种状态称为创伤后应激障碍。拉伯里特只知道，自己感觉失去了平衡，像是脚下坚实的地面变成了流沙。"一想到自己还要活下去，就感到心烦意乱。"他回忆道。当时他才 26 岁。

但也是在这里，拉伯里特克服了抑郁，回归正常生活。公众对他的关注分散了他的注意力，媒体称他为"希洛克号"上的英雄之一，他还获得了一枚奖章。在医疗工作中，他找到了慰藉。他慢慢形成了一种自嘲式幽默，不过，他还是感觉一切都有些遥远，仿佛他在透过一扇窗户观察生活。

当法军认为拉伯里特恢复得差不多时，指挥官们觉得换个环境对他会有好处，便决定将他派往位于北非塞内加尔首都达喀尔的一处海军基地。这里艳阳高照，四周全是沙漠，身为一名普通内科医生，拉伯里特每天早上工作几个小时，其余的时间都在画画、写作、骑马。拉伯里特身材瘦弱，不过长得俊俏，配上一头浓密的黑发，几乎比得上电影明星。他也很聪明，有着远大的抱负，不甚看重金钱，因为他的父亲是一名医生，母亲出身于贵族家庭。另外，他还有点儿势利，他不愿携妻子及年幼的孩子一起被流放到非洲这片炎热的"穷乡僻壤"，迫切地想要回到法国。为了摆脱无聊，他决定专攻外科。从驻扎在达喀尔的医生中，他找了一些外科医生来指导自己，并利用当地停尸房里的尸体，专门练习伤口的切开和缝合技术。他双手非常灵巧，可就是耐不住性子。

当他开始在活人身上进行手术时，尽管他技术纯熟，百般仔细，但还是经常出事。不知道为什么，常常在手术做到一半时，受伤士兵就会出现血压骤降、呼吸变弱、心跳加剧的情况。这可不是好征兆。死在手术台上的患者通常并非死于手术本身，而是死于一种所谓"外科休克"的状态。没人知道这种状态由什么引起，当时几乎没有办法解决这一问题。没人知道为什么有些患者会出现休克，有些患者却不会。似乎没有什么能够改变这种情况。

拉伯里特决心寻找答案。从此一直到二战结束，随着他的岗位不断变化，他都在竭尽所能，不断地寻找各种关于外科休克的医学文献。他逐渐开始明白。大多数专家都认为，休克是人体受伤（包括患者躺在手术台上被外科医生切开的伤口）之后做出的反应。研究人员也逐渐认识到，动物受伤之后会做出反应，身体会向血液释放大量化学物质，如肾上腺素，触发战斗－逃跑－原地不动反应。肾上腺素会加速心跳和新陈代谢，改变血液流量。拉伯里特认为，外科休克的关键就在于身体受伤时释放到血液中的化学物质。

这是一个原因，但并非唯一原因。一些研究人员认为，引起休克的因素中，精神因素大于生理因素。毕竟，除了受伤，恐惧也可能引发休克反应。你拿着刀威胁一个人，让他相信你会伤害他，此时，受害者心跳便会加速，呼吸也会越发急促，还会冒汗。换句话说，精神压力本身就能引起休克反应。拉伯里特就曾在自己的患者身上目睹这种情况，在手术前的几个小时里，有时，患者会变得异常紧张，对即将到来的疼痛感到极其焦虑，甚至在手术刀远未触碰皮肤时，便已经表现出休克的迹象。或许，外科休克只是这种情况的延伸，是一种过激的自然反应，只是这种自然反应不知为何总会失控。

拉伯里特将这两个想法综合起来。他的思路是这样的：患者在手术前对即将到来的疼痛感到焦虑，产生恐惧，触发了血液中化学物质的释放。接着，手术造成的生理反应使休克更为严重。精神压力和生理反应紧密相关。

因此，答案或许就是：在手术前降低患者的恐惧，切断化学物质释放的途径。减轻恐惧，降低焦虑，也许就能够阻止或者减缓血液中化学物质所引发的致命休克。

但是这些化学物质是什么？对于肾上腺素等物质，人们知之甚少。首先，人体每次只会释放少量此类物质；其次，这类物质进入血液后会迅速稀释，导致其在血液中的含量几乎检测不到；最后，这类物质会在几分钟内完全消失。人们对肾上腺素的了解越来越多，但是此类物质并非只有肾上腺素，还有尚未确定的其他很多种物质。关于这一主题的内容，只要是能接触的，拉伯里特都阅读过，因此，对于生物化学和药理学，他有着深刻的认识，像他这样的外科医生，实属罕见。他开始尝试一些想法，对人体内的压力化学物质进行调节。

他的患者便成了试验对象。二战结束时，拉伯里特还在北非，不过此时的他由于一直忙于研究，不再感到枯燥无聊，他尝试用不同的办法让患者在术前平静下来，保持放松状态。他常将各种药物混合起来，用于减轻焦虑。要找到合适的配方，并非易事。过去，为了使患者保持平静，医生们尝试过很多办法，包括威士忌注射剂、安眠药、吗啡、麻醉药。但在拉伯里特看来，这些方法都不完美，都有副作用，其中有些方法还可能存在危害。它们在让患者放松下来的同时，还将他们变得更虚弱，它们会让患者陷入沉睡。拉伯里特希望他的患者在保持平静的同时，不被药物弱化，在术前不会感到担心，不要在躺上手术台之前便不省人事。对于拉伯里特想要的东西，希腊语中有一个词可以描述：ataraxia。它是指一个人的精神状态，内心既没有压力和焦虑，又非常强大、清醒。拉伯里特想要借助药物引发 ataraxia。

因此，他一直在不断寻找、不断试验。

对此，他又提出了另一个想法，或许是受到"希洛克号"沉没后自己的落水经历的启发，他决定尝试让患者冷静下来。他认为，如果能减缓患者的新陈代谢，或许就有助于缓解休克反应。他开创了一种他所说的"人工冬眠"的做法，用冰块配合药物一起，对患者进行冷却降温。

一位历史学家后来写道，这种方法确实独树一帜。其他研究人员则反其道而行之，试图通过注射肾上腺素来应对休克，拉伯里特认为，这种做法完全错误。他十分确信，自己的"人工冬眠"法配合适当的药物，一定能够起效。

氯丙嗪（RP-4560）

1950 年，拉伯里特在医学期刊上发表了一系列有建设性的试验结果。他的工作成果引起了很多人的关注，他的上司甚至决定让他离开这片穷乡僻壤，将他调到巴黎——法国的中心城市。

啊，巴黎！对所有怀着雄心壮志的法国人而言，巴黎就是整个世界。这里生活着法国的政治领导人，很多商业总部也落址于此；这里生活着宗教精英和军事高层；这里生活着顶尖的作家、作曲家和艺术家；这里有法国顶尖的大学（巴黎大学），以及独领风骚的知识分子（法兰西研究院）；这里有法国最好的房子、最优美动听的音乐、最流行的时尚风格、最可口的美食佳肴；这里有最好的图书馆、研究中心、博物馆和培训中心。如果你是法国人，并且在你的领域独领风骚，那你就会渴望在巴黎拥有一席之地。

而此时，拉伯里特已经到了这里。他被调到法国最负盛名的军事医院圣宠谷医院，与巴黎大学仅隔几个街区。在那里，拉伯里特能接触各个领域的专家，这里资源之丰富，更是远胜从前，于是他拓宽了自己的研究范围。

他需要一位药物专家，也找到了人选，此人名叫皮埃尔·于格纳尔，是一名研究员，对研究情有独钟。拉伯里特和于格纳尔开始完善人工冬眠技术，还不断地将阿托品、普鲁卡因、箭毒、安眠药及不同的阿片类药物混合起来，形成混合药物。

人体受伤后释放的另一种化学物质组胺引起了他们的兴趣。组胺与身体的各种活动都有关联，不仅在人体受伤时会释放出来，还与过敏反应、晕动病及心理压力有关。也许在休克反应中，组胺也起了作用。于是，拉伯里特在他的混合药物中又加了另一成分——抗组胺药，这是一种新药，当时正被大力研发，用于治疗过敏。也是从那时起，事情变得有趣起来。

———————————

抗组胺药似乎是下一类神奇药物。对于一切大病小痛，包括花粉症、晕船、普通感冒、帕金森病，这类药物都能发挥作用。各家制药公司争先恐后，试图弄清各种关于此类药物的问题，然后生产出能够申请专利的药品。

但是，跟所有药物一样，这类药物也有副作用。如果投放市场的话，其中有一种副作用尤其令人担忧——抗组胺药经常引起一位观察者所说的"令人不安的嗜睡状态"（几十年后才研发出当今不会引起嗜睡的抗组胺药），这种嗜睡不同于镇静剂和安眠药所引起的困倦。抗组胺药并不会减缓人体的任何机体活动，相反，这类药物似乎针对神经系统的特定环节起作用：20世纪40年代，医生们将这个特定环节称为交感神经与副交感神经（人们现在称之为自主神经系统）。这些神经构成了人体神经系统的大框架，此处产生的身体信号和反应属于潜意识层面，这些神经帮助人体调节呼吸、消化、心跳等。而拉伯里特认为，休克反应的秘密就蕴藏在这些神经之中。他希望找到一种药物，专门作用于这些神经，而不会严重影响人体意识。抗组胺药似乎正是这种药物。

于是他和于格纳尔开始试验。他们发现，术前几个小时内，如果给患者服下适当剂量的合适的抗组胺药，虽然患者意识仍然清醒，但是"（患者）感觉不到疼痛，也感觉不到焦虑，还常常忘记自己做过手术"。拉伯里特发现，这类药物还有一个好处就是，他的患者缓解疼痛所需的吗啡剂量更小了。他配制的富含抗组胺药的混合药物，配合人工冬眠法，使外科休克和死亡人数不断减少。

但是这还不够。他其实并非真正想在自己的混合药物中掺入抗组胺药——毕竟这不是在治疗过敏或晕动病——他只是想让混合药物具有抗组胺药的一种副作用。他只是在寻找方法减轻患者的焦虑，让患者感到精神愉快、平静安宁，他在一些患者身上看到过这种表现。他希望找到一种抗组胺药，其全部作用就是那种副作用。于是，他写信给法国最大的制药公司——罗讷－普朗克公司，请求该公司的研究人员寻找这种药物。

幸运的是，他在正确的时间找到了正确的人。罗讷－普朗克公司一直都在非常积极地寻找更新、更好的抗组胺药。与所有制药公司一样，它也有很多失败的药物被束之高阁，这些失败品不是毒性太强，就是副作用太多。罗讷－普朗克公司开始对这些失败的药品重新展开试验。

几个月后，到1951年春，这家公司向拉伯里特交付了一种名为

RP-4560 的试验性药物。此药几乎不能用作抗组胺药，因此这家公司已经停止对它的研究，但是它对神经系统有着很强的效力。动物试验表明，此药相对安全。这或许正是拉伯里特一直以来都在寻找的药物。

结果证明，在他混合过的所有药物当中，这种药物效果之好，无出其右。RP-4560 的效力非常强大，只需少量即可。而且它能实现目标：在各种不同类型的手术之前，从伤口处理到小型手术，RP-4560 都能缓解患者的焦虑，改善患者的情绪，还能减少对其他药物的需求。服用了此药的患者神志清醒，同时似乎能更好地忍受疼痛，而且只需少量麻醉药便会失去知觉。这确实很奇怪，并不是说疼痛消失了，而是患者意识到自己的身体处于疼痛之中，但是似乎并不担心。他们知道自己即将接受手术，但是似乎并不在意。拉伯里特发现，患者不受外在影响，"脱离"了心理压力。

他的发现成为圣宠谷医院的热议话题。拉伯里特热情高涨，开始推广这一药物。一天，在职工食堂吃午饭时，他听到一位朋友——医院精神科主任抱怨说要给重症精神病患者穿上束身衣，长期以来，精神病患者的护理人员都会发出这样的哀叹。很多情况下，精神病患者都太过激动、太过狂躁、太过危险，不加约束的话，根本无从看护。他们会大喊大叫，胡乱摔打，有时还会攻击他人，伤害自己。因此，在不得已的情况下，需要将他们用药迷倒或者绑到床上，或者给他们穿上束身衣，他们太可怜了。

这让拉伯里特冒出一个想法。他告诉一起吃午饭的同事们，可以试试给那些狂躁的精神病患者服用一剂 RP-4560，再用冰块配合降温。

贝德拉姆

　　每天早上，在圣安娜精神病院的候诊室里都能看到精神病患者，他们有的是被警察带过来的，有的则是被家人拖到医院的，"有的充满愤怒，有的痛苦不堪，有的死气沉沉"。一位医生这样回忆道。他们有的狂躁不安，有的大吵大喊、胡言乱语，有的出现了幻觉和幻听，有的沉闷沮丧，有的一脸迷茫、不知所以。

　　症状过重时，他们便被送到圣安娜精神病院，这是巴黎唯一一家精神病医院。在每座大城市，都有一家圣安娜医院，这些医院都是由政府资助的，作为精神病患者的庇护所，其目的是让精神病患者离开社会，为他们提供帮助和保护，同时也是为了让他人眼不见心不烦。

　　这些医院之所以被称为精神病患者的"庇护所"，是有原因的：精神病患者需要庇护。过去大部分时间里，精神病患者都任由家人摆布，除了极少数情况，家人通常会把重症精神病患者藏在后屋卧室，或将他们锁于地下室。有些家人会善待精神病患者，有些则用铁链将他们拴起来，又是殴打，又是不给他们食物。

　　随着工业革命和城市的发展，情况发生了变化。人们承受的压力越来越大，家人也都四散分居，越来越多的精神病患者流落街头，成了他人的负担——或者根本没人理会。

　　后来，成立了慈善机构，出现了一些社会运动，旨在为精神病患者提供人道主义关怀。因此，必须有床位、食物和医疗服务。19世纪，美国的做法就是建造大型精神病院，成为高级护理的典范，院内环境犹如公园一般，医院房间通风良好，提供专业治疗，由专门接受过精神障碍治疗培训的医生督导。医院的设计包括男女患者专区，将暴力精神病患者与非暴力精神病患者分开看护，将可治愈的精神病患者（通常住在最前面、最显眼的病房）与不可治愈的精神病患者（通常被锁在医院后面的病房，因此访客在到来时不会听到大哭大闹，也不会闻到刺鼻的气味）分开护理。精神病人的饮食健康而简单，医院惩罚病人的现象鲜少发生，一位作家这样描述道："有了良好的医院环境，病人会逐渐清醒过来。"

这对医学也有好处。将各种精神病人聚集在一起，在某种程度上受控的环境中，精神科医生就能更好地研究一系列精神疾病，增加对精神疾病的了解，增加找到治愈办法的概率。

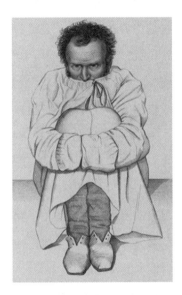

图 6.1 1838 年，法国精神病院，身穿束身衣的男子（藏于惠康博物馆）

无论如何，这都是个理想的环境，而且在很多方面都取得了成功。

比如，在英国，只有几千名精神病人被关在几所精神病院内，其中就包括贝特莱姆皇家医院，这家医院位于伦敦郊外，可谓臭名昭著，它还有一个更广为人知的名字，叫作贝德拉姆。18 世纪，无聊的游客只需花点儿小钱，便能进入贝德拉姆参观精神病人，贝德拉姆将精神病人当作游客晚间的娱乐消遣，从此臭名远扬。一个世纪之后，仅伦敦地区就有 16 家大型精神病院。短短几十年内，医院的平均患者人数从 1820 年的不到 60 人上涨了 9 倍。在美国，这一数字的增加同样迅速。截至 1900 年，美国的精神病院已经容纳 15 万名精神病人，越发不堪重负。

其中大部分病人的费用都由社会承担，不是州县财政预算，就是慈善组织出钱。结果就是，这些公办精神病院的护理费用很低。越来越多的家庭付出低廉的费用，将年事已高的祖父祖母、酗酒成瘾的叔伯舅舅，以及智力障碍的孩子送进精神病院，医院里的病人数量不断增加。警察也将吸毒成瘾、流落街头、危害治安的人纷纷送进精神病院。济贫院、贫民所、医院、监狱都人满为患。这些大型精神病院的门槛都快被踩破了。

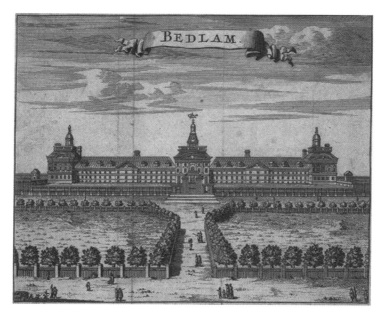

图 6.2 位于伦敦摩尔菲尔的贝特莱姆皇家医院（贝德拉姆）。自北望去，可以看到图中建筑前走动的人们（版画作品，藏于惠康博物馆）

在这些精神病患者中，有许多是可以治愈的。有些患者属于暂时性精神崩溃，有些经历过创伤，需要恢复，对于这些患者，安置在精神病院最合适不过，平静地休息几周之后，他们便能出院。

　　但是很多患者被认为是无法治愈的，其中包括"老态龙钟"的老人（放在如今，我们会说他们患上了某种类型的痴呆，如阿尔茨海默病）、发育障碍者，以及那些完全丧失理智、有家难回的人。最后这种患者，他们会蜷缩在角落里，几个月都不挪地方，或者嘴里胡言乱语，喋喋不休，出现幻觉、幻听，这类精神病患者现在通常被称为精神分裂症患者。另外，由于没人知道这类疾病的病因所在，也就没人能够将其治愈。一位专家说道："1952 年，两耳之间宽六英寸① 的部位，是地球上被探索最少的地方。"当时已经众所周知的是，这些"不能治愈的人"一旦住进精神病院，就大概率永远也不会离开。他们终生都待在偏僻的房间里，而且人数每年都在增加。来到医院的精神病患者越来越多，其中有些患者的病情极其严重，根本无法治疗，只能加以护理，这类患者在总人数中的占比每年不断增大。截至 20 世纪初，几乎所有精神病院都出现了患者人满为患、工作人员人手不足的情况。这些地方摇身一变，从以前的疗养所变成了嘈杂拥挤的棚圈，在这些"疯人院"里，要担心的不是如何治愈患者，而是如何保证他们的安全，让他们镇静下来。精神病院成了一位专家口中的"不治之症的垃圾桶"。

　　此外，精神病院还是个无底洞，吸收着政府越来越多的财政预算，事实证明这一点也很重要。多数大型精神病院都由州县税收资助，随着医院不断发展，它们每年从政府预算中拿走的份额越来越大。每次削减医院成本，都会导致人道主义关怀的减少，虐待患者的报道越来

---

① 1 英寸为 2.54 厘米。——编者注

越多。对此，纳税人逐渐感到厌烦。

医学方面呢？这方面似乎也没有什么进展可言。可悲的是，1950年的精神疾病治愈概率并不比 1880 年大多少。20 世纪初，精神疾病的治疗中首次引入了脑叶切除术和电击，此时，人们热情高涨，认为借助这些方法，患者或许能够获得更好的护理。但在热情逐渐消退之后，人们很快发现，每个新的进步原来都是那么微不足道。涉及尤其像精神分裂症这类最棘手的疾病，精神病院的医生几乎没有取得任何进展。尽管精神科医生积累的精神疾病知识越来越多，令人钦佩，但是在很大程度上，他们仍然无力帮助那些病情最严重的患者。

无能为力

1952 年，在巴黎圣安娜精神病院，每天早晨的流程都是这样的：穿着讲究的各主要病房负责人会来到候诊区，看看一夜过后，候诊区都来了哪些精神病患者。在候诊区等待的精神病患者，各种各样的都有。医生可以在这里找到各种精神疾病病例，并会注意哪些病例属于当前的研究领域。每天早间的候诊区巡视，正如该院一名医生所写，仿佛"是在精神疾病市场中购物"。

最有趣的病例被记录下来，留给对此类疾病感兴趣的研究人员。症状较轻的病例，即最有可能得到治疗的患者，则被带到普通科，成为自愿住院患者（"自愿"一词属于用词不当，很少有患者自己来到医院，大多数不是被警察带到医院，就是由家属送医）。症状更严重的患者则被送进男性或女性科室，那里约束更为严格，病房房门经常锁着，患者会受到密切监视，如有必要，还会加以约束。

20 世纪 50 年代初，每天早晨，在圣安娜精神病院的其他地方，院长让·德莱都会大步走在医院的各个大厅里，或者带着一众下属穿过医院的院子。他虽身材矮小，但令人凛然生畏，是 20 世纪中叶一名真正的知识分子。他在很多方面都有着深刻的见解，他的兴趣十分广泛，而且极具怀疑批判精神。"他是最聪明、最神秘、最谨慎、最敏感、最严谨的法国精神病学家。"一位同事在他去世后这样描述他。德莱是一名当之无愧的"医（艺）术家"。

年轻时，德莱曾想成为一名作家，除了从事精神疾病治疗和研究工作，他还创作了 14 部文学作品，包括广受好评的小说、传记，他也因此成功当选法兰西研究院院士，这个职位代表着文学与思想的顶峰。

而德莱这个性格坚定、身着深色西服的人，管理着圣安娜精神病院，他仿佛站在远处，审视着此处的一切，不断地权衡、分析，将患者的苦难转化为表格上一栏栏冷酷的事实。他从不将自己的心事告诉他人，他把心思全部用在了实用性研究上，不断寻找可以度量的结果。

德莱对事非常谨慎，也都能做出准确的判断。弗洛伊德和他的追随者们或许使精神分析与谈话疗法风行起来，有钱的神经官能症患者或许会从谈论梦想与性生活中获得些许宽慰，但是德莱知道，这在精神病院里毫无意义。对他的患者而言，问题出在更深的层面，很可能源于大脑中的生理机能障碍。德莱认为，严重的精神疾病原因在于生命机理，而非个人经历。在他那个时代，他是一位变革家，希望将精神病学从弗洛伊德的胡思乱想与未经证实的理论之中解放出来，将其向着真正成为一门科学的方向推进，真正的科学植根于测量与统计，能在公认的医学领域中自豪地占据一席之地。他相信，这些钥匙就存在于大脑的组织与化学物质之中。

不过，他的才华与信念未能助他发现治愈精神疾病的办法。失败的根源在于一个问题，而这个问题也困扰着所有精神科医生：终究没人知道精神病的病因所在。因此，几无可能找到治愈方法。精神科医生尝尽各种疗法，希望从中找出有用的手段，但是对于重症精神疾病，似乎任何方法都不奏效。多年的努力徒劳无功之后，精神病院的许多医生与工作人员变得垂头丧气，抑郁症在护理人员中十分常见，自杀事件也时有发生，这是因为他们无法帮助那些最需要帮助的患者。在圣安娜精神病院工作了 10 年之后，德莱手下一位副院长发出了这样的感慨："近 10 年来，我所学到的一切，对于治疗精神疾病几乎毫无用处，我是一名无能为力的旁观者。"

美丽的宁静

　　这名狂躁的年轻男子已经两次进出圣宠谷医院了，而这两次，拉伯里特所在的这家巴黎军事医院的医生使出浑身解数去帮助这名年轻患者，他们试遍了镇静剂、麻醉疗法、胰岛素昏迷疗法，还给患者实施了 24 次电击治疗。雅克·拉——医生在报告中这样称呼这名患者——开始有了回应，稍稍冷静了一些，于是，医生让他出院。几周之后，他再次被送到医院，此时的他已经完全失控，还可能伤害他人。于是这一次，1950 年 1 月，医生尝试了一种新药，即拉伯里特的试验性药物 RP-4560。当时没人知道该用多大剂量，拉伯里特发现，在他的手术患者身上，该药剂量在 5～10 毫克时，效果非常好，于是，圣宠谷医院的精神科医生便给雅克用了 10 倍的剂量。不消几个小时，患者便已入睡。令医生惊讶的是，醒来后，患者的平静状态持续了 18 个小时，随后又陷入狂躁状态。医生便又给患者使用了一剂这种药物，医生只要认为有必要，就会再加一剂，而每次的剂量都以医生认为能够起效为准。医生在药物中掺入了一些镇静剂及其他他们认为可能有用之物。接着，怪事发生了。雅克保持平静状态的时间延长了，三周结束之后，患者的病情已经显著改善，而正如报告中所描述的，患者神志已经十分清醒，甚至还可以打桥牌。于是，患者出院了。

同年下半年，报纸上刊登了这一不同寻常、涉及试验性药物的病例，在精神病学界引起了小小的骚动。一些医生急于试验拉伯里特的药物，但是另一些医生对此则深表怀疑，他们不但不相信利用药物治疗精神疾病这一构想（药物除了让精神病患者入睡，别无他用，历来如此，从无例外），还对拉伯里特本人深表怀疑。或许拉伯里特聪明过人，但也有人认为，他有些过于自信，有点儿自以为是。一直以来，拉伯里特都在发表他在手术中使用 RP-4560 取得的成果，推行人工冬眠法的使用。他曾明确表示，这种药物或许能够用于心理健康方面。但是拉伯里特并非精神病医生，他对心理健康几乎一无所知，更别提是这方面的专家了。在法国精神病学界的佼佼者眼里，拉伯里特只是一名脑洞清奇的外科医生，外科医生对人的大脑能有多少了解？

尽管如此，这些结果还是十分有趣。RP-4560 逐渐进入了医学界，该药的生产厂家——罗讷－普朗克公司，将此药热切地分享给那些感兴趣的医生。1951 年，医生用 RP-4560 在许多患者身上进行了试验，这些患者患有各种各样的疾病，令人惊讶的是，有相当一部分患者的病情似乎有所好转。此药有助于缓解湿疹患者的瘙痒与焦虑，有助于抑制孕吐。它似乎还对多种精神疾病有效：神经官能症患者、精神病患者、抑郁症患者、精神分裂症患者、紧张症患者，甚至被认为患有心身症的患者，都试过此药。剂量的确定是靠猜测加试验，疗程尚不确定。此药有时没有任何效用，但在多数情况下都有用。

在某些患者身上，RP-4560 的效果堪称神奇。

接下来需要做的便是由知名专家对该药进行大规模试验。从此，一位心理学史学家所说的"1952 年的法国大革命"便开始了。

让·德莱与拉伯里特一样，对休克的总体概念颇感兴趣。不过，他的兴趣主要在于各种休克对心理造成的有益影响。休克疗法在精神病院风行一时。1952年，精神病的治疗重点为电击疗法（准确地说，是电休克疗法，缩写为ECT）。但是还有一些其他方法，借助药物，甚至通过引起患者发烧来引发休克。在有些患者身上，不知为何，这些疗法起了显著的作用，但也仅限于某些情况。通常，休克疗法似乎都毫无作用。

德莱希望找到一种更好的手段。他是ECT的早期支持者。他曾看到一些重度精神病患者在接受数次ECT之后，病情大有改观，能够更好地生活。但是即便万般仔细，仍有很多患者在接受ECT之后，病情毫无好转的迹象。早些年间，给患者使用ECT近乎野蛮，而且常常很危险。患者在受到电击之后会抽搐扭动，有些患者抽搐得极其严重，甚至会骨折，还有些患者死于电击。

一直以来，德莱都在留意生物疗法，比起大多数精神科医生，他更愿意尝试药物。他手下的医生尝试过各种化学药品，来治疗抑郁症和紧张症。LSD（麦角酸二乙基酰胺）被发现之后不久，德莱便亲自动手对该药进行了试验；20世纪50年代初，圣安娜精神病院的医生在正常人和精神病患者身上分别对酶斯卡灵的效果进行了试验。德莱认为，药物是一种有用的精神疾病治疗手段。

圣安娜精神病院是个尝试新事物的好地方。1951年年末，有一天，德莱手下一位得力骨干皮埃尔·丹尼克进入该院工作，讲了一件关于他姐夫的事情。他的姐夫是一名外科医生，曾听说圣宠谷医院正在尝试一些方法，防止患者休克。从事这项工作的医生叫拉伯里特，此人说，患者在服下混合药物并配以降温之后，会平静下来，变得非常温顺。姐夫告诉丹尼克："你可以任意摆布患者。"而丹尼克和拉伯里特一样，也考虑过用这种药物治疗精神病患者。也许此药能让那些最躁动、意识最不清楚、最暴力的精神病患者平静下来。圣安娜精神病院开始对拉伯里特的 RP-4560 展开试验。第一位患者名叫乔瓦尼·A，50 岁，是一名劳工，于 1952 年 3 月被警察送进圣安娜精神病院，当时他疯疯癫癫，语无伦次。他常将花盆扣在头上，在街上和咖啡馆里冲着别人大喊大叫，不断引起骚乱。他看起来像是精神分裂症患者，一个无药可治的病人。

在丹尼克的监督下，医生为乔瓦尼注射了一针 RP-4560，接着让他躺下，并用冰袋对他进行降温。乔瓦尼停止了喊叫，他慢慢平静下来，似乎陷入了一片茫然，仿佛站在远处注视着周围的一切。他睡了一觉，第二天，医生接着给乔瓦尼用药，重复前一天的流程。只要定时给乔瓦尼用药，他就会一直保持平静。他也渐渐好了起来，大喊大叫、胡言乱语的次数越来越少。九天后，他还能够和医生进行正常的交谈。三周后，他出院了。

在圣安娜精神病院从未出现过这样的事情。仿佛乔瓦尼已经找回失去的理智，仿佛这位无药可医之人不知何故竟然得到了治愈。丹尼克很快就将新药在更多患者身上进行试验。起初，他继续效仿拉伯里特，使用人工冬眠法，给患者注射药物之后，再使用冰袋冷敷降温，由于所需的冰块太多，药房甚至出现了冰块短缺的情况。但是他的护士们对使用大量冰块一事颇为不悦，建议不进行降温，直接尝试 RP-4560。他们发现，其实并不需要冰块，对于精神病患者，直接使用该药，效果一样。

护士们非常喜欢 RP-4560。不管患者多么难以应付，多么暴力，多么危险，一两针就能将他们变成温顺的羔羊。丹尼克和德莱十分尊敬护士，当护士长走过来，满脸钦佩地问"这新药是什么"时，他们俩就知道自己在使用这种新药完成了不起的事情。你瞒不过护士的。

对于这项工作，从个人角度而言，德莱很感兴趣，他经常出现在丹尼克身旁。他们扩大了试验的规模，对每个病例都仔细跟踪，并将结果精心绘成图表。

规律开始出现。确实，RP-4560可以帮助患者入睡，但它与普通的安眠药不同，它并未让患者昏迷过去。正如德莱所说，该药让患者"沉浸在舒畅惬意之中，对一切都无动于衷"，患者意识清醒，能够更好地与人交流，却又与疯癫产生了距离。这种距离往往使患者有了理智，随着时间的推移，这种药物使许多患者的意识逐渐清醒，思维更加连贯。

丹尼克等人开始将该药在圣安娜精神病院中病情最严重的患者身上进行试验，包括无药可医的患者、被关在病房多年的患者、重度抑郁症患者、紧张症（患者停止移动或停止反应）患者、精神分裂症患者，以及所有对其他疗法没有反应的精神病患者。他们注意到，对于每个患者，这种药物都具有"强大且具有选择性的镇静作用"。

重度精神病患者的一个主要问题就是，医生根本无法与他们交谈。没有了这种交流，治疗就会受到限制。随着圣安娜精神病院的许多患者（不是全部，是很多）开始与医生交谈，真正的变革开始了。患者的理智又回来了。RP-4560的作用可不只是让患者平静下来，它还"消除了谵妄幻觉"，一名医生惊叹道。"对于这些结果，我们感到无比惊讶，大家群情激昂。"另一名医生回忆道。

此药对医院工作人员的影响，几乎不亚于对患者的影响。精神病院的医生和护士早已习惯了后面病房里不断传出的吵闹声，时不时还夹杂着大吼声和尖叫声，而此时他们发现自己来到了一个新的世界，一个更加安静、更加平和的世界，在这个世界里，工作有取得进展的可能性。他们早已习惯接受许多患者永远无法治愈的事实，此时突然发现，自己能够与患者进行沟通，改善患者的处境，给患者带来希望了。

最感人至深的故事发生在那些无药可医的患者身上，他们常年都被关在病房里，注定要在精神病院了却一生。在第一次被注射 RP-4560 后，他们开始恢复理智，仿佛瑞普·凡·温克尔大梦初醒。多年来，他们头一次能够与人交谈，当被问到"今年是哪一年"时，他们的回答是很久以前第一次来到圣安娜精神病院的日期。现在，他们重新回到了这个世界，了解了发生在自己身上的事情，开始与人沟通交流，倾听脑海中那些声音以外的声音，参与到职业治疗之中，讲述自己的问题。患者开始痊愈。

这些效果无比惊人，如果德莱没有宣布它们是真实存在的，那么圣安娜精神病院以外，根本就没人会相信这是真的。德莱的卓越智慧，以及刻苦研究的名声，引起了人们的注意。1952 年，一个风和日丽的春日，在塞纳街国家外科学会典雅的大楼之中，德莱将 RP-4560 的第一批结果公之于众。听众的好奇心非常强烈，大多数法国顶尖的精神病学家和心理学家都亲临现场。德莱的演讲清晰简明，让一席听众大为震惊，众人的兴致也犹如一团火焰，熊熊燃烧起来。

奇怪的是，尽管德莱认可早期其他几位研究人员在这方面所做的贡献，但他并未提及拉伯里特的名字。对于这种藐视，圣宠谷医院的拉伯里特和他的同事们十分恼怒，这也引发了一场小小的风波，这场风波围绕着拉伯里特个人与精神病业界人士之间的争名夺功，持续了数年之久。事实上，他们双方都有功劳：拉伯里特推动了 RP-4560

的问世，提出了此药的价值；德莱的工作使 RP-4560 成为精神疾病护理方面的合法药物，并将其推向了世界。

1952 年 5—10 月，德莱与丹尼克发表了 6 篇文章，详细介绍了他们在数十名精神病患者身上进行的早期试验，这些精神病患者有些患有躁狂症，有些患有急性精神病，还有些存在失眠、抑郁或者焦虑的情况。情况逐渐明了：这是一项重大的新进展，可以治疗某些（而非全部）精神疾病。此药对于治疗躁狂症、精神错乱，或许还有精神分裂症，有着特殊的价值，但对抑郁症不起作用。而且，与所有药物一样，此药有副作用：长时间过多服用此药会使患者极度困倦，对一切都十分冷漠，无动于衷，它可能会使患者变成行尸走肉。

越来越多的医生开始找罗讷－普朗克公司要这种试验性药物的样品，罗讷－普朗克公司自然十分乐意效劳。法国各地都有医生对此药展开试验，接着，此药也传到了欧洲其他地方。有报告称，该药效果范围非常广，许多效果并不是在精神病患者身上发现的。正如拉伯里特发现的那样，此药可以很好地帮助患者做好手术准备，似乎还能增强麻醉剂的效果，从而降低麻醉剂的用量。它还能用于睡眠疗法，缓解晕动病，帮助孕妇抑制恶心呕吐。所有人都认为，此药似乎非常安全。

面对这么多好消息，罗讷－普朗克公司有些不知所措。RP-4560 的应用如此广泛，公司竟然难以决定到底该如何制定销售策略。于是，1952 年秋，公司将该药归于"新型神经系统调节剂"这一模糊不清的类别，推向了市场，这让 RP-4560 有了些毒品、催眠药、镇静剂、止痛药、抗呕吐药和麻醉药强化剂"六药合一"的味道。除了这些效果，此药对治疗精神疾病也有作用。对外科、产科、精神科医生而言，此药同样也有用处。这样的药，该取个什么商标名呢？应该模糊一些比较好，这样才能暗示此药有重要作用。于是，此药在法国投放市场时，商标名为 Megaphen，在英国则被称为 Largactil（意思是"大型行动"）。但是，大多数医生用其新的化学名称 CPZ 称呼此药。

精神病学家和其他心理健康工作者已经等待了几十年，就为了找到一种神奇的药物，一种能够治疗精神疾病的药物，此药之于精神疾病，犹如抗生素之于感染，抗组胺药之于过敏，合成胰岛素之于糖尿病。CPZ 似乎正是他们苦苦等待的药物。

此时，该药的动物试验还不充分，人们还不了解 CPZ 在体内的作用机理，也不清楚从长远来看 CPZ 是否安全。

大批出院

罗讷－普朗克公司将其新药在美国的权利卖给了 SKF（Smith, Kline & French），这是一家发展势头正猛的新兴制药公司。SKF 准备好了药物，等待 FDA 进行试验检测。"他们太聪明了。"一位研究人员如此评价 SKF 的工作。SKF 将 CPZ 作为治疗恶心呕吐的药物提交给了 FDA，对 CPZ 在心理健康方面的效用却只字未提，轻而易举地获得了 FDA 的批准。1954 年春，CPZ 被提交后的几周之内，FDA 就对其予以通过。药物一旦获得 FDA 批准，便被公认是安全的，那么不管患者患有哪种疾病，医生只要愿意，就都可以大笔一挥，给他们开 CPZ（这种"按未标示用途用药"的做法后来成为许多药物重要的营销手段）。SKF 为 CPZ 起了一个有些含糊的商标名称，叫作索拉嗪（Thorazine）。该公司开始大力推动 CPZ 在精神病院中的使用。

此时 SKF 要做的并非向公众销售这种新药，而是将其卖给美国的医生。为了达到这个目的，SKF 倾其所有，集中火力展开了猛烈的营销攻势，此举后来成了传奇故事。他们请德莱和丹尼克乘坐飞机从法国赶来，进行汇报演说，还成立了一个工作小组，由 50 名成员组成，负责组织医疗会议，游说医院管理层，为各州立法机构举办活动，活动突出强调使用此药可能降低精神病院的负担。SKF 确保每篇新的期刊文章，凡是描述 CPZ 疗效的，都能得到广泛阅读；他们鼓励研究，甚至还制作了一档电视节目——《医学的进展》（*The March of Medicine*），节目中，SKF 总裁本人现身说法，讲述了新药的疗效。

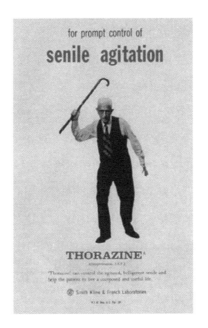

图 6.3 宣传索拉嗪的广告，图片上方英文意为"用于快速控制老年焦虑"

　　SKF 的一位董事回忆道，索拉嗪"一炮走红"。SKF 的公关部门忙得不可开交，不断向报纸杂志提供宣传资料。"1954 年的年度神药？"《时代周刊》上，一篇报道标题如此发问。人们的热情来自现实经验，关于新药的故事在医生之间口口相传。据说，有一位精神病患者 30 年来从未说过一句话，接受索拉嗪治疗两周之后，该患者告诉护理人员，自己记得的最后一件事情是在一战中翻越战壕的情形。接着，患者问医生："我什么时候才能出院？"

"这绝对是个奇迹。"他的医生说道。

有一位医生读了这些期刊文章，见识了新药的疗效，于是将自己的房子进行二次抵押，把所有的收入都投进 SKF 股票。这是一项不错的投资：新药一时风头无两。截至 1955 年，仅索拉嗪一种药物就占了 SKF 销售额的 1/3，为了满足市场对索拉嗪的需求，SKF 不得不大规模招聘，并购置新的生产设备。

不过跟接下来要发生的事情相比，这不过是冰山一角。1958 年，《财富》杂志根据投资税后净利润，将 SKF 列为美国第二大企业。1953—1970 年，这家公司的收入猛涨了 6 倍之多，其中大部分都归功于索拉嗪。公司将大部分利润投入研究，建立了一个世界一流的实验室，来寻找更多精神药物。其他公司纷纷效法。

突然之间，精神类药物无处不在。本书使用的"精神类药物"一词并不包含一切影响情绪或精神状态的物质，这类物质内容包含极广，上到早间的咖啡、晚间的鸡尾酒，下到能买到的任何街头毒品。20 世纪 50 年代首次出现的新型精神类药物，属于制药公司为了缓解精神障碍专门研发的合法药物。

1952 年，CPZ 成为现在所谓"抗精神病药物"家族中的首个成员。紧随其后出现的便是眠尔通，此药研发于 1955 年，是第一种日常服用的用于治疗轻微焦虑症的镇静剂。眠尔通的研发纯属偶然，当时，一位研究员正在研究保存青霉素所用的防腐剂，他注意到一些试验大鼠看起来非常放松。眠尔通在美国引起了轰动，此药可以缓解压力，被称为"马提尼药丸"。很快，好莱坞明星、高管、住在郊区的妇人便开始服用此药，没过几年，杰瑞·刘易斯在主持奥斯卡颁奖典礼时就拿眠尔通开玩笑。其他诸如利眠宁、烦宁等"弱镇静剂"很快也紧随其后出现，从此，这类药物便风靡起来，滚石乐队将其称为"妈妈的小帮手"。

接着，在 20 世纪 50 年代初，一名从事结核病治疗研究的瑞士研究员注意到，他的一些抑郁的结核病患者在服用了他的一种试验性药物之后，在大厅里跳舞。这种药物被称为异烟酰异丙肼，是最早的抗抑郁药物之一，该药于 20 世纪 50 年代末期投放市场，为百忧解以及 20 世纪八九十年代涌现的其他抗抑郁药物打开了大门。

突然间，精神科医生有了几类新的药物可供选择，而在几年前，他们还没有任何药物可以治疗最严重的精神疾病。一个全新的研究领域——精神药理学，出现了。SKF 通过索拉嗪，将这种针对医生的激进营销方式进行了完善，在这种营销方式的推动下，这些新药在经历赛格循环的过程中，都有过属于自己的辉煌时刻：镇静剂成为 20 世纪六七十年代的标志性药物；抗抑郁药在 20 世纪八九十年代崛起，成为重磅药物；抗精神病药物家族日益壮大，如今，这个包括思瑞康、阿立哌唑、再普乐的药物家族已然跻身美国畅销药物之列。

20 世纪 50 年代为何会突然出现如此多的精神类药物？或许这与二战之后人们需要缓解疼痛与压力有关，或者与人们想要摆脱艾森豪威尔时期的从众心理有关。不管出于哪种原因，新的精神类药物都改变了美国人对待服药的看法。此时，服药不再只是为了对抗严重的健康问题；此时，药物是人们下班之后用于放松的手段，或者人们想通过长期服药来改善自己应对现实的能力。20 世纪 50 年代的精神类药物为 60 年代的娱乐消遣药物奠定了基础，更丰富多彩、功效更强的致幻剂在 20 世纪 60 年代掀起热潮。精神类药物改变了美国文化。

精神类药物无疑彻底改变了精神卫生保健领域。SKF 针对索拉嗪集中火力发起的公关攻势，让这一药物在公立精神病院大受欢迎。起初，精神科医生并不十分认可索拉嗪，认为没有药物可以真正解决心理问题，通往心理健康的道路必须经过弗洛伊德的谈话疗法，而非药物。许多精神病学家认为，索拉嗪只是掩盖了潜在的问题，并未解决这些问题。这种分歧将心理健康领域分为两派，一派是心理治疗师，他们是弗洛伊德的追随者，通常都有自己的私人诊所，一次只接诊一个患者，报酬一般都很丰厚；另一派是精神病院的医生，这一派大多就职于公立医院，待遇较低，患者数量不是几十就是几百。20 世纪 50 年代，弗洛伊德派掌控着精神病学的大部分专业理论，其中一位药物先驱曾说："你要知道，精神药理学的先驱们常被视为庸医、骗子，有人说我跟西部拓荒时代那些卖蛇油的人没什么两样。"要用药物治疗人脑这样复杂、神秘、精细的器官，简直令人难以置信。那些推广这种令人难以置信的化学疗法的人，似乎跟小镇医药展上叫卖古老专利药物的推销员是一个德行。

　　真正了解 CPZ 的是精神病院的医生。这是一种突破性药物，一种能带来希望的真正的新药。重症患者自发病以来首次开口说话时，他们会跟护理人员说"我可以更好地适应脑海中的幻听""CPZ 让我能够重新集中注意力"之类的话。或许他们仍然会出现幻觉、幻听，但是这些症状并不像之前那样困扰他们了。患者此时能够讨论自己当下的所感所想，可以正常地生活和工作。

　　随着 CPZ 的使用人数越来越多，束身衣已经不再使用。无法沟通的患者开始开口说话了。一位医生还记得一个紧张症患者，多年来，这名患者一直蜷缩成猫头鹰般的奇怪姿势，一声不吭，后来他接受了 CPZ 治疗。几周后，他可以正常地与医生打招呼，还向医生要了几个台球。他拿到台球后，便开始将其抛起来再接住，玩起了杂耍。

另一位早期服用 CPZ 的患者说道："听着，你肯定无法想象，我们亲眼看到一粒药丸竟能将幻觉、妄想等难以想象的事情完全消除！……这太新鲜、太惊人了。"到 1958 年，一些精神病院在 CPZ 上的投入已经达到预算的 5%。

接着，便出现了精神病患者大量出院的现象。

有两个世纪，各精神病院的患者人数都在不断增长。但在 20 世纪 50 年代末，出乎所有人意料的是，精神病院里的患者人数破天荒地开始减少。

有两个原因：一是药物，二是政治。当然，药物指的是 CPZ 和后来模仿此药研发的其他抗精神病药。借助这些药物，医生可以充分地控制住患者的病情，让他们离开医院，回到家人身边，回归社区。许多患者得以保住工作。与阿片类药物和安眠药不同，这些新药几乎不存在用药过量的现象。反正没人愿意过量服用这类药物，因为服用抗精神病药并不能让人感到愉悦快活。这类药物只是充分缓解患者的病情，让他们能够正常地生活、学习、工作。这类药物从未出现过被滥用的现象，因此，患者可以接受诊断、治疗，医生可以给他们开药，让他们出院，而不是将他们关在精神病院长达数年。

政治原因则来自州县的预算编制人员，长期以来，他们都在担忧公立精神卫生设施的成本不断迅速增加。让患者离开精神病院对谁都有好处：患者可以过自己的生活，纳税人也不必支付巨额税款。精神病院规模一缩小，税收负担自然就跟着减轻了。释放的资金可以被用于其他项目：一部分钱可以被用于社区咨询服务，与新出院的患者保持联系，确保这些患者坚持服药，并（希望能够做到）跟踪患者成功地重新融入社会；其余资金可被用于教育等优先事项。

以社区为基础的精神卫生保健时代拉开了序幕，过去的精神病院已经空空荡荡。每年都有数以千计的精神病患者出院，其中许多患者在出院时依然带着医生开的 CPZ 处方。1955 年，美国所有州县精神病院的患者人数超过 50 万。截至 1971 年，这一数字几乎少了一半。到 1988 年，这一数字下降了 2/3 以上。过去的精神病院规模巨大，矗立在绿色的草地上；此时，有些精神病院已被拆除，有些则摇身一变成了豪华的酒店。

这种转变发生的最初几年，是一个十分奇怪的时期。以前，医生们认为，自己永远也无法帮助精神分裂症患者；此时，医生亲眼见证他们回归外面的生活。从未想过会离开医院的精神分裂症患者突然发现，自己正在努力将多年来支离破碎的生活重新拼凑起来。

这一转变并不容易。一名医生回忆道，突然，患者出院了，却发现自己的另一半已经娶妻或嫁人，工作也没了，虽说自己的适应能力有所提升，但是再也无法恢复到生病住院之前的状态了。一切都取决于患者服不服药，如果不服药，便会有越来越多的患者最终再次流落街头。虽然许多新出院的患者成功地融入了家庭和社区，但是有些并没有。当政府机构没有为急需的社区心理健康服务提供足够的资金支持时，情况便会越发糟糕。

1965 年之后，出院的精神病患者数量上升，当时新的医疗保险和医疗补助计划为疗养院护理提供保险，但是并不为州立精神病院的特殊精神疾病护理提供保险。这意味着数以万计的老年精神病患者——其中许多患有阿尔茨海默病——从精神病院转移到了疗养院，他们的护理费用也从州预算转移到了联邦预算。疗养院中抗精神病药的使用迅速增加，医疗保险费用也迅速上涨。让精神病患者重新融入社会的梦想开始破灭。越来越多的年轻患者，尤其是那些发现自己无法与家人住在一起的患者，最终都被关进了监狱。近期一项调查显示，当今有超过一半的男性囚犯被诊断患有精神疾病，女性囚犯中，这一比例达到 3/4。在美国所有城市及许多小镇的街头巷尾，都可以看到无家可归的精神病患者。

如今的美国仍在应对这一转变带来的后果。公立精神病院专门服务穷人，但是床位数量已大幅减少。与此同时，服务富人的私人精神卫生机构里，床位数量迅速增长。

CPZ 改变了精神卫生保健的灵魂。1945 年，休斯敦的门宁格诊所约有 2/3 的患者参与了精神分析或心理治疗。1969 年，这一比例只有 23%。20 世纪 50 年代，在大多数美国医学院里，教职员工中都有一些兼职的精神科医生，这些人数量很少，他们在其他教授眼里跟头脑糊涂的巫医没什么两样。如今，美国所有医学院都有一个完整的精神疾病院系。

如今去看精神科医生的人不多了。要获得精神药物的处方，不必再找医生。1955 年，几乎所有因严重精神问题去看当地医生的患者，都会被立即转诊给精神科医生（精神科医生可能会对患者进行分析）。如今，大多数全科医生都愿意亲自为患者诊断开药，而且通常他们有这个能力。在 20 世纪 50 年代，人们普遍认为精神分裂症是由不当的抚养方式、冷漠无情的"冰箱妈妈"，以及家庭环境引起的。如今，精神分裂症被视为一种生化功能障碍，与成长环境并无关联。1955 年，存在轻微焦虑、轻微抑郁、日常忧虑、行为问题、注意力不集中或者其他一千种轻微精神问题中任何一种的人，都被希望能在家人和朋友的帮助下解决问题。如今，他们中的大多数人都在服用药物。

不管是好是坏，CPZ 都改变了这一切。

———————————

在首次投放市场后的 10 年间，CPZ 的使用人数达到了 5 000 万，但在当今社会，很少有人使用此药。

CPZ 已被占领市场的新型配方药物取代，这些新药的出现，其背后的推手就是 CPZ 的副作用。20 世纪五六十年代，随着使用 CPZ 这种旧药的人逐渐增多，越来越多的患者身上开始出现奇怪的副作用。出现了"紫人"问题——有些患者使用 CPZ 的剂量很大时，皮肤会变成奇怪的紫灰色；有些出现了皮疹或日光敏感症状；有些出现了血压骤降；有些则患上了黄疸或者视力变得模糊。

这些副作用还比较小。任何新药都会产生副作用，对于 CPZ 引起的大多数副作用，只要使用的剂量适当，便可以消除。但是接下来发生的事情更加令人不安。世界各地的医生发现，他们的一些长期患者（大概占 1/7），主要是那些接受高剂量治疗的患者，开始出现抽搐现象，无法控制地伸舌头，咂嘴，双手颤抖，表情扭曲。他们似乎无法保持不动，一会儿把重心放在左脚上，一会儿放在右脚上，站在原地晃来晃去，他们走起路来跌跌撞撞。在一些医生看来，这像是脑炎或帕金森病的症状，这种症状被称为迟发性运动障碍，非常严重。即使医生减小了药物剂量，症状也可能持续数周或数月。一些患者就算完全停药，症状也不会消失。

于是，大型制药公司开始寻找下一种重要的抗精神病药物；既有 CPZ 的功效，又具有其他好处，副作用还更少。截至 1972 年，市面上已经有 20 种此类药物，但是，较之拉伯里特和德莱使用的药物，这第一波药物并未好到哪儿去。

———————

20 世纪 60 年代，让·德莱正处于自己职业生涯的巅峰。他在 CPZ 方面的工作改变了整个医学界，他备受尊重，并且获得了越来越多的荣誉。

接着，在 1968 年 5 月 10 日这一天，一切都土崩瓦解了。巴黎掀起了"五月革命"，成千上万的学生革命党走上街头，其中一些人决定占领德莱在圣安娜精神病院的办公室。学生们认为，对精神疾病而言，生物因素并非像德莱认为的那么多，病因更多是一种社会结构，它强迫大众墨守成规。德莱是建制派的象征，这些权力阶层人士将 CPZ 当作"化学紧身衣"使用，控制着那些他们眼里的不良分子。革命党还认为，精神病学和社会出现的所有问题都在于德莱。学生们挤进这位伟人的办公室，对他大声地宣讲革命观点，把抽屉翻了个底朝天，把文件扔得到处都是，还不肯离开——他们将德莱的办公室霸占了一个月。据说，他们把德莱的文凭和奖状从墙上扯下，拿到巴黎大学的广场上当作战利品售卖（事实上，德莱的一个女儿当时去了父亲的办公室，说服了一名学生警卫，允许她将父亲的大部分物品带回家）。德莱试图讲课时，学生们则坐在大厅里面，一边下着象棋，一边还对他恶语相向。这是对德莱毕生工作的公然羞辱和否定。

德莱不堪打击，从此一蹶不振。他辞了职，再也没有回到医院。

拉伯里特以自己的方式混得风生水起。他始终无法原谅德莱对他在 CPZ 方面工作的蔑视，一生之中，他都对此事耿耿于怀。但他后来获得了许多荣誉（包括仅次于诺贝尔奖的拉斯克医学奖），成了一名直言不讳的英雄人物。他长发飘飘，非常时髦，他对精神病学的评价自然而又流畅，在阿伦·雷乃于 1980 年拍摄的电影《我的美国舅舅》中，拉伯里特饰演他自己，他那英俊的法式容颜，让他一时成了一名电影明星。

　　抗精神病药不但使精神病院变得空空荡荡，改变了精神病学的实践，还为大脑研究打开了大门，这些研究持续动摇着人类对自己的了解。

　　整个 20 世纪 50 年代的一个主要问题是：CPZ 的作用机理是什么？耗费了 10 年的研究，以及人类对大脑功能的理解发生了重大变化之后，人们才找到问题的答案。

　　在 CPZ 出现之前，大多数研究人员将大脑视为一个电气系统，就像一台非常复杂的交换机，信息在电线（神经）上快速传输。电线被弄乱时，就会出岔子。像电疗这样的治疗手段可以重新启动这一系统，脑叶切除术可以将出现故障的接线部分直接切除。

　　CPZ 出现之后，科学家们意识到，大脑更像是一个化学实验室，而非一台交换机。关键在于让大脑中的物质保持适当的平衡。精神疾病被重新定义为大脑中的"化学物质失衡"，即一种化学物质匮乏或者另一种化学物质过剩。精神药物便是通过恢复化学平衡来发挥作用的。

　　多年的深入研究表明，CPZ 改变了一类被称为神经递质的物质的水平，对于将冲动从一个神经细胞传递到另一个神经细胞，神经递质至关重要。通过使用 CPZ 这类药物作为研究大脑化学物质的工具，研究人员现在已经确定了 100 多种不同的神经递质；CPZ 影响多巴胺及其他几种激素的水平。其他制药公司的研究人员开始寻找更多抗精神病药物，这些药物会对各类不同的神经递质造成影响，影响程度也不尽相同。

20 世纪 90 年代后期，一系列新的抗精神病药问世，其中包括商标名为阿立哌唑、思瑞康和再普乐等的药物。"第二代"抗精神病药与第一代抗精神病药（包括 CPZ）并无太大区别，但是第二代药物引发迟发性运动障碍的风险确实低一些。这些药物被有效地推广宣传为一项重大突破。因为这些药物更安全，所以越来越多的医生在给患者开药时也感到放心，而且常常为那些 FDA 未加批准的病症按标示外用途开处方，如复员军人所患的创伤后应激障碍、儿童的进食障碍，以及老年人的焦虑、烦躁不安。疗养院、监狱、寄养院开始使用这些药物，让被照料者处于安静、受控的状态。到 2008 年，抗精神病药已经从一种专门服务重度精神病患者的特殊药物，发展成世界上最畅销的一类药物。

对 CPZ 等精神类药物研究得越多，就越有助于打开人脑的化学奥秘之门。人们对陪着自己东奔西走、极为复杂的大脑了解得越多，对它的认识似乎就越少。唯有在人脑这个系统面前，人体免疫系统才显得简单浅显。对于意识的了解，人类才刚迈出万里长征第一步。

从文化角度来讲，也许更重要的是，这些药物改变了人类对自己的认识、对医学的认识。如果我们的心情、情绪、智力本质上由化学物质控制，那么我们就可以用化学的方法改变这一切。服用了药物，我们的精神状态便不再代表我们自己，精神状态就属于可以治疗的症状。如果感到焦虑，我们可以服用药物；如果感到沮丧，我们可以服用另一种药物。注意力不集中呢？换一种药即可。

当然，也没那么简单，但从很多人的做法来看，似乎就这么简单。

除此之外，就是及时补充水分，饮食则可以根据身体状况适当调整。充分休息、睡眠足够时，感冒发病期就已经结束了。为防病情反复，翌日再静养一天，就能彻底告别感冒。然后，身体就会焕然一新，重新拥有旺盛的精力和活力。这些都是我根据本书中介绍的知识，结合自己的实践总结出来的。在日常生活中，我们很难做到了无疲劳，可当疲劳席卷全身时，我们就需学会及时感冒，充分利用感冒的良机，努力恢复身心的平衡。

且不论我个人的感冒经验如何，我相信本书必将给读者们带来诸多重要启示。本书中"心理性感冒""身体迟钝，感冒加重""能量的发散需求""夏季的感冒"等章节的内容，无疑会超越时代，为广大深受感冒之苦的人们带来心灵的慰藉和激励。

野口先生在研修会和讲座上的演讲风格虽然朴实自然，却也难掩他那飘逸俊朗的气质和谈笑风生的风采，而他对追求健康的普通大众的深切关怀更是溢于言表之间。我曾经聆听过先生的"愉气法讲座"，而本书也同样忠实地记录了先生的讲话内容，没有一丝做作，仍然显示出先生深厚的底蕴和平明的谈话风格。由于讲座主要是面向学习整体操法的专业人士，所以文中难免有些专业术语，但这丝毫不影响我们普通读者从中获得教益。

在前面提到的《脊柱养生秘诀》的解说中，我提到"整体法的终极目标是让造物主赋予我们的生命得到完全的释放，即实现全天命、无疾而终的理想"。而本书《感冒的妙用》也给了我们相同的启示，"感冒乃百病之源"的说法更让人心有戚戚焉。

本书中频繁出现的"愉气""体癖"等术语，在《脊柱养生秘诀》中都有简明扼要的阐述，大家可以参阅。《野口晴哉著作全集》是野口先生健康学说的集大成之作，不过，像本书这样的单行本也许更加简明易懂、方便实用吧。感冒并不可怕，这正是本书的精要和神奇力量所在。

伊藤桂一

第七章
黄金时期

"20世纪30年代，新获行医资格的医生对于自己每天见到的各种各样的疾病，拥有十几种行之有效的疗法。30年后，这批医生即将退休时，那十几种疗法业已增加到2 000多种。"医学历史学家詹姆斯·勒法努（James Le Fanu）这样写道。

这30年，大约从20世纪30年代中期算起，到20世纪60年代中期结束，被药物历史学家称为药物研发的"黄金时期"。这30年间，许多当今的大型制药公司壮大崛起，招聘了大量化学家、毒理学家、药理学家，建立了庞大的尖端实验室，聘请了大量的营销专家与专利律师。这些快速发展的公司似乎一直都在源源不断地向外输送神奇的药物，如抗生素、抗精神病药、抗组胺药、抗凝剂、抗癫痫药、抗癌药、激素、利尿剂、镇静剂、止痛药，似乎蕴藏着无穷的可能性。

多亏了抗生素和疫苗，医学科学家们得以战胜许多自古以来折磨着人类的传染病，并且正在对其余疾病展开研究。多亏了抗精神病药和神经递质方面的新研究，科学家们开辟了一些全新的研究领域，找到了很多解决心理健康问题的手段。他们已经做好准备，向着最后的杀手——心脏病和癌症发起进攻。

但是就在科学家们取得成功的巅峰时期，制药公司却担忧起来。在黄金时期取得的许多突破，多少都带有一些偶然因素，比如，将失败的抗组胺药用来预防外科休克，却意外地发现了抗精神病药；科学家发现，青霉素防腐剂还是一种镇静剂。这些幸运的突破——药物历史学家喜欢用"意外发现"一词——创造了几十亿美元的收入，另外，制药公司顺着这些线索，还研发出了数百种类似的药物，增加了利润。然后，这些公司将大部分利润投入了研发，认为更具针对性和依据的研究可能会带来下一轮重大突破。过去的运气式突破将让位于更加理性、更有针对性的研究，这种研究不是基于摆弄化学物质，期望得到好的结果，而是基于对人体与发病机理更全面深刻的理解。找出身体出现的问题，在分子层面确定发病过程，然后设计药物对抗疾病。这种方法将开启下一个黄金时期，而下一个黄金时期，在 20 世纪 60 年代看来，似乎马上就要到来。

然而，从某些迹象来看，事情可能并不会如愿以偿。就以抗生素为例，抗生素所有的奇妙功效，似乎即将达到某种自然极限。抗生素的作用对象为细菌，它属于比较简单的生物。细菌的攻击点只有那么多：细胞壁（这是青霉素发挥作用之处），细菌的养料加工系统（这是磺胺药物作用之处），等等。要想研发出更多种类的抗生素，就必须找到更多的细菌攻击点。不过攻击点的数量并非无限多，即使找到了一个攻击点，细菌也还有一种令人抓狂的能力，就是能够找到对抗抗生素的办法，从而产生耐药性。会不会有朝一日抗生素出现枯竭呢？

事实证明，会。从磺胺出现到 20 世纪 60 年代末，这 30 年间，市面上出现了 12 类新型抗生素，每个类别下都有很多不同商标的抗生素。自那以后的 50 年里，抗生素家族只增加了两个新类别，投入抗生素研发的资金也少之又少。考虑到抗生素的耐药性问题日益严峻，抗生素的前景多少有些悲惨，而且确实如此，不过，这种情况之所以会出现，背后有着充分的原因。

一是因为所有容易的目标都已实现——所有容易研发的药物都已被确定并进行了研究；二是因为资金问题，寻找新的抗生素需要投入高昂的成本，而且回报较小。借助合适的抗生素，一个疗程下来，可在几周之内将体内潜在的细菌性疾病清除干净，此后，患者不再需要任何药物。这意味着药物没了销量，制药公司也就没了动力，因此不再去寻找新的抗生素了。

药物靶点数量有限这一概念也同样适用于人体。当然，人体比细菌复杂得多，有时复杂到令人发怵（比如大脑和免疫系统）。但是，这种复杂性并非没有上限。科学家对人体在分子层面的运作了解得越多，就越能看到，在这个层面，药物靶点的数量是有限的。可能距离达到这些极限还很遥远，但是极限确实存在。如果确定了重症疾病的所有靶点，也研发出了对应的药物，那么谁还会需要新药呢？

与此同时，新药的研发成本也在快速上涨，这意味着制药巨头比以往任何时候都更需要畅销药物。于是，一个微妙的转变开始了，制药公司开始转向镇静剂等药物，这些药物的主要目的不在于治病救人，而是让人们的生活更舒适。下一个伟大的药物研发时代也是制药史上最丰富多彩的时代，其重点将不再是治病救人，而是提高生活质量。

第八章
性、药物，以及更多的药物

虽然市面上有成千上万种药物，但是只有一种被普遍称为"避孕药"。这是一种古怪的药物，它不像止痛药那样可以缓解病情，也不像抗生素那样能挽救许多生命。避孕药的研发既植根于医学研究，也植根于社会行动主义，与其巨大的文化影响相比，避孕药对健康的意义稍显逊色。避孕药彻底改变了人类在性方面的习惯与习俗，为女性带来了各种各样的新机遇，并且以几乎其他所有药物都无法企及的方式改变了人类世界。

在避孕药出现之前，男欢女爱之后，怀孕几乎无可避免。许多人仍然像医生一样，将创造生命视为上帝的职权。不过，这并未阻止人类一直以来试图切断性行为与生育之间的联系。在古代中国，妇女喝下铅和汞的溶液，就是为了防止怀孕。在古希腊，石榴籽被当作避孕药（这与女神珀耳塞福涅有关，她在被囚禁于冥界期间吃下了石榴籽，这迫使她每年要在冥界待足六个月，因此便出现了万物枯死的冬季）。中世纪的欧洲妇女，大腿上都绑着黄鼠狼睾丸、草药花环，还有猫骨做的护身符，她们尝试过掺有经血的啤酒与药膏，还会绕着怀孕母狼撒过尿的地方走上三圈，这一切都是为了防止怀孕。怀孕分娩不光是年轻女性受伤死亡的主因，或者说未婚先孕不仅是一种罪过，怀孕还意味着个人独立的终结、机会的减少，以及从此开始一辈子都要操劳家务。任何事物，无论其希望有多么渺茫，只要可能防止怀孕，都值得一试。

科学家介入之后，情况也并未好转。在 18 世纪和 19 世纪，怀孕的生物学原理（从怀孕到分娩这 9 个月期间，女性子宫内所发生的一切）是一个黑匣子，几乎完全是一个谜团。当然，禁欲可以避免怀孕，但是除此之外，唯一有用的避孕手段就是给男性戴上早期的避孕套。这种避孕套并不可靠，由多种材料制作而成，包括腌制的羊肠，以及用彩色丝带绑在阴茎周围的亚麻口袋。

1898 年，西格蒙德·弗洛伊德写道："从理论上讲，人类最伟大的胜利之一，就是将生育提升为一种自愿、有意的行为。"他的言论代表了越来越多的专家，在 19 世纪、20 世纪之交，他们认识到，还有一个新的重大的节育原因：由于人口过多，大规模饥荒迫在眉睫，妇女平权运动日益壮大，许多领导者希望能够将无法控制、造成意外结果的冲动（包括性）合理化，加以驯服。

在这些领导者中，就有美国洛克菲勒基金会的官员们，20 世纪30 年代，基金会开始从其巨额财富中划出一部分，投入分子生物学这一全新领域。此举之所以能够吸引商人和科学家，一个原因就在于，它有可能帮助人类更好地理解生物学与行为之间的关联。"生物心理学"成了一个时髦用语。

这项投资有着充足的理由。在两次世界大战之间的时期，社会政治动荡，经济萧条，人们对城市犯罪、道德日益沦丧、社会纽带即将断裂的担忧越来越严重。洛克菲勒基金会的官员希望更好地了解生物学在其中扮演的角色，找到犯罪和精神疾病的遗传根源，揭示分子、行为、情感之间的联系。这里所涉及的不光有纯粹的科学。管理洛克菲勒基金会并为其提供建议的权力人士也希望利用自己的学识，构建一个更理性、更稳定的世界，在这个世界里，人人更加理智，不会任性行事，当然，作为附带好处，这个世界还有更好的经商环境。这种朝着生物学社会控制迈进的举措令人感到不安，20世纪20年代末，其中有些措施被洛克菲勒基金会纳入了一项他们所谓的"人类科学"的计划。科学历史学家莉莉·凯（Lily Kay）写道："（洛克菲勒基金会）豪掷巨资于这一新型领域，背后的动机是将人的科学发展成一个综合解释应用型的社会控制框架，框架的基础是自然科学、医学科学和社会科学。"

在洛克菲勒基金会资助的众多项目之中，就包括关于性的生物学研究。此时人们才刚刚开始了解性激素，所有人都知道，在青春期，人体会发生重大的变化，新的地方会长出毛发，开始有了生育能力，并且开始对性着迷。这些变化之中，有许多似乎都是由血液中的物质调节的，这些物质将信息从腺体传递到其他器官。激素在青春期开始分泌，在女性怀孕期间，激素水平会出现巨大波动。在20世纪二三十年代，研究人员才刚刚开始了解这一切发生的原因、方式和主要影响因素。

一条重要的线索来自奥地利生理学家路德维希·哈伯兰特（Ludwig Haberlandt），他身材瘦削，精力充沛，蓄着胡子，利用洛克菲勒基金会的资金开展激素研究工作。例如，在20世纪20年代，所有人都清楚，雌性一旦怀孕，那么直到分娩之后方能再次怀孕。从科学角度来讲，雌性在怀孕期间处于暂时不育的状态。怀孕期间，雌性停止排卵（释放可以受精的卵细胞）。哈伯兰特发现，自己可以在实验室中实现试验对象在不怀孕的情况下停止排卵的目标，方法就是将怀孕的试验动物卵巢的些许组织植入没有怀孕的雌性试验动物体内。这些组织似乎会释放某种物质，类似某种化学信使——哈伯兰特认为这可能是一种激素，它会阻止未怀孕动物排卵。他得以让雌性试验动物暂时不育。他也知道自己的目标，那就是将这种激素分离出来，进行纯化，然后将其制成避孕药。

但是，哈伯兰特超越了他所处的时代。20 世纪 20 年代末，实验室的设备还比较原始，化学技术也相对落后，无法满足哈伯兰特研究复杂生物物质的需求。没有先进的工具手段，再加上对孕期化学层面的科学研究尚处于早期阶段，延缓了哈伯兰特的工作进度，但这并未阻止他公布自己的观点。1931 年，他写了一本篇幅较短的书，在书中阐述了自己的工作，一位专家评价道，该书"以惊人的细节"概述了"避孕药在此后 30 多年间的变革"。现在人们通常将哈伯兰特称为"避孕药的祖父"。

哈伯兰特在世期间，他的工作在奥地利遭到了激烈的批评。他的孙女写道："他被指控对没有降生的生命犯下了罪行，卷入了当时道德、伦理、教会和政治思想的争端。"他成了一些人攻击的对象，这些人相信生育是上帝的职责，人类不应该尝试控制生育。在这本具有预言性质的书出版一年之后，哈伯兰特自杀身亡。

他的工作由其他人继续进行。短短几年内，至少有四个研究小组分离出了哈伯兰特一直都在寻找的物质，即孕酮。其他研究小组则循着这一线索，试图了解孕酮在体内的作用机理。20 世纪 30 年代，科学家们弄清楚了孕酮和其他性激素（比如睾酮和雌二醇）的产生机理。这些激素都是相关的，属于类固醇化学家族的成员，而且都由五边和六边碳环连接不同侧链构成。研究类固醇的化学家如今仍将 20 世纪 30 年代称为"性激素的十年"。接着，二战爆发，研究重点便转移到了军事需求上，由于资金减少，性激素研究便放慢了速度。战争刚结束的时候，重点是要多生孩子，而非阻止孩子的到来。还有少数科学家在继续努力开展避孕的化学层面研究，格雷戈里·平卡斯便是其一。1944 年，在马萨诸塞州，平卡斯与别人共同创立了一个私人研究小组，叫伍斯特实验生物学基金会。与哈伯兰特一样，平卡斯和一位关系要好的同事张明觉——后者为中国移民——被可能干扰排卵的激素深深吸引。

　　20 世纪 50 年代初期，得益于著名的社会活动家玛格丽特·桑格的努力，两人的研究有了资金支持，他们也就越发干劲十足。玛格丽特·桑格这位传奇人物，为了妇女权利——尤其是投票权和节育权，几十年如一日地奔波努力，因而扬名四海。1916 年，她开设了美国第一家计生诊所，不久之后被捕，通过诉诸法庭，她打赢了这场官司，创立了一个组织，该组织后来演变为美国计划生育协会，她将妇女团结起来支持她的事业。她的工作得到了一位老朋友凯瑟琳·麦考密克的帮助。凯瑟琳·麦考密克是一位同样坚定的妇女权利活动家，也是万国收割机公司巨额财富的继承人。麦考密克是世界上最富有的女性之一，她将大部分资金都用于支持桑格的工作。

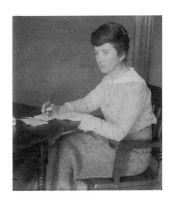

图 8.1　玛格丽特·桑格（贝恩新闻社摄于 1916 年，美国国会图书馆提供）

　　当时已经 70 多岁的桑格和麦考密克，于 1951 年与格雷戈里·平卡斯取得了联系。她们二人觉得放手最后一搏、研制出避孕药的时机到了。她们的动力包括：希望终结非法私下堕胎；决心让节育安全可靠、价格合理；认为何时怀孕及是否要怀孕应该由女性说了算，而非男性。

此事注定不会一帆风顺。美国有《康斯托克法》，这部法律于1873年通过，内容冗长含糊，目的是打击色情，取缔淫秽文学和"不道德物品"。1917年，桑格在布鲁克林的第一家计生诊所被关停，依据的正是这部《康斯托克法》，当时诊所开业仅有10天。几十年里，桑格和麦考密克一直都在跟所有随后出现的"康斯托克主义"行为做斗争。所谓康斯托克主义，就是指州和地方政府立法部门热衷于通过立法，取缔一切不道德的、淫秽的行为。在22个州，康斯托克派禁止销售避孕药和避孕用具；在30个州，康斯托克派规定，投放节育广告属于违法犯罪。在平克斯进行研究工作的马萨诸塞州，康斯托克主义规定，如果给一名女性服下一颗避孕药，就可能面临1 000美元的罚款，或者被判处五年有期徒刑。康斯托克派禁止在美国实施人体节育试验。

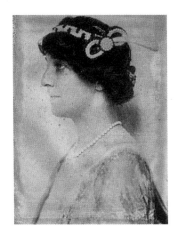

图8.2 凯瑟琳·麦考密克，斯坦利·麦考密克的夫人（贝恩新闻社摄，美国国会图书馆提供）

桑格和麦考密克承担着这一切。如有必要，她们会与法律做斗争，并且，如有需要，她们会寻找其他途径。她们会为节育工作所需的科学研究提供资金。在与平卡斯讨论过使用化学手段避孕之后，桑格支持他的研究，而麦考密克也开始支持平卡斯在伍斯特实验生物学基金会的工作。新资金的注入，使平卡斯的研究进展变得更迅速。他与妇科医生兼性激素研究员约翰·罗克（John Rock）一道，开始瞄准孕酮，将其视为研制避孕药的途径之一。

这项研究从一开始就存在很多问题。第一个问题是，在动物的卵巢中，每次只会产生少量孕酮，难以收集纯化。需要牺牲很多头牛羊及其他动物，才能获得些许激素，因此，孕酮非常昂贵，如以同等重量计价，孕酮比黄金更贵。

第二个问题在于，孕酮难以非常高效地从胃部进入血液，口服孕酮的话，它能被身体吸收的量极少，这意味着避孕药存在问题。他们如果希望在避孕药中加入孕酮，就必须找到某种化学替代品。

第一个问题，即孕酮极为稀缺，成本很高，这个问题的答案来自墨西哥。在墨西哥，一家名为 Syntex 的小型初创制药公司找到了一种方法，可从当地一种巨型山药中纯化类固醇。Syntex 公司于 1944 年创立，创始人是美国类固醇化学家罗素·马克（Russell Marker），此人极具开拓精神，想象力也很丰富（一位同事称他非常"勇敢"），他当时正在研究如何将植物类固醇（植物也可以产出类固醇，但是植物类固醇必须使用化学手段加以改变，方能在人体内具有活性）转化为更有价值的产品。他找遍世界，就想找到能够产出大量类固醇的植物。1941 年年底，在一本植物学教材中，他找到了自己想要的东西，这是一种奇怪的植物，发现于墨西哥境内的一条小溪旁边。在一张配有文字说明的图片中，可以看到一块根茎突出到了地面上。当地人称之为"黑色的头"，它是一种墨西哥山药，块茎与人的脑袋一般大小，有些甚至更大，一块块茎就可重达 200 多磅。马克赶到墨西哥城，接着一路换乘了几辆当地破旧拥挤的巴士，前往科尔多瓦镇，途中穿过了他在书上看到的那条小溪，小溪的旁边是一家农村商店。马克说服商店的老板帮他找了些"黑色的头"样本。他是找到了根茎，但是之后的事情可谓一塌糊涂：他没有植物采集许可证，虽然他收集了一些块茎，但样本被人窃去。于是，他不得已贿赂了一名当地警察，只为取回其中一块重达 50 磅的块茎。他把块茎走私运入美国，开始了试验。这块块茎为他提供了大量的类固醇。他想出了一种新办法，可以将植物类固醇转化为孕酮。于是，他开始寻找一家大型制药公司来支持自己的计划，从"黑色的头"中制出孕酮及其他类固醇。

可是，没有公司理会他。于是，马克和一些合作伙伴在墨西哥创办了属于自己的制药公司 Syntex。他吩咐小溪边的商店老板收集了大约 10 吨块茎并将其晒干。他安排实验室帮他提取制备孕酮所需的原料植物类固醇。最终，他获得了超过 6 磅的孕酮，在当时，这一产量可谓前所未见，这些激素可是一笔不小的财富。

有了大量的孕酮，研究的速度得以大大加快。

下一步就是让孕酮进入血液。Syntex 公司的科学家开始进行试验，得到了多种新型合成孕酮。其中有一种叫作黄体制剂，在阻止排卵方面的作用与孕酮一样，而且重要的是，黄体制剂能离开胃部，不受破坏，因此在口服时，它的活性很强。

几乎只差最后一步，就能研制出避孕药了，不过并非完全如此。动物研究表明，黄体制剂虽然有效，但也存在潜在危险，因为黄体制剂有时会引发子宫异常出血。这一问题的解决方法也属于意外发现，这种意外似乎常常发生于药物研究过程中，当研究人员发现研究中出现一些令人费解的现象时，他们会努力弄清原因。这个悖论是这样的：当他们对这些类似黄体制剂的激素进行纯化时，他们发现，纯度越高，即越是仔细确保制剂中不含其他杂质，子宫出血就越严重。这根本没有道理，除非杂质中可能存在抑制出血的物质。于是，他们又对过去那些纯度更低的制剂重新进行了研究，他们发现，这些制剂含有少量的另一种激素——雌激素。进一步试验也证明了这一点：将黄体制剂和一点儿类似雌激素的物质一块服用，有助于控制子宫出血。这便成了避孕药的部分配方。

将这些信息拼在一起之后，平卡斯和基金会中其他受到桑格支持的研究人员认为，他们终于成功了，有了一种经过肠道将药物送到血液中的避孕药，其主要成分为一种黄体制剂，并含有少量合成雌激素，用于防止子宫出血。是时候在女性中间展开临床试验了。

最后的难关就是法律。美国的法律规定提供避孕药属于违法行为，因此他们无法在美国女性身上测试试验性避孕药。平卡斯和罗克如果想在人类身上进行药物试验，就必须去《康斯托克法》管辖不到的地区。他们去了波多黎各，正如一位历史学家所说，波多黎各为他们提供了一个"完美的环境，一方面，人口过剩；另一方面，法无禁止"。1956 年春，在里奥彼德拉斯居民区，第一种试验性避孕药被分发给了数百名妇女。

这次在波多黎各进行的试验成了一桩丑闻。这些妇女并未充分了解药物潜在的副作用（因为尚不清楚有什么副作用），也没有任何真正的机会给予知情同意，在这种情况下，她们服用了试验性药物。试验开始之后，当这些妇女开始反馈出现头痛、恶心、头晕、血栓时，她们的许多说法都被认为来自"不可靠的历史学家"。平卡斯本人也忽略了许多关于轻微副作用的反馈，认为这是"疑病症"在作祟。但副作用确实存在，试验期间，有一名波多黎各妇女死于心力衰竭。

对平卡斯和其他研究人员而言，与避孕药效果良好这一事实相比，知情同意这个问题显得不那么重要。1957年，FDA迅速批准了Enovid（异炔诺酮－炔雌醇甲醚片，这一早期配方产品的商标），但不是将其作为避孕药批准的。为了避免《康斯托克法》带来的麻烦，该药在提交审核时并未提及避孕功效，或者将避孕认定为副作用。官方将该药批准为用于调节月经，这一分类是准确的，而且避免了提及节育，因此，该药在《康斯托克法》适用的各州属于合法药物。到1960年，当FDA最终正式批准避孕药可以用于节育时，已有数十万名女性正在服用Enovid。完全获批之后，该药的服用人数大增。到1967年，全世界范围内，已有1 300万名妇女服用过避孕药。如今，随着配方药物的大幅改进，服用避孕药的人数已经突破1亿。

现在的避孕药之所以会问世，一部分原因是年轻女性在服用避孕药后会出现一系列心脏问题，心脏病发作的风险也会显著增加，这种副作用令人担忧。虽然有严重心脏问题的女性总数仍然较少（主要是因为在年轻女性中，心脏病本就少见），不过，心脏病发作风险的增加是确实存在的。由于避孕药会导致血栓和心脏问题，1962年，避孕药在挪威和苏联被禁止销售。虽然在后来的配方药物中，这个问题没有那么严重，但是它仍然存在，尽管没人完全了解背后的原因。正如一位专家近期写道："关于不同的激素避孕药对人体止血功能的确切影响，至今依然争论不休。"

虽然存在副作用，但是避孕药的使用量暴涨，在文化方面的影响也随之显现。正如希望的那样，这种药物让性交与生育脱钩。近期的一篇期刊文章写道，"有了避孕药，年轻男女可以推迟结婚，而不必推迟性生活，性不必再与订婚信物拴在一起"，例如结婚戒指。这是性解放的开始。

在更深的层次上，避孕药为女性带来了新的机遇。一旦女性拥有了控制怀孕的能力，她们便开始选择不同类型的生活。一项研究发现，避孕药在 20 世纪 70 年代被广泛使用之后，攻读研究生学位与追求职业发展的女性人数急剧增加，例如，女性律师和法官的比例从 1970 年的 5% 上升到了 2000 年的近 30%；1970 年，女性医生的比例略高于 9%，这一比例在 2000 年接近 30%。同样，在牙医、建筑师、工程师、经济学家中，女性所占比例也呈现增长趋势。

虽然这一切并非避孕药的直接功劳，但避孕药在其中发挥了重要的作用。避孕药出现之前，在美国，女性通常在高中毕业之后要么立即结婚，要么推迟几年，或许是为了获得本科学位。经济学家克劳迪娅·戈尔丁和劳伦斯·凯兹于 2002 年发表的一份报告显示，避孕药问世之后，女性的初婚年龄开始上升，女性攻读硕士学位的比例也开始上升。

从一方面来讲，这将 20 世纪 20 年代洛克菲勒基金会的男性（他们的目标是利用生物学来处理社会中的不满情绪）与玛格丽特·桑格和凯瑟琳·麦考密克的女权主义思想联系了起来。这两个群体都想利用不断增长的人体相关科学知识与药物的功效，来达到社会性目的。不同之处在于，女性想要的是自由和选择，而男性想要的是对人类难以驾驭的冲动加以控制。避孕药为女性提供了一种方法，帮助她们获得自己想要的东西。多亏了避孕药的一个广为人知的副作用，现在，轮到男性了。

———————————

吉尔斯·布林德利（Giles Brindley）是一位有点儿古怪的科学

家，他身形瘦削，有些秃顶，戴着眼镜。他是一位知名的研究人员，也是眼功能方面的专家。同时，他还是一位作曲家，他发明了一种被他称为"逻辑巴松管"的乐器。

此外，他还对勃起有着浓厚的兴趣，这也是为何科学史给他加了一个奇怪的脚注。事情发生在 1983 年于拉斯韦加斯举办的泌尿会议上，吉尔斯·布林德利穿着宽松的蓝色运动服走上讲台，向台下大约 80 名观众炫耀了自己的最新发现。

他操着一口英国口音解释说，自己当天的话题是勃起功能障碍（ED）。对 20 世纪 80 年代的泌尿科医生而言，勃起功能障碍是个重大的难题。那时，没有人确切地知道勃起的原理，也没人清楚勃起困难时到底该怎么办。没有人清楚勃起过程中都有哪些系统相互作用，也没人清楚勃起过程中有哪些化学物质参与了反应。

人们只知道，很多男性都存在勃起问题，而且似乎随着年龄的增长，勃起问题会越发严重。

当时唯一能借助的就是机械手段：几台泵、几个气球、数块塑料夹板，以及金属植入物。通过手术将金属植入物植入之后，用泵充气，对其进行弯折或使其卡入位置，从而实现人工勃起。研究人员一直在不遗余力地寻找适合所有相关者的解决办法。通常，他们的努力都以失败告终。

如今，这种做法看起来或许有些好笑，但是对数百万存在某种程度的勃起功能障碍的男性来说，这可一点儿都不好笑。对他们而言，这是一个严肃的医学问题。

吉尔斯·布林德利博学多才，是一名逻辑巴松管演奏家，也是古老而光荣的自我试验这一医学传统最后的践行者之一。从帕拉塞尔苏斯与他的阿片酊，到发现 LSD 的瑞士化学家艾伯特·霍夫曼，历史上，在无辜的患者身上展开人体试验之前，医生通常会先在自己身上进行药物试验。

当时50多岁的布林德利一直都在用自己的阴茎进行自我试验。具体来说，他一直在往自己的阴茎里注射药物，希望找到一种借助化学作用就能实现勃起的物质，而非依靠机械手段。在拉斯韦加斯做报告时，他告诉台下的听众，自己的试验在不断获得进展。他给听众看了30来张幻灯片，向他们展示了自己的试验效果。在泌尿会议上，一名男性如此若无其事地分享自己私处的照片，似乎有点儿新奇（至少在社交媒体出现之前如此），但是观众泰然处之。

但当布林德利觉得有必要实地展示自己的试验结果时，观众开始有点儿惊慌失措。幻灯片放映结束后，他告诉观众，就在来到会议厅之前，自己在酒店房间里注射了药物。他从讲台后面走出，将运动裤向上提，一直提到勒得很紧，向观众展示自己的试验结果。众人为之震惊。

"此时，"一位观众回忆道，"我，以及大厅里的所有人，都大为惊叹……我简直不敢相信讲台上发生的这一幕。"

这位大好人教授随即低头看去，摇了摇头，说道："可惜啊，这样展示的效果还是不够清楚。"于是他脱掉了裤子。

大厅里鸦雀无声。"每个人都屏住了呼吸。"一位与会者回忆道。布林德利戏剧性地停顿了一会儿，接着说道："我想给一些观众一个机会，确认一下我下面肿胀的程度。"此时他的裤子褪到了膝盖处，他便挪着双腿慢慢走下讲台，朝观众席走了过去。坐在前排的几名女性吓得举起双臂，尖叫了起来。

她们的叫声似乎唤醒了布林德利。他意识到自己在观众中引起如此反响，便赶紧拉起裤子，回到讲台上，结束了自己的报告。

布林德利使用注射器将药物注射到阴茎中，这一想法从未风行起来，其他研究人员吹捧的塑料、金属装置却保留了下来，常被当作医学史上的稀奇罕见之物。它们都被新一代药物取代，而引领新一代药物的，是一种颇有名的蓝色药片。

而这一切的发生，正如药物发现中常见的那样，纯属偶然。

————————

桑威奇是英国南岸的一个小镇，主要以其保存完好的中世纪会馆和几家不错的旅游咖啡馆闻名。小镇也是辉瑞（Pfizer）研究中心所在地，辉瑞是世界上最大的制药公司之一。1985 年，在位于桑威奇的研究中心，科学家们试图找到一种治疗心绞痛的新办法，心绞痛表现为剧烈的胸痛和手臂疼痛，发作的原因是心脏病导致的血流量减少。桑威奇辉瑞研究中心的团队希望找到一种可以舒张血管的药物，如此一来，血液流动就会更加顺畅，这种药物可以作为缓解心绞痛的一种办法。

事实证明，这个问题非常棘手。血管会对体内许多不同化学物质产生反应，每种化学物质都与一连串反应相关——一种化学物质触发另一种化学物质，接着触发第三种化学物质，等等，而且每一串反应又由来自身体其他部位的其他化学信号触发。然而，辉瑞公司的研究团队成员们依然无所畏惧，继续稳步前行，专注于依据他们所知这一过程所涉及的反应，寻找此过程中他们尚不了解的反应，希望找到一些药物，有望放松心脏周围的血管，同时又不会引发严重的副作用。

1988 年，研究过数千种试验化学物质之后，他们终于得到了一种看似不错的化学物质。这种物质就是 UK-94280，它能够阻断一种酶，让其难以发挥作用，这种酶能够破坏另一种与血管松弛功能相关的化学物质（这些都是一个极其复杂的系统之中的一部分），这一物质似乎值得进行人体试验。于是，他们在冠心病患者身上展开了试验。

与多数药物的早期研发阶段一样，这种物质的研发工作一败涂地。一位研究人员这样说过，最初的临床表现"低于我们的预期"，这是一种委婉的说法，意思就是试验性药物的效果极不稳定，副作用过多。剂量再高的话，患者便会出现各种各样的问题，包括消化不良和头痛欲裂。

还有另一个与血流相关的副作用，这个副作用只存在于参与试验的男性中间：UK-94280 可以促进勃起。服药一次之后，过了几天，男性患者们反馈，虽然心脏症状可能依然存在，但是性生活很明显和谐多了。"当时辉瑞公司的所有人都没太拿这种副作用当回事。"一位研究人员回忆道，"我记得，当时我就在想，就算确实有这个效果，但谁会在周三吃完药，等着在周六勃起呢？"

接着，在桑威奇的研究中心，有人意识到机会正在向他们招手。在辉瑞这种大型药企中，公司高管一直都在留意，希望找到下一种轰动世界的药物，这关乎在合适的时间为市场提供合适的药物。20 世纪80 年代，人们尤其关注一个极大的潜在市场：正在老去的婴儿潮一代。婴儿潮一代属于二战之后的一代人，是历史上人口膨胀最严重的一代，这代人此时已踏入不惑之年，等着退休。各制药公司都希望能够在这一代人快要退休的时候备好大量新药，帮助他们治疗和缓解各种老年病痛。

在这十年里，大量研究资金被投入寻找可以治疗最严重的老年疾病的方法。当然，首要的就是心脏病，还有关节炎、智力衰退、肾脏问题、秃顶、皱纹、白内障等。这并不是说人们希望找到可以让人永葆青春的化学手段，即彻底治愈这些疾病的一些药物，而是希望治疗这些症状，缓解这些症状带来的疼痛，减轻病情，控制疾病，防止恶化，将这些疾病所带来的痛苦降低到可以忍受的范围内，从而提高生活质量。此类药物还会带来额外的好处，那就是更长的时间——不是说让患者活得更久，而是指药物处方发挥作用的时间更长。缓解老年疾病的药物不会像抗生素那样，短期服用即可，而是像维生素片一样，需要长期坚持服用。如此一来，利润就可以滚滚而来，持续好几十年。这些"提升生活质量的药物"，便是制药公司大笔投资的去处。人到中年后期面临的一大问题便是勃起功能障碍，在 60 多岁的男性当中，60% 的人至少都会在某些时候存在勃起困难，而且这一比例还会随着年龄的增长而增加。这是一个巨大的潜在市场。接着，就出现了 UK-94280，还有它那意想不到的副作用。辉瑞公司决定继续研究这种药物，只不过此时他们的关注点已经不在心绞痛上了。

对于这种药物，该如何试验其药效呢？这里有一个方法：召集一群患有勃起功能障碍的男性，在他们的阴茎上绑一些设备，用于测量周长与硬度，给他们服用不同剂量的 UK-94280，接着，让他们观看色情电影。试验结果用临床医学用语来讲——"鼓舞人心"。

后来，辉瑞公司的研究员克里斯·韦曼（Chris Wayman），在他位于桑威奇的实验室里制作了一具"男性模型"，用电子开关代替神经，模型的私处用的是阴茎组织，它们取自患有阳痿的男性。每个阴茎组织样本都被挂在细小的金属细线挂钩上拉紧，挂钩与测量装置相连，悬挂于盛有液体的容器之中。这样就可以测量组织的紧绷和舒张放松程度。韦曼希望看到的是组织出现舒张松弛。舒张的血管可以携带更多血液，因而更能让阴茎充血。

将 UK-94280 加入溶液，并打开电源，此时，小块组织中的血管出现舒张，阴茎勃起时就需要血管处于这种舒张状态。"我们现在正在做一件事情，这件事情只能用特殊两个字来形容。"韦曼告诉 BBC（英国广播公司）。辉瑞公司给自家这种新型试验性药物起了一个学名，叫作西地那非，并且将此药的研发推进到了人体试验阶段。

西地那非的效果很好，这让人颇感意外。男性的勃起并非那么简单，坚挺的阴茎是生理与心理相互作用的结果，还牵扯到大量的血液流动，以及很多让人晕头转向的化学反应。性欲的激发本身似乎就存在矛盾：这个过程并未直接启动阴茎，而是对某些信号进行了抑制，这些信号能使流向阴茎的血量保持在最低水平。这一过程与其说是向阴茎泵送了更多的血，倒不如说是打开了大坝上的水闸。但这只是个开始，还必须放松血管，这样血管才能充满血液，进而变硬。性欲激发过程会向血管中的神经发出信号，使其开始一系列化学反应，这一系列化学反应结束后，会生成环磷酸鸟苷，这是人体产生的一种物质，可以使动脉平滑肌放松，更好地充血。

当然，这个系统也必须可逆才行，否则一旦激发性欲，试验对象就得勃起一整天。得有东西把这个过程颠倒过来才行。身体可以产生一种能够分解环磷酸鸟苷的酶，从而降低性欲，当这种酶的水平足够低时，勃起便会消失。

事实证明，这就是西地那非的用武之地。西地那非拦截了分解环磷酸鸟苷的酶，从而使环磷酸鸟苷这种关键的化学物质能够保持足够高的水平，维持勃起。在那些产生环磷酸鸟苷的功能受到损害的男性当中，西地那非的效果尤为明显，而有些心脏病患者就会出现这一功能受损的现象。西地那非并不会让阴茎直接勃起，要想勃起，还是需要一些色情刺激，但是，一旦阴茎勃起，西地那非就能维持勃起状态。

正当辉瑞公司准备将西地那非推向市场之际，美国国立卫生研究院（NIH）给他们送上了一份大礼。在1992年的一次会议上（此会议后来得到1994年发表的一项颇有影响力的研究的支持），专家们决定对勃起功能障碍的医学定义加以扩展。勃起功能障碍不再是完全无法勃起（"阳痿"这一老旧概念就是这么定义的）。从此以后，只要是勃起不够、不能完成"令人满意的性行为"的情况，一概属于勃起功能障碍。至于对这一概念该做何详细解释，则交由医生本人和他们的患者自行决断。ED这种可以诊断的疾病，此时的定义更为主观，内容包含范围也更为广泛，突然间，患有ED的男性数量大增。1992年之前，患有阳痿的男性人数约为1 000万，这一数字在一夜之间增加了两倍，在所有65岁以上的男性当中，患有ED的人数占比约为1/4。

对辉瑞公司而言，这个时机简直再好不过了。辉瑞公司向加快进展的西地那非试验投入数千万美元，参与试验的男性有数千名之多。一位研究人员表示，试验结果"大出所料"。西地那非不但能够起效，而且几乎没有副作用。西地那非需要一个商标名称来助推销量。辉瑞公司回头翻遍了文件，想出了"万艾可"（Viagra，也称伟哥），这一名称为之前众人集思广益时所提，之后便被归档搁置，等待合适的药物出现时再用。这个名称堪称完美，既暗示着雄性的力量（vigor表示强健），又暗示着飞流直下，势不可当（Niagara表示尼亚加拉瀑布）。

辉瑞公司于1996年为其新药申请了专利，并于1998年获得了FDA的批准。很明显，从一开始，辉瑞公司就已经属于赢家。公司营销部门借着新药可谓大展拳脚。1998年5月4日，《时代周刊》将万艾可印在封面上，封面插画中，一名年纪较长的男子（与喜剧演员鲁德尼·丹泽菲尔德有几分相似）抱着一名全身赤裸的金发女郎，一只手里拿着辉瑞公司特有的蓝色菱形药片，即将服下。封面标题令辉瑞公司的广告营销团队大喜过望,它是这样说的:"勃起良药:不错,万艾可确实有效!透过风靡一时的药物,道尽男男女女与两性生活之苦。"翻开杂志,在文章中,记者问道:"还有什么产品比这种药物更加适合喜欢单刀直入、在性爱方面缺乏自信的美国人呢?"辉瑞公司将此称为免费广告。

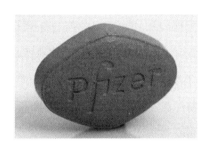

图 8.3 辉瑞公司特色鲜明的万艾可药片〔由蒂姆·里克曼(Tim Rickman)拍摄〕

在媒体的热切宣传与温和诱导下,万艾可销量猛增。此药投放市场的第一天,在亚特兰大,一名泌尿科医生就给病人开出了 300 张处方。一些愿意通融的医生更是加快了开药的流程,病人花费 50 美元,就可以打电话远程问诊,方便快捷,之后医生就会给他们开出药方。多数医疗保险公司开始承担此药的费用。《纽约时报》将万艾可称为"美国史上最成功的药物投放"。辉瑞公司的股价飙升了 60%。

万艾可也越来越受欢迎。推出两年之后,万艾可已经出现在 100 多个国家,医生每天开出大约 3 万张药物处方,全世界已售出超过 1.5 亿粒万艾可,每年销售额约为 20 亿美元。对上了年纪的人而言,这种"蓝色小药片"现在成了他们在外过夜的必备之物。

其他公司眼看辉瑞取得了成功,便也纷纷进入这一领域。西力士和艾力达于 2003 年问世,这两种药物较之万艾可有所不同:起效方式几乎相同，作用对象也相同，但在副作用和持续时间方面略有不同。例如，西力士的效果在体内持续的时间更长，与万艾可持续 4 个小时左右相比，西力士的药效至少能够维持一天。

但是，在各种治疗勃起功能障碍的药物当中，万艾可的王者地位仍然无可动摇，它改变了老年人的性生活，引发了无数笑话，还引出了一些重要的问题。其中之一便是关于保险覆盖范围的问题。万艾可出现时，大多数医疗保险计划都承保此药的费用（对女性而言，情况并非如此，多数情况下，避孕药都没有得到承保）。为何男性的性健康就比女性的更加重要呢？ 2012 年，奥巴马政府卫生与公众服务部部长回答了这一问题，裁定大多数用人单位必须遵守《平价医疗法案》，在其医保计划中支付女性员工避孕的费用。有一些医保计划已经停止支付万艾可的费用（尽管很多医保计划仍然支付此项费用）。

下一个问题：为何没有女性服用的"勃起"药物，即女性用来增强性快感的药物？制药商花费了数百万美元研发这种药物，不过至今为止，依然没有一家制药公司得偿所愿。女性的问题不在于勃起功能障碍，更常见的是一种被称为女性性兴趣 / 性兴奋障碍（FSIAD）的疾病，这种疾病与血流量关系不大，而与性渴望有关。许多患有这种疾病的女性（在女性中，该病出现的比例高达 20%）并不存在性幻想或者性渴望。药物研究人员认为这与大脑中的激素网络和神经递质网络有关，并且正在研究寻找解决方案，女性的解决方案不像万艾可，更类似于抗抑郁药。

这些药物引发了关于身心关系的问题，这一问题长期以来一直存在。性功能障碍属于生理因素还是心理因素呢？男性的性无能，在1990 年之前被认为是由养育问题与童年所受创伤引起的，属于严重的心理问题。如今，在许多情况下，性无能被视为一个简单的生物力学问题，在这种现象中，机械因素大于心理因素。女性的性反应看起来似乎更复杂，与精神的联系更紧密。虽然你可以得出自己的结论，但是在性这一方面，目前看来，男性的问题简单一些，女性的问题就很复杂了。

21 世纪初，万艾可继续主导着市场。似乎不管花多少钱，男性都愿意购买万艾可。最初推出时，万艾可每片售价为 7 美元，如今已经飙升至接近 50 美元。万艾可极受欢迎，非常昂贵，导致出现了一个非常复杂的黑市，有数十家地下药店低价售卖万艾可这种蓝色药片，并且无需处方。辉瑞公司的一项研究估计，在自称销售万艾可的网站之中，约 80% 销售的都是由没有经营许可的厂家生产的假冒产品。这些假药，除了西地那非的含量不尽相同，还包含其他各种物质，从滑石粉、洗涤剂到老鼠药、道路油漆，应有尽有。2016 年，波兰官方机构突击搜查了一处疑似黑市的制药场所，在一个橱柜后面，调查人员发现了密道的入口，走进密室发现了价值超过 100 万美元的制药、包装设备，以及大约 10 万粒假冒万艾可。虽然当局关停了这家黑店，但是黑店仍屡禁不绝。假冒万艾可是笔大买卖，消费者们务必保持警惕。

过了 10 年，万艾可的热潮才开始消退。许多使用者发现，万艾可虽然有效，但是会引发头痛，阴茎偶尔还会出现异常勃起（勃起时间比所需的持续时间长几个小时），以及其他轻微的副作用。其他竞争对手陆续出现，新鲜感逐渐消失。男性发现，瞬间勃起并不一定能解决所有的性问题，万艾可引起的化学反应虽然或许可以提升性爱方面的自信，但是终究不能替代爱人之间的绵绵情意。

到 2010 年，在获得万艾可处方的所有男性之中，近一半人停止了服药。这一年，勃起功能障碍类药物的销量趋于平稳。2012 年，万艾可的销量达到顶峰，销售额为 20 亿美元多一点儿，接着便开始走下坡路。万艾可的蜜月期已经结束。大约在同一时间，万艾可在美国境外的专利保护到期（美国境内的专利保护于2020年到期）。在美国，新药的专利保护期一般从公司申请之日算起，持续20年，尽管制药公司越来越精于寻找方法，延长专利保护期限。然而，一旦专利保护到期，万艾可就会掉下业内人士所说的"专利悬崖"，此时，其他公司可以随意生产同样的药物。各种仿制药出现，市场竞争加剧，药物价格下降。对持有药物原专利的公司而言，这可能意味着几十亿美元的损失。

————————

万艾可的兴衰给了人们一些教训。首先，制药公司需要万艾可这样的重磅药物才能生存下去。新药的成功非常罕见：在进入人体试验阶段的药物之中，只有一小部分最终能够获得FDA的批准，而在所有进入市场的药物当中，只有1/3可以赚足利润，填平药物研发的成本。药物研发的成本非常关键：如今，一种新药从发现到投放市场，需要一二十年的时间，还需要平均投入超过5亿美元，才能突破重重关卡，进入药店上架销售，这一成本比起20世纪70年代上涨了10倍之多。（关于制药公司如何计算、公布这些成本，以及公司是否如实公开研发成本，存在一些争论。我在此处使用的只是中位数。）总之，不管怎么计算，要想研发出一种成功的新药，成本极高。药企必须专注于个别极具潜力的药物，这些药物成功之后，或许能够填平所有研发失败的药物所耗费的成本。万艾可就是这种极具潜力的药物。辉瑞公司的下一种畅销药物，治疗关节炎的药物西乐葆亦是如此，此药的受众群体依然是逐渐老去的婴儿潮一代，而且带来的利润更多。制药公司需要重磅药物来保持利润，唯有如此，股东才会满意。

第二个教训便是，要想获得一种经久不衰的重磅药物，最好的办法就是确保这种药物不会治愈任何疾病。上文提到的辉瑞公司旗下两大畅销药，都不能治愈任何疾病。勃起功能障碍和关节疾病虽然会给患者造成不同程度的苦恼，但都不会危及生命。万艾可和西乐葆都只治标，并不治本。

对于提高生活质量的治标药物，处方可以一直开下去，如果患者停药，症状就会复发。于是，制药公司便能源源不断地赚取利润。药物开发成本高昂，因此，制药公司想要获得如此高额的回报便也不难理解。对利润的需求，使需要研发的药物种类出现了扭曲和变化。这就解释了为何制药公司不愿花费力气去寻找急需的新型抗生素，却将大量资金投入寻找缓解衰老症状的药物。

这并不是说，大型制药公司没有在寻找治病救人的药物。它们也在寻找，尤其是在癌症治疗这方面。但是，它们需要万艾可这种能够提高生活质量的轰动性药物赚取利润，从而为治病救人药物的研发提供资金。

毕竟，医学不是只有治病救人。一位散文作家说道："与所有药物相比，万艾可更好地满足了美国文化中的渴望：美国人渴望永恒的青春，渴望重振雄风，更不用说，也渴望能有一种办法轻松化解这一难题。在我们这个时代，万艾可可谓生逢其时。"

第九章
被施了魔咒的分子环

　　大型制药公司一直在不断寻找可以控制疼痛的灵丹妙药——既有阿片制剂的所有功效，又不存在致瘾危害。它们非但没能如愿，还导致美国出现了有史以来最严重的药物成瘾现象，过量用药泛滥成灾。

　　差别在于，如今我们已经摆脱自然阿片制剂——使用罂粟汁液获取的制剂，转向了全新的纯合成制剂，这些制剂是在实验室里按照要求研制的。这些新型药物属于阿片类药物，而非基于罂粟的阿片制剂，其功效远胜人类祖先使用过的任何阿片制剂，不过，其潜在的致瘾危害也是有过之而无不及。这些新药设计之初，在一定程度上就是为了治疗阿片制剂成瘾，结果却是火上浇油。

　　第一种新药依然发现于德国，由赫斯特公司的实验室在 20 世纪 30 年代末期发现，彼时，第二次世界大战即将爆发。新药的发现，跟以往一样，并非研究人员有意为之，而是纯属巧合，起因就是小鼠的尾巴。

赫斯特公司的化学研究员当时正在研究寻找一种能够缓解肌肉痉挛的药物，而非止痛剂。他们从一种完全不同于阿片的化学物质家族开始，深入其中，不厌其烦，从所选物质着手，一次又一次地调整，然后将每种物质在小鼠身上进行试验，观察效果。正当此时，一名眼尖的研究员注意到，事情有些不同寻常：服用了其中一种试验性药物的小鼠的尾巴会竖起来，呈 S 形。多数科学家可能会忽略这一点，但这名研究员以前做过阿片类药物的工作，因此知道，小鼠在服用阿片制剂后，处于兴奋状态时会有何种反应——它们的尾巴会竖起来，呈 S 形。如果没有这类经验，这名研究员或许会将这种新药当成吗啡。

　　于是，赫斯特公司实验室团队进行了更多试验。很快他们就确信自己发现了一种全新的药物，这是一种功效强大的止痛剂，其分子结构不同于吗啡、可待因或其他任何生物碱。诚然，论功效，这种新药不及吗啡，却能极大地舒缓疼痛。试验动物在服用了这种新药之后，并不会像服用其他类似药物一样如梦如醉，而是犹如吸了可卡因一般精神亢奋。最重要的是（这似乎也是赫斯特公司团队走运之处），早期试验还反映出这种药物的成瘾风险可能远低于吗啡。

　　可能他们真的误打误撞，发现了灵丹妙药。他们将其命名为杜冷丁（在美国，此药有个更加广为人知的名字——哌替啶），做了一些简单的人体试验后，认定效果良好，便投放至德国市场。药物广告宣传这是一种强效止痛药，副作用小于吗啡，且无成瘾风险。

　　错，事实证明，这两种优势皆有待商榷。杜冷丁——战后以德美罗为商标名售卖——有大量的副作用，由于存在药物间相互反应，所以服用该药非常危险，而且根本不似宣传的那般没有成瘾风险。作为一种滥用药物，它具有吸引力，因为它一方面可以缓解疼痛，另一方面能让服用者精神亢奋。由于存在副作用，还可能被滥用，再加上一些新的止痛药物问世，杜冷丁便不再被大量使用。

但是杜冷丁打开了一扇通往新事物的大门：人们可能会发现一些物质，它们完全不似吗啡和海洛因，或许稍加改良，还可消除致癌风险。正如一位历史学家所言，这"对药物研究起了了不起的刺激作用"。

第二次世界大战期间及其前后几年，正是投身制药事业的大好时机。新药以空前的速度问世，有很多原因使得大型药企在战争甫一结束便能繁荣兴盛。二战期间，德国政府投入大量资金用于医药研究，试图寻找更好的方法治疗伤口，防止疾病在士兵间传播；试图了解高海拔对飞行员身体造成的影响、强大的水压对潜艇机组成员的影响，以及如何在实验室里准确地测量血液含氧量，如何在实验室里制备血浆。这些资金帮助科学家研发出了新的工具，改良了以往的方法，更好地开展人体试验和分析人体。德国的战败释放了更多的财富，这些财富被用于研究、建立新的实验室，破解专利，将德国科学家带到美国。战后的经济繁荣使各高校、公共实验室的科研得到了极大的扩张，这反过来又进一步推动了化学行业的发展。从战时优先条目中被释放，加上资金充裕，药物科学的发展便开始大步向前迈进。

在医药研究中，很多激动人心的工作的展开都围绕分子生物学，以及在更加微观的层面进行研究的能力，微观到比如消化、激素分泌、神经传导过程中涉及的单个物质。这种研究焦点的下移细化，深化至单个细胞的工作机制，在 1953 年达到了高峰。同年，笨拙的美国研究生詹姆斯·沃森、健谈的年轻英国研究员弗朗西斯·克里克，以及颇有天赋的女科学家罗莎琳德·富兰克林完成的研究，这个似乎不大可能凑到一起的组合，揭露了 DNA（脱氧核糖核酸）的分子结构，翻开了基因研究的新篇章。

对构成生命的分子了解得越多，便越有机会发现有效的药物。这让人们更加乐观，认为每种疾病或许都有药可治。人们应该做的便是在分子层面足够充分地去了解疾病，然后对症下药。

首先，有了强大的新工具；其次，人类对生命物质的理解正在不断加深；最后，资金充足。每种新药的成功都能为制药行业提供新的资金，制药公司因此迅速发展壮大。二战之后，美国联邦政府拨款数千万美元给美国国立卫生研究院，用于基础医疗研究，政府将大量资金投入医疗行业，推动了医疗行业公有经济的发展，补足了医疗行业私有经济的增长。能够发展壮大起来的都是那些最了解新形势、新情况的制药公司，这些公司非常了解最新的发现，养着一流的说客，在公司内部的研究中也最具创新精神。那些没有资源竞争的小公司要么破产，要么被其他公司收购。

赫斯特公司不断发展壮大。继哌替啶之后，赫斯特公司在二战期间又研制出了其他合成止痛药。经历了数百次失败之后，赫斯特公司终于发现了另一种有效的止痛药，其功效比哌替啶强5倍，看起来似乎不存在致瘾危害。赫斯特公司将其命名为阿米酮。不过，这种新药也有缺点，最明显的是容易引起恶心反胃，此药一直未被广泛地使用。

二战结束之后，阿米酮进入了美国，有了一个更广为人知的名字：美沙酮。

美沙酮是一种有点儿不同寻常的阿片类药物：用来止痛，效果可以，但算不上太好；可以口服；起效较慢，服用之后，需要过一段时间，药效才能在体内发散；较之其他止痛药，更不容易引起快感。此外，美沙酮会让很多患者感到恶心反胃。在美国进行的早期试验似乎也证实了德国人的结论，那就是美沙酮不会致瘾。但是随着美沙酮得到广泛使用，很明显，跟吗啡一样，服用美沙酮的患者也需要不断加大剂量才能缓解疼痛，而且在服用美沙酮的患者当中，很多人出现了药物依赖。1947年，美沙酮被列入美国管制药物清单。

美沙酮从来都不是一种赚钱的止痛药。不过，它还有其他功效，因为服用美沙酮并不能产生快感，反而会令人不适，再者，美沙酮可以不用注射，于是医生开始考虑将它当作一种手段，帮助海洛因成瘾者戒除药瘾。虽然美沙酮在成瘾者中不太受欢迎，但它确实能够缓解一些戒断反应。截至1950年，少数医院已经开始使用美沙酮来帮助患者戒除海洛因药瘾。

二战期间，随着阿片的供应线路中断，海洛因在美国的大街小巷消失不见。美国的药物成瘾人数下降了90%，从战前的20万人下降到1945年的2万人左右。《时代周刊》做出如此评论："对药物成瘾者而言，或许没有什么比二战更好。"

但是战争刚结束，通往亚洲的补给线路便重新恢复（其中，最广为人知的一条线路自土耳其起，途经法国，最后到达美国，这条线路被称为"法国连线"），海洛因卷土重来。20世纪50年代，海洛因从市中心的黑人社区扩散到了白人富豪居住的郊区，从爵士俱乐部扩散到了泳池派对。海洛因很酷、很时髦，但也很危险，并且利润丰厚。"海洛因是一种理想产品、终极商品，无须浪费口舌进行推销，客户就会顺着下水道爬过来，央求你卖给他。"威廉·西沃德·巴勒斯于1959年这样写道。

海洛因的问题越来越严重，吸食海洛因的白人越来越多，美国政府也越发担忧。对致瘾药物持强硬态度的人认为，应该制定更严厉的法律，对海洛因持零容忍态度，处以更重的刑罚，但是许多医生和社区活动家则认为，应当帮助药物成瘾者戒瘾，为他们提供人文关怀。1963年，对于这一分歧，麻醉品和药物滥用总统咨询委员会提出了解决方案，建议对药物成瘾者加强治疗，对麻醉品贩子则加大惩处力度。关键是让药物成瘾者远离街头，远离麻醉品，将他们投入监狱或送进戒毒所。一旦戒除药瘾，没了滥用药物的念头，他们就会远离麻醉品了。

只不过他们做不到这一点。在海洛因成瘾的人当中，约75%一旦离开戒毒所，有了接触海洛因的机会，几个月内药瘾就会复发。对海洛因成瘾严重的人而言，要戒掉药瘾谈何容易。

接着，进入了20世纪60年代，这10年间，针对药物的管控非常宽松，情况变得更加糟糕。1960—1970年，美国的药物成瘾人数从5万猛增到约50万。

正当此时，美沙酮东山再起。虽然在20世纪50年代，许多医生不愿进行药瘾治疗，或许他们依然记得《哈里森法》颁布之后，多少医生因曾给药物成瘾者开出吗啡处方而锒铛入狱，但是仍有一些医生将药瘾视为一种疾病，例如，美国公共卫生部下属医院坚持提供药瘾治疗。正是在这些医院里，越来越多的医生尝试用美沙酮进行治疗。

用美沙酮代替海洛因有几个优点：美沙酮这种合成药物较之吗啡，药效持续时间更长，因此，药物成瘾者每天只需一剂，无须注射四次，甚至无须注射；通常，美沙酮可以减轻药物成瘾者对阿片类药物的渴望，但又不会给他们带来服用、注射海洛因所产生的快感。

1963年，纽约一位膀大腰圆的医生文森特·多尔获得了一项拨款，用于研究如何利用药物治疗海洛因成瘾。他想研究的药物吗啡和美沙酮属于管制药物，因此在当时获得拨款并非易事。联邦麻醉品管理局的一名探员告诉多尔，他光是进行这些研究，就已经触犯了药物管控法律，如果多尔一意孤行，坚持要研究，管理局或许会对其强行叫停。多尔并未退缩，他还主动邀请管理局上门来叫停自己，这样他正好可以起诉管理局，法院就可以做出适当的裁决。

多尔、精神病学家玛丽·奈斯万德（多尔的妻子），以及刚刚从业的年轻医生玛丽·珍妮·克里克开始了他们的工作。三人很快发现，吗啡不能作为海洛因的替代品，药物成瘾者一心只渴望得到更多的吗啡。美沙酮却与此不同。首先，研究人员可以让患者服用有效剂量，缓解戒断反应，减轻对海洛因的渴望，并且该剂量可以使患者保持这种状态，患者并不会要求增加剂量。其次，与服用吗啡的患者不同，服用美沙酮的患者在下次服药之前并不会点头打盹或者呆坐着什么也不做。患者很活跃，很忙碌，甚至有的患者还能找份工作去做。

多尔的团队尝试逐渐减少美沙酮的剂量，观察能否让患者摆脱致瘾药物，完全戒除药瘾，但是以失败告终。他们可以将剂量降低到某个水平，但是不能再低。一旦达到临界剂量，戒断症状就会出现。

解决办法就是让患者常年服用美沙酮——也许是终生服用。这是一种权衡，用一种药物替换另一种药物。而较之致瘾药物，美沙酮更可取。服用美沙酮的药物成瘾者不会为凑钱买药而触犯法律，不必使用不卫生的针头注射药物，也不会过量服用。患者可以过上自己的生活。

1965 年，多尔和克里克首次公布他们的研究结果之后，海洛因成瘾治疗迎来了一个新时代。媒体报道了此事，其他医生开始不断打听询问，美沙酮维持疗法被标榜为海洛因成瘾的治疗手段。

又是一轮赛格循环，澎湃的热情退去，接踵而至的便是重重疑虑。多尔记得，1965—1970 年属于美沙酮维持疗法的蜜月期。医生们大声疾呼，想要尝试美沙酮维持疗法。在每个大城市，人们都想使用美沙酮维持疗法。多尔说，即使联邦麻醉品管理局"经常针对这一疗法挑刺找碴儿，搞一些渗透潜入，还企图给这一疗法抹黑"，它也无法阻挡这种势头。

接着，美沙酮维持疗法的大受欢迎，却让美沙酮本身成了受害者。20世纪70年代初，美沙酮疗法传播速度快、范围广，导致局面失控。热情高涨的治疗中心开始使用美沙酮维持疗法，有时，没有资质的从业者也使用这种疗法，借用多尔的说法——到了"局面变得混乱不堪"的地步。有太多的计划在治疗太多的患者，而且缺乏监督约束。在这种环境中，人们很快便清楚地认识到，美沙酮维持疗法并不是一个完美的解决方案。开始出现反对美沙酮的声音，这些反对的声音不仅来自反对致瘾药物的强硬人士，还来自药物成瘾者自身。他们不喜欢服药之后出现的恶心反胃，也赞成国家管控。药物成瘾者编造故事，大致是说美沙酮是由纳粹执政时期的德国研发的。他们给美沙酮起了个外号，叫阿道斐（adolphine），还编造了一些关于美沙酮的阴谋论。许多瘾君子拒绝服用美沙酮，在药瘾复发的瘾君子当中，很多人最后重新服用或注射海洛因。

60年代过后，对管制药物的态度又变得强硬起来。政府不断加大针对美沙酮疗法的监督力度，相关规定文件也随之增加，资金投入减少。以前的重点是无限期维持治疗，此时，重点转移到了短期控制上，将美沙酮当作跳板，让药物成瘾者先摆脱致瘾药物，再转向其他可能戒除药瘾的方法：心理疗法、行为疗法、十二步治疗计划、祈祷。新的目标是完全停掉所有药物，而非终生服药。截至20世纪80年代，美沙酮维持疗法已经过时，但是后来，这一疗法卷土重来。对艾滋病传播的担忧，让人们认识到美沙酮维持疗法的作用，那就是可以减少不洁针头的使用。政府再次放宽了投入美沙酮维持疗法的资金限制。1997年，美国国立卫生研究院的一份共识报告概述了美沙酮维持疗法已被证实的各项好处：药物用量总体减少，犯罪活动减少，与针头注射相关的疾病减少，有酬就业增加。国立卫生研究院的专家小组建议，所有受法律管辖的阿片类药物依赖者都应有权享受美沙酮维持疗法，这一疗法已获得 FDA 的批准，使用者越来越多。一位专家做出了这样的评价："如今，只要妥善地采用美沙酮维持疗法，那么其安全性、有效性与价值就好比地球是圆的一样不容置疑。"

但并没有人认为美沙酮维持疗法是完美的。许多药物成瘾者和家属在接受美沙酮治疗时依然抱着"根治"药瘾的想法，但是在结束治疗的患者当中，过半的人在出院之后，要么最终走上服用阿片类药物的老路，要么重新接受治疗，继续服用美沙酮——别忘了，美沙酮本身就是一种合成阿片类药物。永久成功率（如果将成功定义为从此不再服用阿片类药物）徘徊在 10% 左右或者更低的水平。

这是个残酷的事实，阿片的所有衍生物都存在这个问题。一旦上瘾，要想停下，谈何容易。海洛因便是如此，事实证明，合成阿片类药物同样如此。

———————————————

杜冷丁和美沙酮只是个开端。20 世纪 50 年代，史上最伟大的药物发现者之一决心研发出一种更好的止痛药。此人名叫保罗·杨森，他取得了巨大的成功，甚至直到今天，他的工作仍然令人感到震惊。

他的父亲是比利时的一名医生，子承父业，他毕业于根特大学医学院，打算教授医学。但是，他对有关化学和药物研发的新观点充满热情，于是放弃了教职，向父亲借钱开办了一家小型制药公司。

杨森的朋友称他为"保罗博士"，此人算是一个不可多得的人才。

他骨子里是一名旧派的炼金术士，他的目标始终都是将物质分解为最小的活性成分，深入物质的核心，然后围绕这种纯化的核心物质做出一些东西，在核心上添加一些东西，以造出更好的衍生物。杨森思想深刻，能将注意力高度集中于一点，不解决问题，决不罢休。不过，杨森可不只会泡在实验室里，他还是一名意志坚强的生意人，创立了多家公司，还集艺术家、化学家与公司高管于一身，将前两者的创造力与后者对利润的追求结合在了一起。

　　例如，杨森注意到，将吗啡等天然阿片类药物的分子结构与杜冷丁等较新的合成药物的分子结构进行比较时，有一部分是二者共有的，两类物质的分子结构中都存在一个结构，这是一个叫作哌啶的六边形原子环。考虑到这两个止痛药家族具有类似的功效，他认为，这个相对简单的结构——这一结构后来被称为"被施了魔咒的分子环"——很可能就是阿片类药物的核心所在。

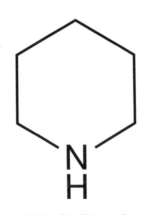

图 9.1 "被施了魔咒的分子环"——哌啶

　　杨森决定改进这一结构。他清楚过去的止痛药起效缓慢，并且很难到达中枢神经系统，因此还会丧失一部分药力。之所以药效发挥缓慢，是因为药物不能轻易穿过主要由脂肪构成的细胞膜。于是，杨森着手研制一种脂溶性阿片类药物。

抱着这个目标，他的实验室开始研制试验性药物，药物的核心成分是这种被施了魔咒的分子环，周围连接的则是脂溶性的侧链结构。他们很快便研制出了几十种新药。1957 年，杨森刚过完 30 岁生日，他那家快速发展的制药公司就发现了一种新的阿片类药物，药效比吗啡强 25 倍，比杜冷丁强 50 倍，起效更快，在体内代谢得也更迅速。公司将其命名为苯哌利定，此药至今仍被用于全身麻醉。

而这仅仅是个开始。1960 年，杨森的团队合成了另一种药物，药效是吗啡的 100 多倍。在此药物被发现时，它算得上最强力的阿片类药物。他们将其命名为芬太尼，并利用此药研制出了一整个系列的新型止痛药。

杨森制药公司还发现了其他许多药物，包括一种突破性的新型抗精神病药、多种麻醉药、一种被"阿波罗计划"的宇航员使用的腹泻药、多种抗真菌药、多种过敏药，共计 80 多种成功的新药，其中有 4 种药物至今依然被列在《世界卫生组织基本药物标准清单》里。截至 2003 年杨森博士去世时，杨森制药在世界各地的雇员已经达到 16 000 多名，他自己也赢得了声誉——他的一名同事称他为"史上发明药物最多的人"。

杨森制药将芬太尼和同系列的其他药物混入各种药丸、皮肤贴片甚至棒棒糖中，如此一来，不同的患者可以使用适用于自己的药物，来控制不同程度的疼痛。至今为止，这些药物仍然是控制疼痛的常备医疗手段。而且，这些药物成瘾风险极高，都属于管制药物。近年来，随着医生和执法部门收紧和限制了药物的使用，芬太尼已经转入地下黑市，此药在国外完成加工生产之后被运入美国。在街头巷尾，芬太尼变得越来越普遍，服用方式也多种多样，既可以用鼻子吸食，也可以吞咽，还可以倒在吸墨纸上，掺入海洛因。由于芬太尼的药效极强，随着服用剂量的不断增加，过量服用现象越发严重。

合成药物效力越来越强，使用者越来越多，为医生提供了越来越好的方法，帮助手术患者、癌症患者及其他患有严重的顽固性疼痛的患者舒缓了疼痛。同时，这些药物带来了更多的隐患，药物成瘾现象越发严重，药物成瘾群体也越来越庞大。

要是科学不能解决这个问题，那么执法部门就必须出手解决。

1971 年，美国总统理查德·尼克松宣布发起"毒品战争"，包括对阿片制品和毒贩发起的大规模的进攻。其中有诸多因素在起作用：强烈抵制 60 年代公然吸毒的行为；担忧越战退伍军人将海洛因毒瘾带回美国；主张法治的政治思想越来越受欢迎；越来越多的人意识到，美沙酮疗法等计划取得的成功是有限的。在尼克松的票仓中，"沉默的大多数"担心自己的孩子可能会去吸毒，担心毒品相关的街头犯罪，担心毒品出现在学校里，所以希望政府能将毒品（非法药物）铲除。对待药瘾的态度也发生了转变，药瘾不再是一种疾病。公众越来越倾向于认同作家菲利普·金德里德·迪克的观点："滥用药物并非一种疾病，而是一种决定，就像你决定站在行驶而来的汽车前面那样。没人会说这是一种疾病，这属于判断错误。"

药瘾属于决定，而非疾病。从这个角度来看，尼克松发起强硬的毒品战争不无道理。

通过毒品战争，总统甚至有机会将埃尔维斯·普雷斯利（猫王）

等一众名人请到白宫，宣传自己的禁毒举措，从而彰显自己的"时髦"派头。讽刺的是，埃尔维斯当时正在大量服用管制药物。尼克松在之后不久便卸任总统一职，不过，共和党在看到毒品战争时想到了一个可以助其成功的政治策略，他们将毒品战争视为其政党纲领。由南希·里根倡导的"向毒品说不"，成为当时反麻醉品活动奉行的准则。

与此同时，一项科学突破让科学家们最终弄清了阿片在体内的作用机制。有了这些认识，就升起了克服药物成瘾的新希望。

截至 20 世纪 70 年代初，人们逐渐认识到，人体中的许多过程与其他过程之间存在沟通：一个细胞释放一些物质，另一个细胞感知、识别了这些物质，从而完成沟通过程。为了传递信息，特定的分子必须与细胞表面的特定受体匹配。过去，人们将人体生理过程想象为一把钥匙开一把锁。不过人体内部并非如此，或许更像是试图将不同形状的木栓插入不同形状的孔。或许虽然无法将大的方形木栓插入小的圆孔，但是可以将小一点儿的方形木栓插入其中。或者，要是木栓太大，还可以削得更细一些。在人体内，受体系统就类似这种情况，不仅能够识别那些与自己完全契合的分子结构并与之结合，还能识别其他结构类似的分子并与之结合。当分子与受体结合时，细胞内部便会发生反应。

早在 19 世纪后期，伟大的德国医生、研究员保罗·埃利希就曾提出这样的理论，认为体内各过程之间的沟通就是以这种方式发生着。但是他和接下来的两代人在证明这一观点时遇到了困难，因为在人体内许多启动受体的物质的分泌量都非常少，并且在产生之后会迅速分解消散，为下一轮反应腾出空间。这意味着，很难对此类物质展开研究，直到 20 世纪五六十年代，出现了更加复杂灵敏的实验室设备，比如用于研究晶体结构的 X 射线和电子衍射方法，用于研究细胞结构的电子显微镜，用于分离分子的超高速离心机、电泳装置和色谱分析设备，用于对分子进行放射性标记的技术——这些技术设备使更复杂的研究成为可能。

这些复杂的研究就包括对阿片制剂和其他药物的研究。科学家发现，许多（不是全部）药物都是通过激活细胞表面受体，从而发挥药效的。这就是为何某些药物可以对某些细胞产生特定作用，对其他细胞则不然。如果细胞没有药物受体，药物便对细胞无效，反之，就会引发反应。药物可被用于寻找受体，并对受体进行研究，也可以对药物做出一些小的调整，使其分子结构发生微小的变化，然后观察有何效果，通过这种做法，科学家可以更好地了解药物与受体之间的结合方式。

科学家认为肯定存在吗啡和其他阿片生物碱的受体，这种想法完全合乎逻辑。但是直到 1973 年，所罗门·斯奈德和他的研究生坎达丝·珀特才发现了这些受体。斯奈德是一名医学博士，对临床心理学有着浓厚的兴趣。20 世纪 60 年代中期，他开始研究 LSD 和其他致幻剂，像其他人一样，他试图弄清楚，这些剂量如此小、存在时间如此短的药物，是如何对大脑产生巨大影响的。在使用被放射性元素标记过的分子进行实验这方面，斯奈德成了一名专家。通过跟踪放射性元素，他可以跟踪体内的分子。例如，他发现 LSD 在服用后会集中在大脑的某些区域。为何在大脑中某些区域的 LSD 含量会高于其他区域呢？原来是因为这些区域正是 LSD 的受体所在之处。放眼整个美国，在药物受体这一研究领域，斯奈德位于约翰斯·霍普金斯大学的实验室可谓首屈一指。

珀特是一名年轻女子，充满活力，坚决且果断。就在进入约翰斯·霍普金斯大学之前，有一次骑马时，她掉下马背，摔断了背部。

在随后的住院治疗期间，她亲身体验了吗啡的神奇功效。吗啡是如何起效的？当她以研究生的身份开始在斯奈德的实验室里工作时，她还一直对此保持着浓厚的兴趣。有时，在实验室里，导师和学生之间会出现分歧：珀特声称，斯奈德希望她研究胰岛素受体，禁止她研究吗啡。她记得自己当时对吗啡极为着迷，主动研究吗啡受体，还把自己 5 岁的孩子偷偷带进实验室，这样她在晚上就能一边加班，一边照看孩子。在斯奈德眼里，实验室里哪些工作需要完成，珀特就应该去做哪些工作。在他的记忆中，这些工作就包括阿片类药物的研究。可喜的是，阿片类药物研究有了成效，二人发现了大脑中匹配阿片类药物的受体。后来，二人和其他研究人员一道又发现了另一种受体。就这样，他们发现了越来越多的受体。他们越研究，似乎阿片类药物受体的数量就越多，截至目前，已经发现 3 种主要类型的阿片类药物受体，还有几种变体受体（总数到底是 3 种还是 9 种，依然存在争论）。这就出现了一个问题：为何人类大脑中会进化出这么多与来自罂粟的物质匹配的受体呢？正如珀特所言："或许上帝没有在人类大脑中放置阿片受体，正因为这样，我们最终才会发现借助阿片获得快感的途径。"

事实证明，这些途径并非人们发现的。1975 年，两名苏格兰研究员发现，大脑本身会产生一种化学物质，与这些受体匹配结合。这种物质被称为脑啡肽，除此之外，还有一些相关物质，它们共同构成一个系列，这个系列还在不断壮大，脑啡肽便是该系列的第一名成员，这些物质皆由人体自行生成，人们如今将这一系列物质称为内啡肽（内源性吗啡）。我们可以将此类物质视为人体自行生成的阿片制剂。这类物质发挥着至关重要的作用，可以帮助我们舒缓疼痛，让我们平静下来，使我们感到快乐。当我们为自己的身体做了一些好事之后，身体便会用这些物质奖励我们：当人们在按摩、做爱或体验到跑步者的愉悦感时，内啡肽会让人体感觉惬意舒适。甚至当我们放声大笑时，身体也会分泌内啡肽。人体会生成很多这类物质，受到的刺激种类不同，分泌量便不同，出现的时间也会不同，这类物质还会以不同的方式与不同的受体发生反应。结果就是会产生各种影响，人体也因此能够感受到很多强烈的天然乐趣。

罂粟生物碱与从中制成的阿片制剂，还有合成物质，都碰巧触发了同样的受体，难怪这些药物能让人如痴如醉。

斯奈德和珀特的早期研究发展成了数个完整的研究领域。如今，人们有了更精细的工具来研究人体细胞上的受体，以及受体的开启与关闭方式。在现代制药技术中，很多技术都是建立在这些研究之上的。通常使用现有药物寻找受体，一旦找到受体，就可以展开研究，发现哪些物质可以开启受体，哪些能关闭受体。这种做法的结果便是，既发现了新药，又对人体的机能原理有了更加深入的理解。这是一种良性循环，新药帮助人们更好地理解人体，新的认知又能催生下一批更好的药物。这项工作非常重要，不但耗资巨大，还需要一丝不苟。已有数百种新药因此而诞生。

发现阿片类药物的受体和与受体匹配的物质，也为疼痛的控制打开了另一扇大门。正如在此之前 70 年的有机化学家梦想着对吗啡的分子结构进行某种处理，或许会得到一种没有致瘾风险的替代品，此刻的分子生物学家梦想着寻找另外一条新的途径，而这条途径绕不开新发现的阿片类药物受体。受体由称作"激动剂"的物质开启，吗啡、海洛因、羟考酮、芬太尼都属于激动剂，但是受体也可以被"拮抗剂"关闭，拮抗剂会在不开启受体的情况下附着其上，将其阻断。拮抗剂阻断受体之后，任何物质都不能再将受体开启。研究人员找到了一种可以阻断阿片类药物的受体的方法，他们研发出了纳洛酮（商标名为 Narcan）等拮抗剂。纳洛酮会附着在阿片类药物的受体之上，但并不会开启受体。有一家网站将使用纳洛酮比作将胶带贴在手机指纹识别处，不管你怎么用手指按压指纹识别处，胶带都会阻止手机接收指纹信息。

纳洛酮与阿片类药物受体之间的结合非常紧密，它甚至可以强行霸占受体，将已与受体结合的药物取而代之，紧紧地黏住受体，阻止任何药物开启受体。这就是为什么一剂纳洛酮就可以挽救一个吸毒者的性命。使用纳洛酮之后，血液中的阿片类药物含量仍然过量，不断寻找着可以结合的受体，但是无处可寻。接着，血液中的阿片类药物含量骤降，这会让吸毒者痛苦不堪，但是对试图挽救他们性命的护理人员而言，却几乎如同奇迹一般。纳洛酮不仅可以消除阿片类药物带来的一切快感，使吸毒者立即出现戒断反应，还能阻止后续的过量用药，将受害者从死亡边缘拉回来。

研究人员不断研制出越来越多的新药，来调节阿片受体。他们研制出新的激动剂和拮抗剂、部分激动剂、激动 / 拮抗剂（同时具有激动剂和拮抗剂的作用）、适用于特定受体而对其他受体无效的特定物质、不同剂量下起效方式不同的物质、起效更快的物质、起效更慢的物质、可以迅速代谢排出人体的物质、在体内持续起效很长时间的物质，这些新药可以选择性地开启和关闭受体，受体的开关不再需要阿片类药物。

在 20 世纪七八十年代，人们又一次希望，这种快速发展的科学或许可以解决整个海洛因 / 阿片类药物的成瘾问题。

不过这并未实现。

一位备受尊敬的专家在一次医疗会议上发表了一场演讲，认为全球药物危机日益恶化，美国处于这个危机的中心。美国消耗的阿片制剂是奥地利、德国、意大利三国总和的 15 倍之多，这些药物中，只有 20% 属于合法的治病用药。有证据表明，近 1/4 的医疗专业人员自身在一定程度上就有使用阿片制剂的习惯。

这些信息来自 1913 年的一篇报道。从那时起，人们已经进行了一个多世纪的科学研究、社会计划、政府声明。而这一问题却变得越来越严重。

如今的美国，人口不到世界总人口的 5%，却消费了世界上 80% 的阿片类药物。1992—2015 年，阿片类药物（包括合成药物和非合成药物）的处方数量增加了一倍多，同期，美国因药物过量而死亡的人数几乎增加了 5 倍。在如今的美国，因为阿片类药物过量使用而死亡的人数，超过了车祸死亡人数与枪支凶杀死亡人数的总和。

怎么会这样呢？在这当中，科学起了作用。制药公司一直都在寻找一种神奇的药物，既没有致瘾风险，又能缓解疼痛，但是他们总是不能如愿以偿。他们在探索的过程中发现了其他一些药物——效果更强、更具针对性的阿片类药物，因此，进入市场的阿片类药物和一些相关药物的总数每年都在不断增加：这些配方药物，有些起效迅速，有些起效缓慢，有些属于缓释剂，有些为了防止药物滥用包上了药衣，它们都是针对不同程度的疼痛量身打造的。随后出现的便是很多非阿片类药物（比如美沙酮和丁丙诺啡），旨在帮助治疗阿片类药物成瘾，逆转阿片类药物（比如纳洛酮等）的作用，治疗阿片类药物引起的便秘，让使用阿片类药物的患者充满活力，能够起床下地，让精力旺盛的患者能够平静下来，睡一会儿。还有很多其他功效，不胜枚举。

阿片类药物的泛滥，还有一个主要因素，那就是钱。处方阿片类药物的年销售额为100亿美元，2017年，止痛药的销量总体上仅次于抗癌药，每年开出的处方数量超过3亿。这还不算辅助药品的收入、街头毒品的非法收入、政府计划的资金，以及快速发展的康复产业、戒毒产业和治疗产业所涉及的资金。

这是一个巨大的行业。参与者大都是既得利益者，他们需要维持自己的业务，让其不断发展下去。因此，跟过去一个多世纪一样，制药公司将之前的药物修修补补，作为下一代治疗药瘾的药物，不断加以推广；康复中心不断承诺推出更加有效的康复计划；政府不断宣布新的措施，发动毒品战争。任何人只要研究过这些药物的历史，就都会对这些措施中的大多数感到似曾相识。无论制药公司宣传的新药、重新制订的戒毒计划、新宣布的政府举措承诺有什么好处，这些项目实际上都没有产生任何积极的效果，利润却一直源源不断，滚滚而来。

要是你认为我写的这些内容看起来有些愤世嫉俗，那也确实如此。确实有许多人想消除药瘾这一威胁，许多组织也确实在真心实意地致力于控制阿片类药物，终结致瘾和药物过量这种苦难。但是人们无法克服一个简单的事实，那就是有钱能使鬼推磨。

这里面就包括医生。制药公司精于推销药品之道，很多推销工作都围绕医生进行，说服医生，让医生将本公司最新、最棒的药品开给患者。过去，制药公司会大肆宣传自家的产品，请医生吃顿午饭，给医生递一支雪茄。如今，制药公司会有偿聘请医生做顾问，或者出钱资助医生的研究项目，邀请医生参加在热带度假胜地举行的冬季会议，在会议上，医生们（支持制药公司的专家们）会突出强调那些支持此药的科学研究所得出的结论。这些研究或许也得到了制药公司的资金支持，有时制药公司还对研究结果加以修改，最终形成的文章有时也是在制药公司的帮助下撰写完成的。制药公司会确保将合适的信息载入合适的期刊，或许还会确保负面的试验结果——那些可能会毁掉药物的大好前途的负面结果——能够被平息，抑或是将负面效果掩盖。这一切都是那么"科学"，那么有说服力，那么有利可图。

医生也会受到护理发展趋势的影响。例如，在 20 世纪八九十年代，疼痛治疗方面的顶级专家们认为，要是患者服用阿片类药物是为了治疗正当的病痛，他们就不太可能上瘾。当时的观点认为：即使剂量很高，也要一直给患者开处方，直到疼痛得到控制为止。制药公司乐意效劳，不断研制出越来越强大的、基于阿片类药物的其他药物，从而推动了更强大的半合成药物（比如奥施康定）和合成药物（比如芬太尼）的普及。此类药物在医疗实践中变得越来越普遍。

对那些时间紧迫的医生而言，阿片类药物简直再合适不过了，尤其是慢性疼痛患者，他们会占用医生很长的时间，在这类患者中，许多人都有复杂的病史，有时患者所患的病痛，很难被诊断出病因。让这类患者谈论自己的病情，就会花很长时间，针对这类病情，很难找到真正的解决方案。而给患者开阿片类药物就非常简单方便了。

不过这种手段远远算不上完美。一开始患者使用的剂量相对较小，即能缓解疼痛，接着，他们需要增加剂量才能获得同样的镇痛效果。患者产生了耐药性。剂量不足还会引发戒断反应，通常戒断反应引发的疼痛会取代患者已有的痛苦，有时还会加剧已有的痛苦。换句话说，疼痛患者很容易对药物上瘾。

但是当人们在 21 世纪前 10 年认识到这个教训时（别忘了，19 世纪 40 年代的阿片、19 世纪 90 年代的吗啡及 20 世纪的合法海洛因带给医生的就是这个教训），阿片类药物处方的数量正在暴涨，随之而来的便是大量人出现药物依赖与药瘾。医生给患者开的羟考酮和芬太尼越多，最终被拿到街头售卖的羟考酮和芬太尼就会越多，要么由持有合法处方的患者在街头兜售，要么就是药贩子通过非法渠道获取整箱药物，拿到街头售卖。一些药物成瘾者极其善于"四处求医"，四处寻找医生询问自己的病情，有些医生会把他们轰出办公室，但也有些医生会给他们开药。接着，药物成瘾者会拿着复制的药方到多家药店购药。这些药，他们会自己使用一些，再卖掉一些。处方阿片类药物在黑市非常走俏。

到 2010 年，媒体和公众意识到，美国正在经历另一场阿片类药物危机。于是，各种禁止措施陆续出现。过去几年里，阿片类药物的消费量有所下降。医生给患者开的阿片类药物越来越少，他们放弃了 20 世纪 80 年代那种"无论如何只要控制疼痛即可"的想法，转变为另外一种心态，它能够更好地平衡风险与好处。政府针对阿片类药物销售的控制措施起了作用。许多制药公司似乎很渴望配合计划部署，来克服阿片类药物的成瘾现象，而且一直在寻找办法，通过更有效地跟踪药物从药厂到最终用户的流动轨迹，继续研制防滥用型阿片类药物——蜡质包衣及缓释型阿片类药物，推迟药物产生的快感，进而遏制阿片类药物的滥用。

不过事实证明，药物成瘾者的创新精神并不比药物工程师逊色。一旦新的防滥用型阿片类药物问世，就会有人想出办法，将药物粉碎、除衣、放在微波炉里加热、吸食、咀嚼，或将药物溶解，以去除遏制药效的物质，从而获得快感。

关键在于，药效肯定存在。无论使用何种防护措施，每种阿片类止痛药的核心本身就是阿片类物质。只要服了药，药物就迟早会到达大脑中的受体。药物附着在受体上之后，受体便开始反应，接着痛苦就能减轻。疼痛减轻了，精神振奋了，药瘾算是暂时消失了。只要还有人种植、收割罂粟，只要实验室还在研制合成阿片类药物，只要医生还给患者开阿片类药物的处方，那就总会有一些阿片类药物出现在街头。由于阿片类药物效果远胜其他药物，仍然是患者控制疼痛的最佳选择，所以医生还是会不断地给患者开这类药。

最后，如果药物成瘾者无法获取羟考酮、芬太尼或其他医药级阿片类药物，他们还可以退求其次，使用海洛因。随着黑市处方阿片类药物越来越受到限制，海洛因的使用出现了爆炸式的增长。最近一轮监管之后，许多药物成瘾者发现，要从医生那里获得合法的阿片类药物比以前更加困难，于是干脆转向旧宠海洛因。如今，街头巷尾都充斥着海洛因，海洛因不但价格便宜，而且容易买到。一粒强效阿片类药物（奥施康定或更好的药物）在街头的售价可达 30～100 美元，而一袋海洛因的价格约为 10 美元，具体的价格取决于所在的城市。在许多地方，花不到一包烟的钱，就能获得少许海洛因。掺入少许芬太尼或其他一些强效合成物质，就能得到效力最强的海洛因。你永远也无法知晓，自己在街上买到的海洛因效力到底有多强大。于是，海洛因过量服用的案例数量猛增。唯一的赢家似乎是制药行业。每隔几年，制药公司就会推出另一种阿片类药物，一种崭新的、能够防止滥用的药物，一种不会失败的药物，此药有望带来不同的结果，就像当时人们认为海洛因能够解决吗啡的问题一样。随着这些药物的一次次失败，总会出现另一种药物，帮助药物成瘾者戒掉危害更大的药物，药企会投入数百万美元对这种新药展开试验，尝试对其进行微小的改动。

为何这种情况会发生在美国？为何阿片类药物是美国的专属问题，比其他任何国家都更严重？几十年来，专家们一直在思索这个问题，他们重点关注几个可能的主要原因。一个原因来自美国医疗系统的架构，这个系统强调对患者的短时诊治，依赖强大的技术，倾向于为每种疾病寻找药物。一个原因来自美国的经济体系，美国的经济体系坚决主张增加销量与利润。美国是一个富裕的社会，能负担起药物的大量使用。还有一个原因来自美国人现在根深蒂固的思维定式：认为滥用药物属于犯罪，而非疾病。于是，将大量资金投入刑事司法系统、警察、缉毒局和监狱，削减了用于研究治疗方法（清洁针具计划、药物成瘾咨询服务、将某些药物合法化）的资金，这些方法似乎在其他国家行之有效。这也与美国人独特的民族性格有关。美国人热爱自由，随心所欲，希望做自己想做的事情，其中就包括用药自由。

而且，令人不安的是，这背后有一个事实，那就是美国人沉迷于阿片类药物，理由就是逃避现实。一位阿片类药物专家说过："我们认为，这些药物的最大问题就是成瘾性。现在我们意识到，问题出在患者身上，他们服用药物，逃避现实。"

或许是因为美国人是懦夫。在近期的一次研讨会上，一名医生说道："美国人认为自己永远都不应该承受痛苦。"这是美国人凡事爱好冒险的另一方面。原因之一是，美国的药物功效强大，美国人似乎已经不再适应疼痛，也不愿意忍受疼痛。不光是身体上的痛楚，对于一切心理不适，从轻微的焦虑到轻微的抑郁，美国人的忍受力都在不断降低。

若美国人感到任何不适，他们都会缠着医生开药，而医生也会照办，这种情况越来越普遍。这并不是说不存在此类药物的刚需，在美国，有数百万人长期有严重的疼痛症状，他们的疼痛真实存在，他们要么患有严重的抑郁症，要么患有严重的焦虑症，这些人需要阿片制剂、抗抑郁药或镇静剂来缓解自己的病情。但是理论上，在其他文化或国家中，应该也有相似比例的人口属于这类患者。问题是，无论是合法治病用药还是在街头将这些药物当成毒品服用、注射，为什么美国人的消耗量通常会比其他国家多呢？是美国人承受的痛楚更多吗？是美国人所患的精神疾病多于其他国家吗？没有证据表明是这种原因。

这些问题显然非常复杂，复杂程度不亚于人体的运作机理，而且解决起来相当棘手。阿片类药物就是个极好的例子，因为一位专家曾这样总结："对阿片类药物的依赖并非一种习惯，也不是一种简单的欲望，让人渴望体验某种情感。这种依赖是药物成瘾者生存的基础，与水和食物同等重要，这是一个生理化学事实：从化学角度来讲，药物成瘾者的身体依赖药物，由于阿片类药物实际上会改变人体的化学结构，如果不定期服药，人体便无法正常运作。当血液中的药物含量低于一定水平时，人体就会出现对药物的渴望，药物成瘾者会变得焦虑易怒。再不用药，人体指标就会恶化，甚至可能因为缺乏药物而'饿'死。"把这段话再读一遍：如果不用药，药物成瘾者可不光是感到不适——他们是在挨"饿"。

尽管政客们提出了各种计划，尽管有很多这方面的医学研究，尽管警方成立了很多工作小组来打击非法药物，尽管社会工作者不遗余力地帮助药物成瘾者，但是药物成瘾率只升不降。有人预测，随着美国人年龄的增长，他们将会服用更多效力更强的阿片类药物，制药公司将会继续获利，而千百年来关于阿片的故事，也将在新时代中被重新谱写。

第十章
他汀类药物：
一则关于我自己的故事

我收到过一封信，它看起来像是一封垃圾信件。通常我都会扔掉，可是回信地址却来自我所在地的医疗保健系统，于是我撕开了封口。里面是一封套用信函，写信人是一名我从未听说过姓名的医生。他主动给了我一些建议，他写道：我的健康记录显示，我患上心脏病的风险可能高于常人，因此，我应该考虑服用他汀类药物。他甚至还好心地列了一份清单，上面写着常用的他汀类药物名称。他虽然不是在教我做事，不过也相差无几。

哇，这是什么意思？医疗保健系统竟然建议我开始服用一种我对其一无所知的药物，为的是预防一种疾病，而这种疾病我都不清楚自己有没有。我每年体检时，我的私人医生都没和我谈论过他汀类药物，那么我为什么会收到这封信呢？

我开始寻找这个问题的答案，而这一找就是6个月。在这期间，我对当今的畅销药这一新奇的领域进行了探索。最终，我了解到，在美国，医学实践的方式发生了重大转变。这让我对处方药的现实情况有了更加深刻的了解，也让我掌握了一些技巧，可以识别药物广告中炒作的成分，还让我明白，一些药物疗法备受推崇，其好处却是那么微不足道。这件事情之后，我学到了很多东西，它们让我感到非常惊讶。

———————

首先，事实证明，他汀类药物令人惊叹。他汀类药物于 20 世纪 80 年代出现，标志着医学取得了真正的突破性进展。他汀类药物能够显著降低血液中的胆固醇含量，有助于治疗和预防当今一些最致命的疾病。在世界各地，数以千万计的人都在服用此类药物。与其他几乎所有类别的药物相比，他汀类药物的相关研究最多，试验涉及的患者人数最多，发表的研究论文也最多。他汀类药物挽救了数以万计的生命。与大多数其他处方药相比，他汀类药物的副作用非常轻微。而且由于许多他汀类药物的专利已经过期，市面上出现了仿制药，因此价格也非常便宜。

难怪他汀类药物已成为国际畅销药物。但是……

在近期针对他汀类药物所做的评论中，一位顶级心脏病医生这样说："（他汀类药物）有超过 100 万名患者在使用，多年的研究积累了大量的试验数据，相关文章发表在了最负盛名的医学期刊上，但竟然还有很多关于他汀类药物在医保中的位置的争论，这实在有些耐人寻味。"我们收集的数据越多，结论似乎就越不明确。

这一点，再加上他汀类药物在销售方面取得的巨大成功，引发了一些令人不安的问题。他汀类药物是否真如一些专家所言，效果极好，甚至所有 55 岁以上的人都该服用呢？他汀类药物出现的时间较短，是否存在我们还没了解到的长期副作用呢？服用他汀类药物是否会让人更容易形成坏习惯（例如，"反正我在服用他汀类药物，我可以想吃什么就吃什么"）？而且，再简单点儿讲，如果降低胆固醇有这么好，为什么很多专家还在争论不休呢？

对他汀类药物了解得越多，我的疑问也就越多。

关于他汀类药物的故事，还要从 20 世纪 60 年代中期讲起。当时有一位名叫远藤章的日本大学生，他读了一本书，这本书后来改变了他的命运。那是一本传记，描写的是著名医学科学家亚历山大·弗莱明，弗莱明发现了青霉属霉菌可以释放青霉素。令远藤章震惊的是，霉菌竟然可以生产药物。霉菌和蘑菇都属于真菌，而在亚洲，长久以来，真菌一直都被用于保健食品和药品之中。霉菌还能用来生产哪些重要的药物呢？

远藤一生都在寻找这个问题的答案。当他刚开始从事药物研究这一职业时，他在位于纽约市的阿尔伯特·爱因斯坦医学院待了一段时间。20 世纪 60 年代后期，美国出现了文化动荡，置身其中的远藤受到了轻微的文化冲击。这种冲击一部分来自美国的财富与权力——摩天大楼、繁华喧嚣、金钱、音乐。

还有一部分来自饮食。"看到那么多老年人发福长胖，看到与日本截然不同的营养丰富的饮食习惯，我感到非常惊讶。在我居住的布朗克斯居民区里，有很多独居的老年夫妇，我经常看到有救护车过来，将心脏病发作的老人送去医院。"他写道。

远藤开始将这三件事物——饮食、脂肪、心脏病联系起来。当时，许多医学专家也有这种观点。医生知道许多心脏病患者都存在脂肪堆积的情况，它导致动脉堵塞，减缓了流向心脏的血液。当医生更仔细地观察这些动脉时，他们发现，这种脂肪堆积通常主要由胆固醇构成。研究表明，血液中的胆固醇水平与心脏病的发展之间存在联系，富含饱和脂肪（人在吃肥肉、乳制品和猪油时从中获取的脂肪）的饮食与血液中的胆固醇水平之间又存在联系。情况逐渐明了：富含饱和脂肪的饮食会导致血液中的胆固醇水平升高，进而阻塞动脉血管，引发心脏病。

要是果真如此，那么你不会希望自己的胆固醇水平太高。但是你也不会希望胆固醇水平太低，要想保持身体健康，胆固醇必须维持在适当水平。胆固醇存在于身体所有部位、所有器官，它是所有细胞膜的核心组成部分，包括神经细胞的细胞膜。人脑中有很多结构就由胆固醇构成。人体还会使用胆固醇来生产其他所需物质，包括维生素 D 和胆汁酸。由于胆固醇极其重要，人体会产生大量胆固醇：人体所需的胆固醇有 3/4 是由肝脏产生的，其余则来自饮食摄入。

而与心脏病有关的，正是来自饮食这一部分的胆固醇。不管是过去还是现在，心脏病都是美国最致命的杀手。1960 年前后的那些年是美国心脏病高发时期，死亡率飙升。这或许是因为抽烟、喝酒，或许是因为压力太大，或许是因为坐在电视机前太久，或许是因为伏案工作时间太长，或许罪魁祸首就是富含脂肪与胆固醇的食物。

远藤想，如果罪魁祸首就是胆固醇水平太高，那么或许霉菌可以产生一种药物，解决胆固醇水平过高的问题。这是一种可以降低胆固醇水平的神奇药物，类似于青霉素，可以治疗心脏病。

远藤回到东京，在一家药物研究公司谋到一份差事，之后，他便开始寻找这种药物。远藤搜集了一种又一种真菌，在实验室里培养霉菌，接着对霉菌产生的化学汁液展开试验。他在试验了将近 4 000 种不同的真菌之后，方才得偿所愿。

这一年是 1972 年，这种真菌是一种蓝绿色霉菌，是远藤在京都一家谷物店后仓发现的。当时，有一袋大米由于长出了这种霉菌，完全无法食用。令人感到奇怪的是，这种霉菌原来属于青霉属。远藤发现，这种霉菌会产生一种物质，该物质对胆固醇水平有着显著的影响，这似乎正是远藤一直都在寻找的物质。他耗费数月时间，对这种物质进行纯化，展开试验，随着工作的展开，他越发感到兴奋。这种物质，正如他后来所言，"极为有效"。

远藤发现，这种物质能起作用，它可以抑制人体自身合成胆固醇的能力，阻断关键早期节点所需的一种酶。阻断这种酶（β−羟−β−甲戊二酸单酰辅酶 A 还原酶）发挥作用，就好比将活动扳手扔进装配线起始处的机器一样。服用这种药物之后，血液中的胆固醇水平会下降。不只如此，身体还会在试图适应胆固醇水平下降的过程中，找到更多方法，让细胞将血液中残留的胆固醇清除干净。远藤的试验性药物不但减少了体内合成的胆固醇，还增加了细胞对胆固醇的吸收，产生了组合效果。

1978 年，此药在一名患有遗传病的年轻女性身上进行了人体试验，这种遗传病会导致胆固醇水平过高，甚至在眼睛和关节周围的皮肤堆积。无论她的饮食如何，她的血液中胆固醇的含量始终都是常人的 4 倍。她的家庭成员中，有很多人死于心脏病，而且几乎可以肯定，她以后也会死于心脏病。

短短几天内，远藤的药物就将这名女性的胆固醇水平降低了 30%。不过随后出现了副作用，包括隐痛、局部疼痛、肌肉无力、肌肉萎缩。

研究人员让她先暂时停药一段时间，接着，研究人员为她降低了用药剂量，这次好多了。更多患者参与了试验。在后续的 6 个月内，共有 8 名胆固醇水平非常高的患者服用了试验性药物，他们的胆固醇水平都显著降低，也未出现严重的副作用。此药看上去大有可为。试验结果发表于 1980 年。

一切进展都非常顺利，因此当远藤就职的公司告诉他即将叫停这个项目时，他感到十分震惊。在另一个实验室的试验中，此药出现了更严重的副作用，这个实验室当时正在对动物进行药物毒性试验。一组服用过此药的狗似乎患上了一种血癌，试验动物表现出癌症的迹象，这足以使公司叫停这项研究。

远藤认为这是一个错误。他回忆道，这些狗服下了"惊人的剂量"，若以相同体重而论，这个剂量比人类服用过的最大剂量多 200 倍左右。甚至有人怀疑，试验动物根本就没有患上癌症（确实，后来的研究表明，这些狗可能并未患上癌症，而是因为治疗导致体内出现废物堆积，被误认为患上了癌症）。

这都无关紧要。公司认为远藤的药物风险过高，叫停了研究。远藤的开创性工作算是走到了尽头，后来他发现的这一药物获得了成功，可是他本人却从未因此拿到过一分钱。

此时，研发的重点转移到了美国。在明确了癌症副作用只是虚惊一场，可能是值得怀疑的错误观察所致之后，各制药公司的研究人员重新一头扎进这一领域。他们发现了其他霉菌，这些霉菌可以合成一些类似于远藤发现的那种物质。他们对这些物质进行化学处理，得到了更多种此类物质。这类物质都作用于同一种酶，降低胆固醇水平的作用也都大致相似，而且似乎都出人意料地安全。这些便是最早的他汀类药物。

当时时机正好，这些药物的潜在利润是非常惊人的。就像远藤曾注意到，美国人易于长胖，心脏病发作也非常频繁，其他研究人员正在搜集证据，这些证据表明，心脏病发作的主要原因，即脂肪堆积堵塞心脏周围的血管，似乎也与胆固醇水平过高有关。到底是什么关系呢？

有一条线索来自俄罗斯研究员尼古拉·阿尼奇科夫的实验室，当时距离一战爆发还有几年。在沙皇尼古拉二世统治下的俄国日渐没落的岁月里，穿着考究、打扮整齐的阿尼奇科夫在试图找出老年人动脉变厚、硬化的原因。多数医生认为，动脉硬化、血管壁变厚属于自然衰老现象，不可避免。阿尼奇科夫认为这与饮食有关，于是他开始给兔子喂高脂肪食物，注射胆固醇，观察兔子是否会出现心脏病。他发现，在自己的实验室中，他的确可以利用人工手段，在兔子的动脉之中实现脂肪堆积，这与人类心脏病患者的脂肪堆积极为相似。他认为，自己发现了动脉硬化的关键。

批评人士跳出来对他的试验大加斥责，指出给兔子喂高脂肪食物必然会导致兔子生病，因为毕竟兔子属于食草动物，所以这种饮食有违兔子的自然习性，而人类可不是食草动物。当阿尼奇科夫在狗身上重复试验时，他发现无法得出相同的结果。但是当他使用鸡做试验时（鸡跟人一样，都属于杂食性动物），他发现可以在鸡的动脉中再次实现脂肪堆积。

几十年里，科学家们对他的试验结果一直争论不休，他们不断地进行试验，观点也逐渐转向将心脏问题与脂肪、胆固醇联系起来。

将这一切整合在一起的人——至少在公众心目中是这样的——是

明尼苏达州的一名研究员安塞尔·凯斯，在20世纪40—80年代的几十年间，他一直都在提倡这种观点，认为心脏病和胆固醇水平密不可分，控制饮食中的胆固醇摄入可以显著降低心脏病发作的风险。讽刺的是，在他的证据中，最具说服力的却来自对日本饮食的观察，较之美国人，日本人摄入的饱和脂肪少得多，心脏病发病率也低得多。更多的证据来自对人口展开的大规模分析，例如20世纪50年代的弗雷明汉心脏研究，该研究将胆固醇和高血压确定为心脏病风险人群的两个主要病理前指标。简而言之，凯斯的工作（以及其他许多研究人员的工作）可以概括为：高脂肪饮食会导致血清胆固醇水平升高，从而增加患心脏病的风险。血清胆固醇是指血液中所有形式的胆固醇总和，包括"坏胆固醇"［又称低密度脂蛋白（LDL）］、"好胆固醇"［又称高密度脂蛋白（HDL）］，以及甘油三酯。

现在，我们知道，这种描述太过简单（尽管大多数普通人和很多医疗保健领域的人仍视其为真理）。膳食脂肪、血清胆固醇和心脏病之间的联系比早期研究人员想象的更复杂微妙。如果我们将三者之间的联系绘成图画，就能看出这些联系不像一条直线，更像是一碗意大利面，有很多直线，也有环状线条，还有些相互缠绕交织的线条。另外，还有一些简单的事实令人困惑不解，比如，胆固醇水平低的人有时也会患上心脏病；很多人胆固醇水平很高，却从未患上心脏病。事实证明，高胆固醇与心脏病之间的因果联系并非像细菌可以引起流行病那般。相反，高胆固醇只是一种风险因素，还有很多其他风险因素。

这是一个重要的区别。人们习惯性地认为，一种疾病只有一个病因，就好比一种细菌引起一种感染，或者一种物质引起一种癌症，抑或是一种维生素的缺乏会引起一种问题一样。人们仍然秉持着"一个萝卜一个坑，一种疾病一个因"的思维定式，进而认为，一旦找到病因，就能发现治疗这种疾病的药物。20 世纪下半叶，胆固醇多少成了引发动脉硬化与心脏病的罪魁祸首。一旦确定了病因，我们所需的就只是一颗魔法子弹来将其消灭。

确实，许多疾病，尤其是由病毒、细菌、寄生虫引起的传染病，只有一个病因，而且非常明确，可以很好地针对病因寻找解决方法。这些疾病攻克起来比较容易，就像人类使用天花疫苗打败了天花，使用磺胺药物攻克了感染一样。随着这些单一病因的传染病开始一个接一个地倒在抗生素和疫苗面前，医学研究人员进入了更困难、更错综复杂的领域。现在，在美国，主要的致命疾病有癌症、心脏病、脑卒中、肺气肿（通常与吸烟有关）等肺部疾病、糖尿病，以及患病人数越来越多的阿尔茨海默病。对于这些疾病，或许，除了规劝别人戒烟，并无其他简单的解决办法，没有灵丹妙药，也没有魔法子弹。这些疾病都有诸多病因，而对于这些病因，人们通常知之甚少。这些疾病的出现源于诸多因素，这些因素相互交织，形成一张复杂的网络，其中既有遗传因素，也有环境因素，有一般性因素，也有个体因素。这些因素相互作用，导致疾病出现，而这些相互作用的方式，人们至今依然弄不明白。这些疾病十分复杂，所涉及的未知因素又数量众多，因此对于这些疾病，人们侧重于讨论其风险因素，即可能对患病概率造成这样或那样的影响的习惯与偏好，而非根本原因。这便是当今医学面临的新的现实，随着人类对这些最后的致命疾病发起攻击，这也是迄今为止人类面临的最严峻的健康挑战。

但是回到 20 世纪 80 年代，胆固醇似乎属于清楚明确的敌人，抗击这类敌人，人们已经习以为常。控制住胆固醇水平，就能疏通动脉，减少死于心脏病的人数。这属于用简单的方法解决复杂的问题。

或许这个方法太过简单。美国国家科学院于 1980 年公布了一份报告，报告显示，控制胆固醇水平这种普遍的做法缺乏有力的科学依据，而且，许多研究人员仍然难以相信胆固醇一无是处。尽管如此，在医生的鼓动下，大众开始检查胆固醇水平，并且依据检查结果决定选择何种生活方式。到 20 世纪 80 年代中期，人们仔细跟踪监测自己的胆固醇水平，举国上下，降低胆固醇水平成了头等大事，美国人迎来了崇尚低脂饮食的时代。

对他汀类药物而言，这是个千载难逢的机会。制药公司投资数百万美元，用于新药的研发与试验，这些新药与远藤发现的药物类似，具有同样的功效，他汀类药物开始进入市场。在这场竞赛中，默克公司第一个到达终点线，1987 年，FDA 批准了洛伐他汀（商标名为 Mevacor）。很快，其他公司也推出了类似产品：辛伐他汀（商标名为 Zocor）、普伐他汀（商标名为 Pravachol）、阿托伐他汀（商标名为立普妥）、氟伐他汀（商标名为来适可），还有当今的畅销药瑞舒伐他汀（商标名为 Crestor，中国商标名为可定）。短短几年，似乎每家大型制药公司都在销售自己的他汀类药物。

医生喜欢他汀类药物。他汀类药物蹿红，成了畅销药，既安全放心，又能切实降低血清胆固醇水平，还有一个最重要的因素，那就是他汀类药物的出现适逢其时。他汀类药物进入市场之际，正是婴儿潮一代步入中年之时，此时的他们开始质疑快餐，不安地看着自己日益膨胀的腰身，公众对高胆固醇的担忧到达顶点。起初，医生只会将他汀类药物开给特定的患者，这些患者不但胆固醇水平非常高，而且家族内有明确的心脏病史。不过，一旦他汀类药物获批上架销售，制药公司就会投入数百万美元，额外展开药物试验，证明自家品牌优于竞争对手，还会观察他汀类药物是否也适用于患心脏病风险较低的患者，从而扩大销售市场。制药公司发现，在患心脏病风险越来越低的更广大的人群中，他汀类药物预防心脏病的效果虽然微弱，却切实存在。任何新的研究，只要能表明他汀类药物具有积极的功效，都会被大力宣传。

整个雪球越滚越大。人们对胆固醇水平的担忧，增加了对他汀类药物的需求，而有关他汀类药物的研究，又加重了人们对胆固醇水平的担忧。这一切发展的动力源自饮食行业，人们对饮食的关注度极高。突然间，对炸薯条和冰激凌的渴望不再只是个体的选择。制药公司和那些追求饮食新时尚的人，让数百万人开始担心自己的胆固醇水平，在这种压力之下，炸薯条和冰激凌这些食物就是疾病的诱因。一位专家曾说："人们对某种疾病的关注度，往往随着相关药物的发展而增加。这种药物会将人体状况归为某种需要诊治的症状，再将其归为某种疾病。"

就在人们将高胆固醇认定为健康风险（由于制药公司资助的他汀类药物研究报告源源不断地面世，定义"高胆固醇"的数值在不断下降）时，出现了可以治疗高胆固醇的他汀类药物，结果便是惊人的销量。仅仅立普妥一种他汀类药物，就成了史上销量最高的药物，1996—2011 年，立普妥的销售额超过了 1 200 亿美元。截至 2020 年，他汀类药物的年销售总额预计将超过 1 万亿美元，超过少数几个国家以外任何国家一年的 GDP（国内生产总值）。

随着制药公司资助的一项又一项研究显示，对越来越多的患者而言，他汀类药物的好处非常微弱，心脏病专家和心脏病基金会开始纷纷加入。过去，关于胆固醇是否会导致心脏病，控制胆固醇水平是否可以预防心脏病，存在一些怀疑，比如国会技术评估办公室在他汀类药物刚问世的几年里发布了一份报告，报告估计，他汀类药物的广泛使用，每年可能给社会造成 30 亿～140 亿美元的损失，而药物带来的好处并不明确，每生命年节省的成本支出为 15 万美元。在制药公司资助的海量研究与大会的宣传之下，在医学专家们（其中很多与制药公司存在经济利益关系）的热情拥护之下，这些怀疑的声音消失不见了。制药公司通过多种方式，对研究人员、医保提供方、基金会、政府机构和公众施加影响——它们就是通过这些方式塑造现今的医疗保健的——这是一个非常精彩的故事。从本质上讲，它算不上非常复杂。

简单来讲，当今的大型制药公司非常擅长为有利可图的疗法寻找证据支持，擅长淡化负面证据，精于向医生和公众推销自家的产品。一些批评人士将制药公司描绘成邪恶的幕后操纵者，称之为"Big Pharma"（大型制药公司），认为它们为了赚钱，不惜破坏民众的健康。我并不这么认为。但当我碰到优秀的企业时，我确实能识别出来，而当今的大型制药公司通常在各自的领域都非常出色，上到尖端研发，下到高效的营销与广告。我承认制药公司属于私营企业，主要职责是为股东谋利。总体而言，它们也非常擅长谋利。确实，有时候，制药公司做得有些过分，尤其是当它们让人们觉得自己应该服用一种新药来治疗可能存在的轻微病症时，当他们延长专利保护期、提高药价时，以及当他们说服医生给患者开自家的产品处方时。美国民众需要 FDA 等政府机构实施有效的监督，需要持续的关注，确保制定强有力的药物法律。有了充足的公众监督，我对大型制药公司并没有太大的担忧（尽管我确实希望公众可以更多地了解药物，这样才能做出明智的决定，选择服用哪种药物）。如果读者想对这种错综复杂的发财游戏进行更深入的了解，可以去读读医学历史学家杰里米·A. 格林（Jeremy A. Greene）所著的《看数据写药方》（*Prescribing by Numbers*），此书非常不错，很有说服力。

对于他汀类药物，可以归结为：20 世纪 90 年代和 21 世纪初，在普遍运行良好、通常受到行业资助的研究的推动之下，越来越多的人逐渐达成了共识，一致认为他汀类药物能够帮助越来越多患心脏病风险越来越低的人预防心脏病。好处虽然可能很少，但是确实存在。一些热衷于他汀类药物的人士半开玩笑地建议道，可以在供水系统中加入他汀类药物。

所以，我想，这便是我收到那封套用信函的原因吧。我现在六十出头（这个岁数本来就是一个风险因素），我的胆固醇水平不知为何有点儿高。我的心脏一直很好，血压也很正常，我从不抽烟，经常适度运动，饮食习惯良好，而且从未得过心脏病。20 年前，我确实出现过一次"脑血管意外"（这个叫法很有趣），当时，一个小小的血块暂时阻断了血液流向大脑中负责平衡感的区域，头晕持续了几个小时，在医院使用了血液稀释剂后，血块消失不见，并未留下任何长期后遗症。这次意外被留在我的健康记录中，被视为一种与心脏相关的风险因素。现在，那个小小的血块，加上我的胆固醇水平升高，导致某种电脑程序告诉本地医疗保健系统中我不认识的一些专家，我患心脏病的风险因素非常高，必须服用他汀类药物才行。整个过程只是利用计算机处理大批数据，然后印制套用信函。这是基于计算机算法实施的医疗保健。结果便是，一名与我素昧平生的医生建议我考虑服用一种新的处方药，而且可能要终生服用。

这是医学实践中近来发生的显著变化。作为一个社会，美国人的健康理念正在超越以个体主观感受为依据的理念，进入一个新的领域，在这里，人们的健康取决于身体各项数据指标。就我而言，虽然我感觉良好，但是身体的数据可不好。当数据有问题时，一个人将来患上心脏疾病的风险便会更高。如果按照此法推理，服用降低胆固醇水平的药物就可以降低患病风险。

这样想的话，这似乎还算不上太糟。

那为何那封信会让我很生气呢？因为我不希望我在健康方面的决定与我的个人感受完全分离。我不希望计算机代替我的私人医生，来决定给予我何种卫生保健方面的建议。我这个人比较老派，我希望自己能被当成一个人，而非一堆数据。

在决定服用他汀类药物之前，我需要更深入地了解他汀类药物能为我带来哪些好处，又会给我带来多大的风险。于是，我做了一件像我这样的科学人士一直都在做的事情，那就是坐到电脑前面。我有很多问题，我认为上网可以找到答案：他汀类药物肯定有用，但是用处有多大？有一些风险，但是到底是多大风险呢？我患心脏病的概率到底有多大？我做了一个简单的风险 / 收益分析，一边是收益，另一边是风险。

好处与副作用，听起来很简单，但是我越深入了解他汀类药物，事情就变得越复杂。

降低胆固醇水平属于好处，对吧？

其实，也不完全是这样。他汀类药物真正的好处，即每个服用此类药物的患者都在追求的东西，是防止心脏疾病，这才是目标。许多医生（以及所有生产他汀类药物的公司）都相信，他汀类药物就可以解决这个问题。对许多患者，尤其是那些胆固醇水平很高、有心脏病史的患者而言，情况确实如此。对患心脏病高风险人群而言，毫无疑问，他汀类药物就是救命药。

但是对于像我这样的人，胆固醇水平虽然有所升高，但还不至于亮起红灯，患心脏病风险处于中等水平，且基本没有或完全没有家庭成员心脏病史及个人心脏病史，他汀类药物的作用就不那么明确了。

开始研究之后，很快我便找到了安塞尔·凯斯早前提出的脂质假说，以及一整套认为膳食脂肪导致血液中胆固醇水平升高，进而引发心脏病的观点。我理所当然地认为，这个假说肯定正确，毋庸置疑，这个观点和我基本是同时诞生的。我认为这一假说是在 20 世纪八九十年代得到证实的。

但是我对脂质假说了解得越深，就越怀疑它的正确性。首先，低脂饮食对身体的好处其实并没有人们想象的那么大。不出所料，很多人都发现，减少膳食脂肪确实能降低血清胆固醇水平。不过，膳食脂肪减少的同时，许多美国人转而开始摄入糖分和谷物，糖尿病发病率因此升高。糖尿病属于心脏病的风险因素。而且，一般来说，人体摄入的添加糖越多，患心血管疾病的概率就越大。因此，只要看看现实生活中低脂饮食导致的心脏病患病概率，我们就很难洗脱低脂饮食引发心脏病的嫌疑。

还有一件事情让我困惑不已：美国的心脏病发病率在 20 世纪 50 年代达到顶点，在 20 世纪 60 年代初开始下降，此时距离他汀类药物的出现还有几十年。这在很大程度上与较低的吸烟率有关，吸烟是另一个引发心脏病的主要风险因素。在他汀类药物出现之后，心脏病的发病概率还在持续减小。但美国人对脂肪的态度的转变，以及这么多新药的研制，还是未能让心脏病患病概率在曲线走势上发生重大变化。

许多研究胆固醇、他汀类药物和心脏病三者之间关系的研究员同样感到非常困惑。随着研究的继续，研究人员认识到，大量发现都令人感到困惑，出人意料，而且自相矛盾。他汀类药物是史上被研究最多的药物之一。你可能会觉得，经过几十年的深入研究，数百万患者服用过的他汀类药物加起来都可以堆成山，人们应该能弄清楚饮食、药物与胆固醇水平之间的所有关联，以及这一切与心脏病有何关联。但是，这种关联依然非常模糊，任何对于此问题的简单回答都会有大量的且越来越多的文献质疑其正确性。

例如，在2016年的一项研究中，研究人员对31 000多名正在服用他汀类药物的患者进行了跟踪调查，持续跟踪患者的低密度脂蛋白水平（低密度脂蛋白就是臭名昭著的"坏胆固醇"）和心脏病的发病率。他们发现，降低很高的低密度脂蛋白水平确实有助于预防心脏病，但也只是在一定程度上如此。令人惊讶的是，他们发现，将低密度脂蛋白降至最低水平，即低于70毫克/分升，这个水平也是许多他汀类药物疗法目标的水平，此时，这些患者的情况并不比只将低密度脂蛋白水平降至70~100毫克/分升的患者更好。事实上，只要低密度脂蛋白水平低于90毫克/分升，再降低其含量，对预防心脏病似乎就没有任何额外的好处。胆固醇水平并非越低越好，这是对脂质假说的抨击。

在2016年发表的另一篇文章中，作者对19项研究进行了分析，得出的结论是：证据表明，在60岁以上的人群中，降低低密度脂蛋白水平似乎对该人群的总体死亡率（任何疾病引起的死亡）并没多大用处。更糟糕的是，随着低密度脂蛋白水平的下降，实际上，心血管疾病的死亡率反倒上升了。甚至有迹象表明，更高的血清总胆固醇水平，可能对癌症还有某种预防作用。"由于低密度脂蛋白水平较高的老人较之这一水平较低的老人，寿命一样长或者更长，所以我们的分析为质疑胆固醇假说提供了理由。"这篇文章的作者这样总结道。

近期有一份报告对40项研究进行了系统性梳理，得出的结论是，"从统计角度来讲，食物中的胆固醇与任何冠状动脉疾病都不存在显著的关联"，尽管食物中的胆固醇可能会提高血清总胆固醇水平。他汀类药物呢？不出所料，许多研究都指出，他汀类药物确实有好处。但是其他一些研究则发现，他汀类药物的好处微乎其微，或者压根不具有任何好处。2015年的一份报告对他汀类药物的主要相关研究进行了梳理，之后总结道："对他汀类药物最近的随机临床试验进行仔细研究之后，我们清楚地发现，在心血管疾病的初级预防和次级预防中，他汀类药物起不了显著作用，这与过去几十年来的观念正好相反。"

还有同样多的研究认为他汀类药物确实可以降低患心脏病中等风险人群的患病风险，于是学术界在这个问题上展开了拉锯战。这也在意料之中：最好的科学，就是对数据的正确性展开一系列争论。科学家们对彼此的工作长期持怀疑态度，他们也应该如此，因为只有经过严谨的批评、不断的争论和反复的研究，才能得出令人信服的事实。

鉴于他汀类药物的研究现状，我的结论是：一般来说，非常高的血胆固醇水平与较高的心脏病患病风险存在相关性。胆固醇属于一种风险因素，但是这种风险因素非常复杂，有很多条件，有时它产生的影响还有待商榷。还有很多其他因素，吸烟、家族病史、饮食、锻炼等都起着同样重要的作用。对血胆固醇水平很高的患者而言，他汀类药物确有大用，若患者的家族中还存在高胆固醇遗传史，那就更是如此，这些群体也是他汀类药物获批治疗的首批对象。但是对我这样的中低风险人士而言，虽然胆固醇不知为何有所升高，但服用他汀类药物的好处，往好了说，仍然有待商榷。

———————

然而，这些信息不是通过药物广告就能了解到的。例如，几年前，立普妥（最畅销的他汀类药物）有一则杂志广告，其粗体标题如下：

"立普妥可将心脏病患病风险降低 36%*。"

当然，这个数字听起来确实不错。但是，这似乎与我所了解到的信息并不一致，我一直都在阅读有关他汀类药物的材料。于是，我便顺着星号继续读。结果我发现，在广告页面的底部，有几行更小的文字："* 这意味着在一项大型临床研究中，服用糖丸或安慰剂的患者患心脏病的比例为 3%，而在服用立普妥的患者中，这个比例为 2%。"

稍加解读，你就会发现，以下才是这则广告的真实含义。

找来 200 个有患心脏病风险的人，将他们随机分成两组，每组 100 人。一组每天服用他汀类药物，另一组服用安慰剂（看似药丸，实则没有任何效果）。现在对试验对象进行跟踪观察。一段时间后，也许是 6 个月，也许是几年，总之不管研究的时间长短，每组有多少人出现心脏问题都能数出来。你发现，安慰剂组心脏病发作次数为 3 次，他汀类药物组只有 2 次，所以他汀类药物有效！他汀类药物似乎防止了一次心脏病发作。

但是该如何向公众传达这个信息呢？肯定不能像我在上一段所述一样，因为那种解释过于冗长，而且不能令人信服。必须把信息归结为更简单、更具说服力的文字。于是，你再通过某种角度看待这些数据。制药公司喜欢强调所谓的"相对风险"，因为这往往会使药物的好处看起来更加明显。在本例中，安慰剂组心脏病发作 3 次，他汀类药物组为 2 次。如果你只关注心脏病发作的少数患者，那么药物就已经将心脏病的患病风险降低了大约 1/3，从 3 次降到 2 次。心脏病发作风险降低了 33%！这则广告的创作者如此提示道。

这个数字不假，但是容易误导别人。相对风险关注的对象仅是少数心脏病发作的患者，忽略了试验中的其他人。别忘了，两个试验组中的绝大多数人，无论是否服用药物，都没有出现心脏病发作。对他们而言，是否服用他汀类药物，根本没有区别。如果我们关注试验组所有人，而不仅是那些心脏病发作的试验对象，那么每 100 名患者一起服用他汀类药物，可以防止一次心脏病发作。这是"绝对风险"的降低，在这个例子中，绝对风险降低了 1%。但如果标题说"心脏病发作风险降低了 1%"，听起来就不那么可观了，然而这也是事实。那些编写药品广告的人，报酬都很丰厚，他们通过做些手脚，比如夸大相对风险，忽视绝对风险，就能大把赚钱。

那么哪个才是正确的，是相对风险还是绝对风险呢？两个都对。这取决于你想强调哪种风险，医生通常将两者都考虑在内。从这个角度来讲，即使绝对风险只降低了 1%，也意味着在人口基数很大的情况下，服用此类药物可以防止成千上万人患上重症疾病。然而，这也同样意味着，会有数百万名患者正在服用一种对自己而言可能毫无用处的药物。

———————

由于我对脂质假说的信心已经动摇，所以我想更多地了解自己患心脏病的真实风险有多高。而这让我钻入了另一个无底洞。

事实证明，估计自己患上心脏病的风险，根本无法做到准确。鉴于如今明显不同于以往，胆固醇水平已经不能说明什么问题，医生正小心翼翼地摆脱对胆固醇的依赖，转而权衡诸多风险因素。

以下为心脏病的主要风险因素：

- 高血压
- 吸烟史

- 糖尿病
- 高胆固醇
- 年龄
- 家族和个人心脏病史

通过获取患者的病史，权衡此类风险因素，医生可以将全部因素代入公式，来大致估计患者以后患上心脏病的风险。

你也可以上网进行自我评估，有许多网站，你输入自己的数据，就能看到自己将来患心脏病的概率，但是对这类结果可别抱有信心。如果你浏览了足够多的各类心脏病患病风险预测网站，你就会发现，各个网站所使用的风险因素略有不同，预测结果可能也就有所不同。

更重要的是，你的医生会根据这些粗略的风险预测给你开什么药。这种情况也在不断变化。如今，与 10 年前相比，医生更有可能给你开他汀类药物，因为他们认为越来越多的患者都应接受他汀类药物的治疗。

2013 年，两个备受推崇的组织——美国心脏病学会（ACC）和美国心脏协会（AHA），针对他汀类药物的处方开药发布了一套非常有趣的指南，吸引媒体报道。该指南大大降低了他汀类药物的处方门槛：以前，患者的心脏病患病风险达到 20% 时，医生才会给他们开他汀类药物处方；现在，患者的风险只要接近 7.5%，医生就会开他汀类药物的处方。这种做法极大地扩大了他汀类药物的潜在服用人群。突然间，医生开始给数百万名从未患过心脏病、被认定存在中等风险的人推荐他汀类药物。这也再次解释了为何我会收到那封信。

从那时起，争议就愈演愈烈，在医学期刊、博客文章和媒体报道中，研究人员就 2013 年的新指南发表了各种支持和反对的意见，就各种问题进行了讨论，从风险估计的准确性，到哪种他汀类药物的研究最有价值。一些医生将 ACC/AHA 指南视为金科玉律，另一些医生则弃之如敝屣。在科学界，依然没有压倒性的共识。

毫无疑问，如果你已经出现过心脏病发作的情况，那么你将自动被认定为心脏病高危患者，而他汀类药物可以有效防止心脏病的二次发作，这就是次级预防。使用他汀类药物进行次级预防，这点毋庸置疑。

但是我的情况并非如此，我从来都没有过心脏病发作。我属于所谓的"初级预防目标"，初级预防是指在问题发生之前进行预防，是他汀类药物的作用所在。新指南强调让适合初级预防的中等风险人群服用他汀类药物，这个人群规模更大，这对制药公司的股东而言属于好消息，不过对患者而言却是喜忧参半。因为开出的药物越多，就会有越多的患者遭遇副作用。虽然与大多数药物相比，他汀类药物非常安全，但它们也确实存在副作用。

———————

但凡药物，都存在副作用。我们可能每天都会服用的药物（比如咖啡因）存在副作用，我们药柜中的药物（比如阿司匹林）存在副作用，数千种通过药方可以买到的药物也存在副作用。在医学中有一个定律：没有哪种药物只有好处，毫无副作用（但愿这种风险小很多）。

他汀类药物最常见的副作用包括：

- 肌肉疼痛无力
- 糖尿病
- 记忆力减退、认知问题

还有一些非常罕见但更严重的副作用，包括：

- 横纹肌溶解（肌肉严重退化，可能损害肾脏）
- 肝损伤
- 帕金森病
- 痴呆
- 癌症

随着药物剂量的增加，出现副作用的风险也会升高，因此服用更多他汀类药物的患者，往往会遇到更多问题。大多数医生都试图将剂量保持在尽可能低的水平，只要能够达到预期效果即可。

关于他汀类药物最常见的副作用，存在很多争议，有两个方面，一是副作用出现的频率，二是副作用的严重程度。

肌肉疼痛无力

在服用他汀类药物的患者中，1/10～1/3 的患者在服药后反馈，自己出现了某种程度的肌肉症状。为什么范围如此之大？一是因为许多大型研究忽略了这类副作用，认为它们过于轻微且太过主观，无法追踪。医生知道，很难区分日常生活中的疼痛（无论是否服药，都会让人感到烦恼）和可能由药物引起的疼痛。一些研究表明，很多人反馈自己出现了肌肉问题，可能存在夸大之嫌，这在很大程度上是因为患者在服药之后会更加关注自己的身体状况，将平常的小痛小痒都归咎于药物。在很多记录翔实的案例中，患者即使服用的是安慰剂，也会反馈存在副作用，这便是所谓的反安慰剂效应，因为患者认为自己服用的药物可能产生副作用。这就使肌肉疼痛等轻微症状追踪起来特别困难。然而，在大多数情况下，他汀类药物引起的肌肉症状都很轻微，通常只需暂时停药，或者换服其他他汀类药物，问题便能得到解决。

同时，毫无疑问，在服用他汀类药物的患者中，确实有很多人出现的肌肉疼痛无力是由药物引起的。这种症状可能会严重到影响活动能力和运动耐力。事实上，这就是人们停止服用他汀类药物的首要原因。多数情况下，药物产生的副作用都很轻微，包括浑身僵硬、酸痛、抽搐、无力。在极少数情况下，他汀类药物会导致很多更严重的问题，包括十分严重的炎症、危及生命的肌肉损伤。一些研究员甚至认为，他汀类药物可能会破坏心脏与血管的肌肉活动，进而诱发心脏问题，不过，这方面的证据还不足以采信。

其他研究他汀类药物的研究员担心，肌肉问题可能预示着其他更严重的问题。毕竟，为何抗胆固醇药物竟会引发与肌肉相关的副作用呢？答案可能就在于细胞的能量生产中心，这是一种被称为线粒体的微观结构。他们认为他汀类药物可能对线粒体造成某种影响，从而导致患者所反映的疼痛无力。在细胞的诸多功能中，线粒体的作用举足轻重。事实上，没有线粒体，人类根本无法存活。许多研究中心目前正在研究他汀类药物对线粒体可能造成的损害，如果确实会造成损害，那么这种损害将会长期持续下去，其严重程度远超疼痛。

糖尿病

大多数医生都不太担心轻微的疼痛，但是他们确实担心他汀类药物与糖尿病之间的关联。对于这个问题到底有多严重，也存在一些争议与讨论。大多数早期热衷于他汀类药物的人士认为，这种危害根本就是子虚乌有。但是，近来的长期研究表明，他汀类药物确实会导致糖尿病患病风险略有增加。

虽然现在人们普遍认为，他汀类药物会增加糖尿病的患病风险，但是关于风险到底增长了多少，仍有很多疑问。一方面，一些研究表明，服用他汀类药物时间为一年或更长时间，会导致糖尿病的发病率增加，增幅范围的下限为每一千个服用他汀类药物的患者中，会出现四五个新增病例，增幅范围的上限则是下限的五六倍。有一份报告在对大量研究进行梳理之后得出的结论是：每一百个服用他汀类药物的患者中，新增的糖尿病病例为一例左右。这取决于研究本身、药物剂量、跟踪患者的时间长短，以及在开始用药之前患者的糖尿病患病风险。服用他汀类药物之前的糖尿病患病风险越高，开始服用他汀类药物之后就越容易患上糖尿病，仿佛在本来就极有可能患上糖尿病的患者之中，他汀类药物揭开了蒙在糖尿病上的面纱。约翰斯·霍普金斯大学的一名医生撰写了一篇论文，文章提出了这样的建议："糖尿病前期患者只有在脑卒中与心脏病发作风险都明显升高的情况下，才能接受他汀类药物治疗。"

关于糖尿病的成因依然没有定论，部分原因在于，大多数研究的研究期限都比较短，不过几年。我们需要更长时间的研究，方能评估出与他汀类药物相关的糖尿病的所有风险，这类疾病的发展所需的时间可能很长。未来几年，我们很可能会看到更多这方面的信息。

认知问题

在他汀类药物的所有副作用中，最难理解的是患者反馈的记忆力减退、意识模糊、"脑雾"及其他各种脑功能问题。这些副作用大都非常轻微，停药之后即会消失。就像轻微的肌肉疼痛一样，这些副作用很难追踪，也很难将它们与他汀类药物确切地联系起来。早期的大多数研究甚至不会对这些难以确定的副作用进行观察，而且大多数医生都认为，这些副作用无足轻重，无须担心。但是坊间有很多关于这些副作用的传言，这足以促使 FDA 在所有他汀类药物的标签信息中加上一条警告，提示服药者，他汀类药物会引起认知方面的副作用。

有一点几乎所有人都会认同，那便是我们需要更多关于他汀类药物副作用的信息。我们一定要记住，在人类研制出的所有药物当中，他汀类药物总体上属于最安全的一类。将他汀类药物的副作用与其他"放心药"的副作用进行对比，比如阿司匹林，阿司匹林可能引发溃疡、痉挛、内出血，每年都有几千人死于阿司匹林，你就会明白，他汀类药物的副作用是多么轻微了。

不过，我们有理由相信，迄今为止的大多数研究都倾向于淡化他汀类药物的副作用。一是因为大多数副作用都非常轻微，根本不足以引起医生的担忧；二是因为大多数研究都由制药公司完成，或者得到了制药公司的资金支持，在药物宣传过程中，制药公司通常都只强调好处，尽量淡化风险。还有一个因素需要注意：许多副作用可能需要数年时间才能逐渐显现，而迄今为止，大多数结果都来自短期研究。

如果他汀类药物也像其他许多畅销药物一样，那么随着时间的推移，随着越来越多患者的服用，随着长期研究的完成，对他汀类药物的实际好处与副作用，人们将会有更加深入的了解。正如《科学美国人》所言，有一点我们可以确定，那便是"毫无疑问，随着他汀类药物服用人数的增加，将会有更多患者反馈自己出现了不良反应"。

　　这又是个赛格循环。他汀类药物的第一阶段蜜月期已过，进入了第二阶段，人们开始批判性地看待他汀类药物。在完成长期独立研究之后，对他汀类药物的认识将会变得更全面、更均衡，他汀类药物也就会进入第三阶段，届时，他汀类药物与曾经所有的奇药一样，将会显露其庐山真面目：在某些情况下可以作为护理的重要补充，而在其他情况下则完全没有使用的必要。

———————

　　他汀类药物的使用不断增长还带来了另外两个问题，这两个问题互相关联，更加严重，而且多少有些难以察觉。

　　第一个问题围绕着我们生活的"医疗化"。这个定义不甚明了的术语，如今被用来描述社会中出现的一种趋势，这种趋势让人深感不安：在过去，对于很多身体状况，我们都是自行应付，比如生活方式的选择、低风险的健康状况、性格上的怪癖；现在，这些状况正在发生转变，成了需要治疗的疾病。通常，随之出现的还有治疗这些新病的新药。镇静剂就是一个典型的例子。1950 年前后，发现了第一代治疗轻微焦虑的镇静剂眠尔通，当时，没人清楚此药有何用途。以前，从来都没有哪种药物可以治疗轻微的焦虑症状。轻微焦虑被视为一个无足轻重的问题，患者都是自行解决，与朋友或者心理咨询顾问探讨过后，等待症状自行消失。但是，当可以治疗这种症状的药物问世后，突然之间，轻微焦虑摇身一变，成了一种可以借助药物治疗的病症。人们对轻微焦虑有了新的看法，对其概念进行了重新定义，并且将其视为一种疾病，接着，镇静剂便成了重磅药物。当治疗注意缺陷多动障碍（ADHD）的药物出现之后，情况也大致类似，注意缺陷多动障碍曾经被视为学生在校的行为问题，后来变成了一种可以借助药物治疗的疾病，该病的定义范围不断扩大，导致每十个孩子当中似乎就有一个在服用药物。虽然此种扩大可治疗疾病覆盖范围的举措或许出于善意，不过它还是有些可怕。处方药多少能对其起效的疾病数量越来越多，导致数百万人认为，自己或亲人都身患疾病或者患病风险很高，而且这种风险可以诊断，可以借助药物降低，即便他们觉得自己的身体状况良好。小病小恙或可成为制药公司主要的摇钱树。随着潜在的病患数量大增，他们对自己的患病风险越发担忧，药物市场便也随之增长。这或许会促使重磅药物的出现。

往好了说，医疗化充其量是一种尝试：人们认识到，可以将现代医药的力量应用于解决越来越多的健康问题，先发制人，防止问题恶化，并借此尝试改善人体健康状况。往坏了说，医疗化可能演变为所谓的"贩卖疾病"，即通过强调或者重新定义疾病风险，扩大药物市场。

他汀类药物是否也属于此类情况呢？一些反对过度服用他汀类药物的批评人士指责道，扩大患者人群，将数以千万计的看似健康的人（其中大多数是中年人，在一定程度上存在患病风险，但是没有任何心脏病史）视为患者，属于另外一种手段，目的在于实现医疗化，让没病的人开始服药。也有一些观点对此表达了强烈的反驳，支持者认为更多的人应当服用他汀类药物，他们指出，人们的饮食越来越丰富，久坐现象也越来越严重，因此需要此类药物来与这种生活方式造成的负面影响抗衡。

这方面的辩论非常激烈。但是目前的结果是，越来越多的人正在服用他汀类药物，以防心脏病发作，即便心脏病发作风险越来越低。

这就引发了第二种难以察觉的副作用：人们服用他汀类药物，为的是不用选择那些艰难的生活方式。服用了他汀类药物之后，服药者可能会觉得，自己的胆固醇问题得到了解决，于是，他们在饮食和锻炼方面便不想再做出一些艰难的改变。一些研究员担心，这类药物会给人们释放一个错误的信号，使他们误以为服药之后便可高枕无忧：服用他汀类药物，就可以弥补不良饮食和久坐不动的生活方式所带来的不良影响。服药可以解决问题，意味着不必努力运动，或者不用吃很多蔬菜，或者正如一位医学专家所言，像他汀类药物这样的药物"让人不用努力，不用对自己负责，便可坐拥健康"。

而且，有证据表明，这种现象正在发生。例如，2014年的一项研究发现（这项研究的副标题很不科学，叫作"在他汀类药物的时代，是否就可以暴饮暴食？"），较之没有服药的人，服用他汀类药物的患者增加脂肪和热量摄入的可能性明显增加，因此体重的增加更为明显。在过去十年中，这种趋势变得越发严重。这项研究的作者总结道："我们需要考虑一下，鼓励人们服用他汀类药物的同时，不采取任何措施来降低药物服用与热量和脂肪摄入量的增加、体重的增加之间可能存在的关联，这种公共卫生策略我们能否接受。我们认为，他汀类药物治疗的目标与所有药物疗法一样，应该是让患者降低患病风险，并且此类风险的降低唯有借助药物才能实现，而不是让患者能在牛排上抹上黄油，大饱口福。"

专家们一致认为，即便你正在服用他汀类药物，关键也还是要强调有益心脏健康的饮食与适度运动。

由于收到了一封我不喜欢的垃圾信件，我耗费了数月时间，翻

阅了成堆关于他汀类药物的文章、图书和社论，自己也因此成了一名见识更丰富的患者。这件事情之后，我对他汀类药物有了更加深入的了解。

如今，我已完成了个人风险收益分析。对于像我这样的患者，即低风险到中风险患者，从未有过心脏问题，不过有一些指标显示风险增加，我根据自己搜集的最佳数据分析之后，得到的结果数据如下所示：

- 对处于我这种风险水平的人来讲，需要100～200人连续5年服用他汀类药物，方能预防一次致命性心脏病发作。
- 需要150～270人连续5年服用他汀类药物，方能预防一次脑卒中。
- 需要50～100人连续5年服用他汀类药物，方能预防任何一种类型的心血管问题（包括致命类与非致命类）。

那么风险如何？忽略所有罕见的副作用之后，风险如下：

- 如果我开始服用他汀类药物，那么出现某种程度的轻微肌肉症状的概率为1/10。
- 我患糖尿病的风险会有所增加，增幅与患致命性心脏病的风险降低幅度大致相同。

事情越来越清晰明了，不过仍未达到完全清楚的程度。我所得出的结论与近期一篇概述的几位作者的结论几乎相同，这篇概述论述了低中风险患者服用他汀类药物的情况。作者写道："虽然他汀类药物的长期（几十年的跨度）影响目前尚不明确，但其好处可能大于潜在的短期危害。对于心血管疾病患病风险较低的人群，在服用他汀类药物进行初级预防时，应谨慎行事。"

———————

那么，现在到了你必须做出决定的时候。于是，我做出了决定。在与我的初级保健医生——这位医生是个喜欢社交的人——沟通过后，他建议我用他汀类药物"将管子里的锈迹冲洗干净"（我很喜欢他传达医疗信息的方式），我告诉他，我不会这么做，我不打算"把锈迹冲洗干净"。相反，我要做的是更加关注自己的饮食和运动，无须采取重大措施。我还会给我的医疗服务提供者写一封友好的回信，让他们不要再给我提供我不需要的建议。我将开始以怀疑的眼光看待药物广告，我将不再担心自己会出现心脏问题，我会忘记他汀类药物，专心享受生活。

不过，这是我的情况。与我具有类似风险的其他人，在读了关于相同药物的相同信息之后，可能会做出不同的反应。有些人会不假思索地完全按照医嘱行事，有些人则会像看待彩票一般看待这件事情：虽然中奖概率可能很小，但是如果不买彩票，就永远无法中奖。于是，他们会服用他汀类药物，来预防1%的心脏病发作风险。规避风险的人群可能会将此药视为一份保险：虽然意外发生的可能性很小，不过最好还是投保，以防万一。数以百万计的人都服用过他汀类药物，也没看到出现过什么问题。

这样想也没问题。如果你负担得起药物费用，如果你能接受潜在的副作用，如果你能坚持锻炼，如果你能控制住自己在牛排上抹黄油的冲动，那就去服药好了。

但是，我不会这么做。

第十一章
血液的完善

　　如果说他汀类药物——一份反映了营销对药物的影响之大的个案分析——很好地诠释了当今大型制药公司最恶劣的一面，那么接下来这个故事则恰好相反。在这个故事中，药物的发现源自旧式的奉献精神、科学的利他主义和慷慨的朋友情义。这一切最终都为这个世界献上了一份大礼：一个庞大且在不断壮大的药物家族。这些药物极其精准强大，安全性极高，甚至人们对待医学的态度也因此正在发生改变。

　　"单克隆抗体"（monoclonal antibodies）这个术语听起来非常吓人，不过要是将其分解开来，便不再如此。"单"（mono）意味着单一，就像一夫一妻制（monogamy）的单一一样。"克隆"（clonal）就是制造克隆体，即原始机体极其精准的基因副本，比如芭芭拉·史翠珊的狗。"抗体"是白细胞对抗入侵者时产生的物质。抗体就好比血液中的导弹，能够识别并锁定细菌与病毒，然后将其从人体系统中清除。现在你明白了吧，单克隆抗体就是由与白细胞完全相同的克隆细胞造出的"导弹"。

　　为什么单克隆抗体如此重要呢？因为在所有药物中，单克隆抗体最接近魔法子弹。在当今十大畅销药物中，有一半属于单克隆抗体。

通过学名就能识别出单克隆抗体，单克隆抗体的学名都以"单抗"（单克隆抗体的简称）结尾。这些药物包括用于治疗自身免疫系统疾病的英夫利昔单抗（商标名为类克）、用于治疗癌症的贝伐珠单抗（商标名为安维汀）、用于治疗乳腺癌的曲妥珠单抗（商标名为赫塞汀）、用于治疗癌症的利妥昔单抗（商标名为美罗华）。最重要的是阿达木单抗（商标名为修美乐），此药现用于治疗越来越多的炎症类疾病。这些药物正在为制药公司带来几十亿美元的收入。

而且，还有更多的单克隆抗体即将问世。

克隆白细胞、针对特定疾病的抗体，以及大量资金，这一切都与人体内一个极其复杂关键的部分相关，即免疫系统。20 世纪 70 年代末，我还在上学，彼时，人们对免疫系统知之甚少，对我而言，免疫系统就好比鲁布·戈德堡服用过多 LSD 时可能会造出来的东西。在我看来，免疫系统中的参与者数量实在太多，这是一个极其错综复杂的网络，其复杂程度令人惊叹，包括器官、细胞、受体、抗体、信号、通路、反馈、基因、酶的级联反应，它们通过某种方式协同工作，维持着人体的健康。较之过去，人们现在对免疫系统的了解深入得多，免疫系统现在看起来更像是一个交响乐团，虽然每个演奏家演奏的声音都不相同，但是大家都在演奏同一曲目，奏响的是一支宏大的乐曲。

不知为何，免疫系统知道如何区分"我"（人体细胞）与"非我"。免疫系统不仅能够识别几十亿种不同的外来物质，而且能指示白细胞产生数百万种抗体，每种抗体都是经过精心设计的，可以锁定特定目标。而且，免疫系统会记住所有这些非我的入侵者，这种记忆可以持续几年，甚至长达几十年。这就是玛丽夫人接种法的原理：让患者接触少量入侵物质，能使免疫系统做好准备，识别并记住这些入侵者。

多年以后，再次发生感染时，与当初没有接触入侵物质相比，身体可以更加快速地做出免疫反应。结果就是，身体得到了保护。

但是，细胞怎么会有记忆呢？细胞是如何识别入侵者的？又是如何区分我与非我的？免疫系统又如何对自然界中除我之外的所有事物（包括自然界中从未存在过的数百万种合成化学物质）都做出反应？人们正在揭开覆盖在这个令人惊叹的系统上的层层面纱，不断发掘其蕴藏于更深层次的奥秘。不过，在这个系统中，还有很多地方仍然令人深感困惑，散发着无穷的魅力。难怪免疫系统会引起几代科学家的注意。

真正令人感到惊讶的是，在大多数情况下，免疫系统运行之良好，令人叹服。虽然免疫系统绝非完美无瑕——当免疫系统将人体细胞视为入侵者展开防御时，便会出现自身免疫系统疾病；当免疫系统对非我的东西反应过度激烈时，便会出现过敏；病毒和癌细胞已经找到一些伎俩来欺骗免疫系统——不过它已经非常接近完美。免疫系统现在正处于全面监控模式，在人体内努力地工作，悄然无声地搜寻入侵者，不断地建立防御，清理人体系统，维持人体健康。截至 20 世纪中叶，免疫系统中的大多数重要部分已经确定完毕，科学家们开始研究这些部分如何在分子层面协同工作，了解疾病如何开启免疫系统，以及身体为何会出现问题。但是有一件事情，他们始终不能解决。那就是所有这些关于免疫系统的新的认识，并未对研制有效药物产生很大的影响。

这种情况一直持续到 1975 年。

色萨·米尔斯坦是一位典型的无国界科学家。他出生于阿根廷，在英国读书，一心要为发展中国家构建科学。米尔斯坦就是一个真实的例子，说明了科学是建立在开放的交流与国际合作之上的，颇有"科学无国界"的风范。现在看来，这种境界看似老派，但又充满魅力，可以说米尔斯坦就是一位老派且富有魅力的科学家。

米尔斯坦身形瘦削，头发稀疏，戴着一副大框眼镜，与猫头鹰倒有几分相像；身穿正装衬衫和休闲裤，衬衫外面是一件实验室外套。重要的是，他打破了人们对呆头呆脑的科学家惯有的印象。他有一颗仁爱之心，爱笑，也爱说话。很多人都对他大加赞赏，其中有一位曾回忆道，米尔斯坦是"一个深受众人喜爱的人，在结交朋友方面有着特殊的天分"。

在实验室里，米尔斯坦同样出色。他就职于剑桥大学，专注于抗体研究，抗体即白细胞产生的类似导弹的蛋白质。与其他许多研究人员一样，对于抗体种类之多、敏感性之强，米尔斯坦也备感困惑。身体能够定制的抗体种类似乎是无限的，每种抗体都能与入侵物质的特定部位精准契合。这些被锁定的目标范围很广，上到病毒外壳上的若干原子，下到实验室中刚制出的、之前从未出现过的合成物质。抗体的锁定瞄准过程极为精确，一种细菌就可以刺激动物的免疫系统产生数百种不同的抗体，每种抗体对应入侵细菌表面的不同原子组。抗体种类为何如此多？

米尔斯坦对这个问题及其他问题进行深入研究，又在分子层面对免疫系统展开了研究，试图弄清楚针对如此多的不同物质，为何白细胞能够产生如此多的抗体种类。人体内有几十亿个可以产生抗体的白细胞（被称为 B 细胞），这些细胞一旦开启，每个细胞每分钟就可产出几百万个抗体分子。每个 B 细胞只会产生一种特定的靶向抗体。但是人体内的 B 细胞数以十亿计，因此针对数十亿个目标靶向，都可以产生相应的抗体。

抗体属于蛋白质，分子很大，远大于大多数药物的分子（过去的药物，即在 1975 年之前大多数化学家研制出的药物，如今都被称为"小分子药物"），结构也很复杂。抗体分子的形状类似字母 Y，顶部两个分叉的末端便是抗体锁定入侵者的位置。这种黏性末端能与入侵者的某个部位精准契合，仿佛两只手紧紧握在一起。要想契合，那就必须非常精准才行，差几个原子，便无法契合。然而，连接一旦形成，就会触发免疫系统的其他部分，接着，入侵者就会被清除干净。

米尔斯坦的实验室正在努力了解人体产生的抗体何以有如此高的精准度，他的团队正在寻找方法，在体外培养 B 细胞，从而更仔细地研究这些细胞。因为正常的白细胞在离体之后很快就会停止繁殖并死亡，癌细胞却可以一直生长，于是团队选择了可以产生抗体的癌细胞，即骨髓瘤细胞，作为研究对象。癌细胞的生长无穷无尽，这也是它们被称为癌症的原因。同样，正因如此，癌细胞非常适用于实验室研究，因为只要足够仔细小心，就可以让癌细胞在装满营养液的瓶子里不断地生长。

在 1973 年的一次学术会议上，一位博士刚刚毕业的年轻的德国科学家找到了喜爱交际的米尔斯坦，他想去米尔斯坦的实验室工作。此人名叫乔治斯·克勒。年长的科学家米尔斯坦与年轻的博士后克勒一拍即合。两人的谈话变成了米尔斯坦邀请克勒来自己在剑桥大学的实验室工作，而这份邀请后来又发展成了友谊。

他们二人看上去不大可能成为朋友。二人不仅在年龄上差距悬殊——克勒比米尔斯坦小 20 岁，行事风格也不相同。米尔斯坦是 20 世纪 50 年代的人，留着短发，衣着整洁，身材矮小，两人站在一起，米尔斯坦只有克勒的肩膀那么高，而克勒则是 70 年代的嬉皮士风格，个性懒散，留着浓密的大胡子，一身牛仔打扮。米尔斯坦经常长时间工作，而像克勒这样的博士后照理也应当如此，周末不休息，晚上加班，不惜一切代价，只为给老板留下深刻印象，赢得声誉。相比之下，一位同事说，克勒有些"懒惰"，经常请假离开实验室出去放松，还自学钢琴，动不动就开着大众面包车带着几个孩子出去度假，一去就是四周。

对此，米尔斯坦并没有什么意见。他认为，不管是在科学领域还是在其他领域，真正的创造力是需要时间进行反思的，有些绝妙的想法就是在度假期间产生的。此外，他和这名德国青年可不只是同事，他们常与对方的家人欢聚，也去对方家里做客。他们是一个奇怪的组合，确实如此，不过，彼此都能兼容对方，对二人的共同研究，他们都充满热情，喜欢交换想法。他们是朋友。

在米尔斯坦的实验室，克勒摆弄着产生抗体的骨髓瘤细胞，试图让这些细胞发生一些可能的变化，从而揭示免疫系统的运作原理。克勒学会了如何将两种不同的骨髓瘤细胞融合在一起，将它们的 DNA 接在一起，借此探索基因与抗体之间的联系。在某些方面，骨髓瘤细胞非常可取，那就是它们不会停止生长，能够产生大量抗体。但是，在其他方面，骨髓瘤细胞却存在严重的缺陷。一个很大的缺陷便是，你永远也无法知道，这些细胞产出的究竟是何种抗体，抗体的目标到底是什么，抗体可能性多达十亿种。这些癌细胞取自小鼠或大鼠，因为这些细胞能够产生抗体，但问题是这些抗体的作用对象可以是任何物质。如果研究人员希望将骨髓瘤细胞产生的抗体与其特定靶标匹配，那么还需要完成很多的工作。克勒试图找出一种方法来实现这一目的，但并未成功。

然后，在 1974 年圣诞节前后，克勒和米尔斯坦想出了一个好主意。与其将两个骨髓瘤细胞融合在一起，何不尝试将生长了很久的骨髓瘤细胞与正常的小鼠非癌白细胞融合？如果能让这种混合体细胞像骨髓瘤细胞一样不断生长，并在正常的小鼠细胞内产生特定的抗体（通过提前使小鼠针对某种特定的目标产生大量白细胞，可以提高细胞离体之后产生特定抗体的可能性），就能得到他们正在寻找的东西——一个个烧瓶之中装着的癌细胞，这些细胞都在生产精准的抗体，针对的是同一已知目标。

以前从未有人尝试过这种做法，或许是因为没人觉得可以做到。癌细胞和正常细胞之间的融合可能行不通，即便行得通，两者的染色体也可能无法很好地共同协作，由此产生的混合细胞将会是一团不明物，可能还难以存活，即便存活了下来，也可能不会产生靶向抗体。不过，不入虎穴，焉得虎子，克勒对此进行了尝试。

他取出一些细胞进行融合，不出所料，大多数混合细胞都难以存活，不过有少许存活了下来，这些细胞开始生长繁殖。克勒照看着这些一小团一小团的细胞，小心翼翼地将它们分成单个细胞，将每个细胞单独放入各自的微型营养容器。克勒等待着这些细胞繁殖，形成一个个大到肉眼可见的群体。他和米尔斯坦将这些混合了正常细胞的骨髓瘤细胞群称为"杂交瘤"。每个杂交瘤都是克勒分离出的单个细胞的后代（克隆细胞）组成的。但是，这些细胞有没有产生他们希望看到的抗体呢？这种抗体不能是任意一种，必须是由混合细胞中非癌细胞产生的特定抗体，这种抗体就是他们提前让小鼠产生的抗体，即靶向抗体。

克勒必须耐心等待杂交瘤长到足够大，产生足够多的抗体，才能进行试验。他就像农民照料幼苗一样照看着这些细胞，不断地评估细胞的健康状况，确保细胞的营养液恰到好处，细胞不会太多、太过拥挤。几周之后，杂交瘤细胞群已经发展到了足够大的规模，是时候进行抗体试验了。克勒的情绪极为紧张不安，他甚至带着妻子来到这个位于地下室的实验室，这样自己在查看结果时就能保持冷静，如果试验失败，妻子也能从旁安慰自己。

当他看到第一批结果时，他大声叫了出来，亲吻了妻子。试验成功了。很多杂交瘤细胞正在产生他一直希望看到的特定抗体。"简直妙不可言啊，"他说，"可把我高兴坏了。"

于是，在英国的实验室中，一个阿根廷犹太人和一个德国嬉皮士取得了 20 世纪最伟大的医学发现之一。他们又在这些新的杂交瘤及其所产生的抗体上做了更多的工作。怎样称呼这些抗体才能将它们与其他抗体区分开呢？每个杂交瘤细胞都可以发展为无数个一模一样的细胞，数以百万计的微型生物工厂日夜不停地运转着，制造精纯的同一种抗体。于是二人给它们起了一个合乎逻辑的名字：单克隆抗体。他们找到了一种方法，可以从体内数十亿种不同抗体中分离出一种抗体加以克隆，就像古时候的炼金术士一样，努力尝试从粗糙复杂的自然物质中，纯化得到一种功效强大的单一物质，然后大量生产这种针对性很强的天然药物。单克隆抗体与其他增强免疫系统的技术（包括疫苗）之间的本质区别在于目标针对性的强弱。疫苗注射到体内几天或者几周之后，免疫系统才会做出反应，产生大量不同类型的抗体。这些抗体可以抵抗以后的感染，这确实不错，但是将单克隆抗体注入体内后，它会立即起效，不会有任何时间上的延迟。单抗药物会将全部药力集中在一个目标上，而这个目标就是研究人员认为的疾病中最脆弱也最重要的环节。借助单抗药物，医生可以快速命中目标，对其予以重击，并且几乎不会影响身体的其他部分。几个世纪以前，托马斯·布朗爵士写道："艺术是对自然的完善。"米尔斯坦与克勒所做之事，就类似于实验室里的艺术。他们的艺术是对血液的完善，将身体中最强大的防御系统进行提炼加工，得到一系列极其精确、高度纯化的药物。

单克隆抗体有着巨大的潜力。在第一篇关于单克隆抗体这一突破性进展的文章后面，米尔斯坦和克勒写道："对这种细胞可以进行大规模离体培养，从而获取特定抗体。"接着，他们又保守地写道："对于医疗和工业，这种细胞或有很大价值。"

事实上，他们的这一发现价值连城。

但他们并未申请专利。

在我看来，这是药物发现史上最无私、最令人钦佩的时刻之一。这是个孰轻孰重的问题，反映了米尔斯坦和克勒内心最关切的利益。他们不是商人，他们是真正的科学家。他们的目标是更多地了解自然，然后造福人类，而非赚钱发财。

所以米尔斯坦和克勒才公布了他们的研究结果，把整个研究公之于众，让全世界都知道他们是怎么做到的，实质上就是邀请所有人亲自进行试验。

很多人做了尝试。这为其他科学家开辟了一个巨大的新的研究领域。从米尔斯坦和克勒那里学到这项技术之后，各实验室纷纷开始有了自家的杂交瘤，逐渐建立了一座全球性的靶向抗体库。察觉到有利可图的大型制药公司开始建立自己的实验室，一心扑在对这种强大的新型工具的探索上。这标志着现在所谓的"生物技术"的开端。

当然，米尔斯坦和克勒成了名人，开始荣获各种奖项，最高的奖项便是 1984 年两人共同获得的诺贝尔奖（获奖的还有该领域另一位早期研究员尼尔斯·杰尼）。有些奖项单独授予了米尔斯坦一人，毕竟这项关键的研究是在他的实验室里完成的。媒体中还有一些质疑的声音，认为将所有荣誉归于米尔斯坦一人似有不妥。但是米尔斯坦和克勒并未上钩，他们俩记得二人都提出过这个观点，然后说服对方进行尝试，他们都为此观点的发展做出了重要贡献。无论如何，他们双方都承认，这项发现是朋友情义的结晶，并且他们非常重视这份友谊，至于这份科学殊荣到底花落谁家，他们并不十分在意。"要是换成在别人的实验室里，我根本就想不起来做这项研究，而且除了他（米尔斯坦），我想换谁也不会鼓励我去做这项试验。"克勒这样说道。被问及此问题时，米尔斯坦同样对克勒大加赞赏。当记者们刺激两人，试图引发一些争议时，他们还是重复着相同的意思，那就是这属于朋友二人的共同发现，并不再说其他。

————

在第一篇论文发表之后的三年里，两人继续从事着药物发现工作，米尔斯坦在剑桥大学，克勒离开剑桥大学之后，就职于瑞士巴塞尔免疫研究所。随着越来越多的免疫学家认识到，他们可以造出无穷无尽的靶向抗体，这引起了人们的极大兴趣。每当有人问起时，米尔斯坦都乐于向他人传授自己的技术与想法，甚至还会分享自己的杂交瘤细胞。这种做法属于搞科研的旧派作风，旧派作风就是当另一位科学家表示对你的研究颇有兴趣，希望继续研究时，你会去帮助他。

1978 年，有人开始意识到，可以利用单抗药物赚大钱。同年，费城威斯塔研究所的研究人员开始为自家造出的单克隆抗体申请专利，他们的单克隆抗体针对病毒和癌症。曾有几个实验室找米尔斯坦要杂交瘤细胞，这个实验室便是其一。他们之所以能造出单克隆抗体，凭借的就是米尔斯坦和克勒的细胞和观点。不过，他们为自家的抗体申请起专利，却丝毫没有感到良心不安，就像制药公司把其他公司的药物拿来稍加调整，随即将其作为新药申请专利一样。

米尔斯坦对此大为惊讶。他没怎么想过申请专利的事情。在他和克勒发表第一篇关于杂交瘤的论文之前，米尔斯坦出于客气，给自己所在的机构——剑桥大学校方写了一封简信，告知行政人员，他们有了发现，而且这项发现或许值得申请专利。但是，短暂的等待无果之后，二人便将文章发表了，在英国，这意味着他们丧失了在专利上的大部分权利。米尔斯坦和克勒的这篇论文发表一年之后，英国政府才姗姗来迟，回了一封信，在信中就这项发现做出了答复。这封信除了姗姗来迟，还让人有些摸不着头脑，信中这样写道："这项发现是否具有实际用途，是否可以对其进行商业风投，让我们来做甄别，委实困难。"

接着，威斯塔研究所便申请了专利，于是，所有人都意识到，英国政府犯下了一个严重的错误，将会造成巨大的损失。这些杂交瘤细胞确实存在赚取商业价值的可能性。威斯塔研究所的专利标志着一股从单克隆抗体中淘金的热潮已经掀起，而在这股淘金热潮中，英国人将被排除在外。

此事在英国作为"专利灾难"为人所知，最终引起了英国首相玛格丽特·撒切尔这位"铁娘子"的注意。在进入政坛之前，撒切尔夫人毕业于牛津大学化学专业，她眼见威斯塔研究所的这些美国人占着英国人的发现，从中获利，如此无礼之举令她大为震怒。这一切，让人不禁回想起了青霉素。20 世纪 20 年代，弗莱明在自己位于伦敦的实验室里发现了青霉素，但是苦于无法对青霉素进行批量纯化，所以没能继续研究。就是美国人，他们想出了办法，批量生产和储存青霉素，接着还将这些方法申请了专利，从中坐收利润。现在，历史重演。这仿佛一个在不断重复的噩梦：在英国研究基金支持下的英国实验室中，获得了一项英国的发现，它却丝毫没有为英国带来利润。政府启动了调查，修订了政策。科学家们收到了警告，不得在未先经过相关渠道，保证专利权利得到妥当落实的情况下，随意共享自己的观点。对高校研究人员而言，新的科研模式将围绕是否具有申请强大专利的必要性，然后使用专利创立企业，成立子公司，进行商业赢利。那种开放分享合作型的旧派做法，也就是米尔斯坦的做派，已经过时了。

　　一个接一个实验室、一家接一家公司开始生产针对一种接一种靶向的单克隆抗体，这标志着药物研发的分水岭。这些实验室和制药公司并未像远藤不断筛选霉菌，在其中寻找第一代他汀类药物那样，对不同的物质进行筛选，以求发现一种药物，作用于致病化学反应链中某种特定的酶。相反，此时的他们可以先获取目标酶，将酶注射到小鼠体内，产生能制造与目标酶精确匹配的抗体的 B 细胞，接着，将 B 细胞与癌细胞融合，得到杂交瘤，它能产生单克隆抗体，此抗体只作用于相同的酶。唯一的问题在于，哪些靶点最有可能有利可图。

　　当然，也存在一些技术问题。米尔斯坦和克勒的研究首次取得成功之时，所使用的细胞来自小鼠，这意味着细胞产生的抗体来自小鼠。将这些小鼠单克隆抗体注射到人体内，它们可能会被人体识别为外来入侵异物，毕竟它们并非人体产生的抗体，会引发免疫反应，导致严重的副作用。虽然很多实验室花费数年时间，研究如何将小鼠细胞与人类细胞进行融合（在1984年FDA批准的第一种单克隆抗体中，人类细胞约占2/3，小鼠细胞约占1/3），但是在很多患者身上，融合细胞中的小鼠细胞依然会引发免疫反应。科研人员利用最新的基因细胞生物学技术，耗费数年，方才完全实现抗体人源化。当今几乎所有的单克隆抗体都属于全人源化抗体，极少会引发严重的免疫反应。

为了实现抗体人源化而必须开发的手段与技术，从寻找基因开关的方法到使用越来越精确的手段对DNA进行切割拼接，将一种生物体中的基因片段移植到另一种生物体中，助推了其他科学领域向前发展。在DNA层面展开越来越精细的工作，像拼图一样操纵基因，这项事业最终结出了很多胜利的果实，例如对整个人类基因组的解码和生物技术的构建，这些手段技术备受青睐，为药物发现提供了坚实的基础。

许多新型DNA技术立即被用于寻找更好的办法，来研制完全人源化的单克隆抗体。研究人员实现了一项重大突破，发现了"噬菌体展示"技术，这种方法十分巧妙，可以利用细菌和病毒来生产特定的全人源化抗体。

生物专家开始预测，人类很快便能识别出与癌症和阿尔茨海默病等疾病相关的基因，找出这些基因的表现，进而生产出具有针对性的单克隆抗体，它能够按照人的意愿，对疾病的任何环节予以破坏。单克隆抗体将会帮助人类攻克致命疾病。

事实并非如此。单克隆抗体也存在局限性。首先，生产成本很高，需要先进的生物学专业知识和高科技仪器设备，而要将这两种因素凑到一起，需要耗费大量资金。这类抗体只有在附着到靶点上时才能发挥作用，也就是说，单克隆抗体仅在靶点表面起效，无法进入细胞内部，而在细胞内部发生着许多致病的反应。而且，单克隆抗体无法穿过血脑屏障，至少目前如此，因此它在脑部疾病的使用上就受到了限制。

即便如此，单克隆抗体的使用还是出现了爆炸式增长。21世纪初，很多全人源化单克隆抗体相继进入市场。截至2006年，单克隆抗体作为一个整体，已经成为发展速度最快的人类疗法。2008年，全球市场上有30种全人源化单克隆抗体，它们已经发展成为一个价值300亿美元的产业。6年后，已有近50种全人源化单克隆抗体在售。预计截至2024年，单克隆抗体的市场将增长到1 400亿美元左右。

修美乐是当今最畅销的单一药物，每年能带来近200亿美元的收入，修美乐是一种单克隆抗体，用于缓解由一些无法治愈的自身免疫系统疾病（包括几种关节炎、重症银屑病，以及克罗恩病）引起的疼痛和肿胀。修美乐并非每次都能起效——有哪种药物能够做到次次起效呢？不过对很多别无他选的患者而言，修美乐还是有用的。修美乐带来的收入之所以如此巨额，并非因为使用人群庞大，而是因为此药价格不菲。注射一针修美乐，患者（及其保险公司）至少需要花费1 000美元，一年下来，治疗费用可达50 000美元左右。

单克隆抗体是医学上最重大的发现，而且这类抗体的发展目前尚处于早期阶段。如今，人类针对抗体在原子层面的形成机制正在构建庞大的信息库，针对抗体的作用区域的绘图越来越精细，研制出的可以发现和攻击可能的疾病靶点的手段与工具也越来越精准。之后，我们方能研发设计出一种单克隆抗体，并对其展开试验，使用这一特定抗体锁定靶点，展开攻势。单克隆抗体快接近完美的魔法子弹了。

每项新进步都在帮助人类研制出更好的药物，这些新药效力更强，副作用更少，在体内起效时间更长，能够治疗更多种疾病。已经有一些新药对治疗某些癌症效果很好，有些药物能够极大地缓解多种疾病引起的炎症，有些则能很好地医治偏头痛，还有些新药对阿尔茨海默病似乎可以产生一定的效果。从理论上讲，这些药物的潜在靶点数量之多，正如免疫系统的复杂程度一样，浩如烟海。对于这些可能性，人类的探索才刚刚开始。

药物成本需要降低。涉及单抗药物的治疗可能会极其昂贵，以至于只有富人、享受优质医保的患者，以及那些病情确实严重的患者才能从中获益。令人欣慰的是，随着越来越多的单抗药物进入市场，以及这些药物专利保护到期，市场竞争将会加剧，价格最终应该也会有所下降。例如，修美乐初始专利于 2016 年到期，但是这家药企自 2003 年以来已经获得大约 100 项增补专利，这些专利涵盖了修美乐制造工序和技术的诸多方面，这是一堵专利围墙，而这堵围墙的建设者则是药企高薪聘请的律师。这意味着，要想买到价格更低的修美乐，需要等到 2023 年前后。

———————————

大多数大型制药公司都是靠自家所谓的小分子药物发家致富的，这些药物的分子结构相对较小，由化学家们在实验室里研发，然后展开药物试验，而试验方法则与多马克在 20 世纪 20 年代发现磺胺时筛选药物的方法基本类似。大型制药公司越来越擅长发现小分子药物，而在营销方面修炼得就更加炉火纯青了。本书所述的大多数药物都属于小分子药物。

不过，对于单克隆抗体所开创的新时代，大型制药公司却并未做好准备。相比之下，抗体的分子结构巨大。抗体的设计与生产方式并非植根于化学，而是生物科学，尤其以遗传学和免疫学为主。大型制药公司既没有心思，也没有能力跨越到生物制品领域。他们并非从未尝试，例如，据报道，拜耳公司在一项计划中投资了 5 亿美元，想要生产生物制品，其他大型制药公司也纷纷效法。但是，这些老牌的制药巨头都建立在一种不同的药物发现模式之上，这一模式偏向化学，而非生物科学。事实证明，在大多数情况下，要在公司内部实现向生物技术的转变，其时间、金钱成本都过于高昂。此外，在许多研究型高校周围，开始冒出越来越多的生物技术初创企业，既然可以从这些企业之中筛选出最有前途的企业，并与之达成协议，这种做法不但速度更快，成本也低，那为什么还要自己再创建一个全新的运营机构呢？它们可以将药物发现外包出去。

基因泰克是第一家大型生物技术公司，1976 年，一位教授和一位风险投资家共同创立了这家公司。在这家公司取得成功之后，受其鼓舞，数以百计的对医学怀有奇思妙想的高校研究人员开始创立属于自己的小公司。此时，大部分研发工作已转移到这些规模更小、更灵活的小公司内。各大高校通过聘请更多律师，达成新的协议，开始将内部科研人员的观点进行成果转化，赚取大量资金，成为知识产权保护、成立初创企业孵化器、建设研究园区方面的行家。

在某种程度上，这似乎令人欣慰。高校依然是一座宝库，这里云集了有识之士，汇聚了各种突破性思维，他们的研究动力似乎并非出于金钱利润，而是出于对新知的渴求。从这个角度来看，纯粹而崇高

的科学似乎能够战胜大型制药公司一切向钱看的流水线思维。

但是，如果换个角度来看，却没有任何令人欣慰之处。米尔斯坦所在的剑桥大学责令校内研究人员，在校方对研究成果审核把关、研究成果得到保护从而确保学校受益之前，绝不可将具有潜在价值的研究成果公之于众。截至目前，世界上所有主要的研究型高校皆是如此。高校里的科研人员充分地认识到，这可能是一条致富之路，于是，他们也在相应地调整自己的研究重心，寻找可能性较大的成功机会，确保能将科研突破用于构建业务。从这个角度来看，高校及高校的科研人员似乎并未与赚钱赢利反道而行，他们已经被利欲侵蚀。

当然，这两种看待问题的方式都没有错，这是个孰重孰轻的问题。有些研究人员的主要动机是为了缓解患者遭受的痛苦，而对有些研究人员而言，赚钱赢利是他们的主要目的。这两种动机都非常强烈，也都无可挑剔。我们希望，这两种动机能够继续共同推动药物发现事业向前迈进，从而造福世界。

后记
药物的未来

　　2003 年,《英国医学杂志》激动地公布了一条"过去 50 年来最重大的医学新闻"。这则新闻报道了复方制剂的问世,复方制剂属于"灵药中的灵药",每粒复方制剂都含有三种降压药物、一种他汀类药物、叶酸和阿司匹林。药物研发者预测,复方制剂可以使心脏疾病减少 80%,他们还建议,世界上所有 55 岁以上的人都可以服用此药。随后他们便展开了数年的研究工作,但是由于研究结果远远没有达到预期,人们对复方制剂的热情逐渐散去。研制复方制剂的想法至今仍然存在,并且仍然有人赞成这种想法,不过为数不多。

　　复方制剂在《英国医学杂志》首次亮相十几年后,美国前总统吉米·卡特宣布,自己命不久矣。2015 年夏,卡特被诊断出患有一种极其严重的恶性转移性癌症——黑色素瘤,而且癌症已经扩散到肝脏和大脑。卡特的家族有癌症病史,并且他已经 90 多岁。实质上,卡特这是在宣告自己即将死亡。

　　接着,卡特又补充道,他的几位医生正在尝试最后的疗法,算是死马当作活马医,用的是一种新型单克隆抗体。

　　此后不到 4 个月,卡特又发表了一份声明,称自己体内的肿瘤已经消失不见。不是停止扩散，也不是肿瘤缩小（病情缓解），而是完全消失不见。医生对他的身体进行扫描检查，发现身体各处已经全无癌细胞的影子。卡特的癌症被治愈了。

这一奇迹归功于帕博利珠单抗，这是一种单抗药物，在卡特被治愈之前一年才获得 FDA 的批准。帕博利珠单抗属于所谓的"免疫检查点抑制剂"，能使癌细胞更加难以躲避免疫系统的探查。这使卡特的免疫系统得以增强，具有了发现癌细胞和消灭癌细胞的能力。

卡特是幸运的，在患有相同癌症的患者之中，只有 1/4 的患者会对此药产生反应，但是他的案例说明，新药可以很快地改判人的命运，将去年的死刑判决变成今年的大难不死。

在复方制剂的报道与总统卡特的案例之间，在预测灵药的出现与现实之间，是制药专家们多年以来的研究工作。现在这个规模庞大的全球性制药"集团"——大型制药公司，外加所有生物技术初创公司——正在孜孜不倦地寻找下一个突破。下一轮奇迹会是什么样子的呢？

我的回答是：没有人知道，唯有傻子才会去预知具体细节，而且，药物方面的很多突破都将不再出自老牌制药巨头。没有人知道，人类何时才能找到治疗阿尔茨海默病、所有癌症、心脏病的"良药"，甚至到底能否找到这种"良药"，都尚属未知。我猜想，人类会找到治病良药，而且不需要太久，不过，这也只是我的猜测。

我所能做的一件更有把握的事情便是，指出一些在不久的将来会改变药物研究这一领域的趋势。此处我将其中一些最重要的趋势列举如下。

从化学制品到生物制品的转变

没有化学，就没有生物学，没有哪种化学药物的研发能够离开生物系统（比如人体），所以谈到药物时，"化学制品"和"生物制品"这两个术语肯定存在重合的部分。我在此处讨论的是，从过去的化学药物发现模式——"对一堆化学物质进行试验，看看能否找到一种物质治愈疾病"，转变为一种新的范式——通过操纵基因、细胞和微生物来发现新药。重要的不光是药物的来源不同，研发方法上也存在差异。如今的生物技术公司都是先深入了解某种疾病，再进行药物研发，这些公司尽最大的努力设计出一种靶向药物，此药能够锁定研究人员认为疾病过程中存在的薄弱环节，进而起效。这样的例子有很多，包括即将出现的大量单克隆抗体，以及实验室里设计的受损酶的替代物。

近年来，人类所取得的大部分成功（比如单克隆抗体）都基于DNA操纵这项新的能力，DNA是身体的化学指令，换句话说，DNA即我们的基因组。"药物发现正在经历范式转变，"一位专家解释道，"人们借助基因组科学爆炸式的增长，在更短时间内获得创新性的疗法。"

这便是为何生物制剂越来越重要的核心。而其中涉及的不仅是人类的DNA，我们也开始更加深入地了解栖息在人体内的无数细菌、病毒的基因，并能对这些基因更好地加以操控。这个隐藏于人体内的世界——"人类微生物群系"，有助于保持人体健康，而关于微生物对人类健康起的作用，人们的认识也才刚刚起步。

制药公司押重宝于这些新的生物学方法，希望它们能够带来丰厚的回报，为了加快进程，制药公司还在争相收购那些大有可为的生物技术初创公司。

数字药物

要想将计算机与药物联系起来，可以借助很多方法。最简单的方法便是在药丸里内置一个微型传感器，传感器在患者服用药物时会发出信号。在目前处于试验阶段的早期模型中，传感器的体积与芝麻粒大小相当，传感器使用的能量来自胃中的氯离子，传感器的信号由胃上的贴片接收。信号经由贴片被传送到智能手机或其他传输设备上，进而输入电脑系统。第一种获得 FDA 批准（于 2017 年年底）的此类数字药物是 Abilify MyCite（内含传感器的阿立哌唑片剂），这是一种抗精神病药物，其内置传感器能够显示患者是否在按时服药。对可能会错过服药的患者群体而言，这一点非常重要，比如患有情绪障碍或精神疾病的患者，或者老年患者，对这些患者而言，大量服药加上记忆力减退，可能引发一些副作用，致使患者忘记服药或者将应分两次服用的药物合在一起服用。如果你是一名阴谋论者，你可能会想象在未来会出现"老大哥"① 式的社会，在这种社会中，奥施康定和芬太尼等潜在的滥用药物里会被装上纳米技术传感器和发射器，当局可以随时随地追踪服药者——甚至能够通过人体消化道展开追踪。

新药的寻找也已步入数字化。这方面大部分的研究，都集中于首先借助计算机来实现药物可视化（药物变得越来越复杂，一直到巨型蛋白质分子药物），之后才会花费时间尝试在实验室里进行药物合成。需要超级计算机展开计算，显示蛋白质合成后的最终形状，这项工作对计算机的算力要求极为苛刻，目前的计算机技术还达不到要求。然而，技术成熟之时，科学家们便能向前迈出一步，在计算机屏幕上造出更多药物，这些药物靶向性更强，能更好地被人体接受，理论上应该可以降低成本，加快药物发现进程。接着，可以使用其他计算机程

① 在《一九八四》一书中，乔治·奥威尔描写了人们永远都处于极权无处不在的屏幕监视下的社会。"老大哥在看着你"（Big Brother is watching you）这句话随处可见。"老大哥"象征着极权统治及其对公民无处不在的监控。——译者注

序，研究新设计出的蛋白质分子进入人体之后会有何种功效。计算机蛋白质建模使制药公司能够借助计算机开展更多工作，而在过去，制药公司只能在实验室里借助活体动物展开试验。

数字药物研发的第三个方面，重点不在于超级计算机的算力，而在于更多的沟通交流：借助互联网，从更加广阔的网络世界中搜集信息，对药物研发的某些环节实施众包。例如，礼来制药公司创立了一个名为 InnoCentive（创励）的网站，邀请全世界研究人员针对科学难题提出解决方案，成功者将赢得奖金，在诸多项目中就包括寻找更好的方法，跟踪个体细胞的行为、监测废水中的病毒、维持糖尿病患者血糖稳定。如今，药物研究人员不用再为了寻找药用植物而在雨林中艰难跋涉，他们正在借助网络搜罗好的点子。

还有一个例子，美国国立卫生研究院目前正在招募被试，被试们将参与一项详细的健康研究，这项研究很可能是人类历史上健康方面规模最大的一项研究。这项研究有一个并不高雅的名称，叫作"全民健康研究计划"（All of Us Research Program），它有望对超过 100 万人进行追踪，这些人代表着美国所有类别的群体，愿意让研究人员对自己的基因组进行测序，并且愿意无限期提供自己的血液检测结果与病例。《纽约时报》报道："如果一切顺利，该研究将会得到一个前所未有的健康信息宝库。"这个规模庞大的大数据"生物信息库"将会帮助卫生专业人员对何人生病、何时生病、因何生病有更深的了解。

还有一些非营利组织正在倡导一种众包方法。1999 年，政府和一些慈善组织担心，新型抗疟药物的研发生产系统即将枯竭，于是启动了疟疾药物开发项目（MMV），将公私领域、医疗领域、政府及企业界各参与方联系起来，寻找更好的方法来克服疟疾，目前，每年死于疟疾的人数仍然超过 100 万。制药公司清楚，要想开发出新型抗疟药物，成本很高，而且大多数潜在的疟疾患者都是穷人，因此，获利的概率很小。非营利组织则希望研发出新型抗疟药物，从而造福大众，而非谋取私利。二者到底能否携手合作？

事实证明，它们可以携手合作。例如，此类合作项目之中有一个叫作"疟疾信息库"（Malaria Box）的项目，该项目于2012年由疟疾药物开发项目携手比尔及梅琳达·盖茨基金会、药物巨头葛兰素史克共同发起。如有要求，疟疾药物开发项目会给研究人员一盒试验性药物，这些药物数以百计，而且来之不易，搜集自各公共、私人实验室，而且似乎对疟疾能够起一定作用。盖茨基金会称，对于"任何人，只要是就如何使用这些药物有一些令人感兴趣的想法的人"，不管他们身在何处，这些药物都可以免费提供，唯一的交换条件就是，研究人员须将自己的研究成果公之于世。

这离数字药物似乎还差了一大截，但是只有借助电脑交流，这类全球性合作和开放快捷的信息共享才得以实现。疟疾信息库这一模式正被用于其他被忽略的疾病，希望药物研发能够走出大型制药公司的秘密领域，进而对一位专家所说的"全球大脑"进行开发利用。

个性化医疗

全球大脑的另一个极端则是个性化医疗。人类获取了一项新的能力，可以便宜、快捷地读取每个人 DNA（也就是基因组）的细节，于是有了机会去发现哪里出现了问题。人体的每个基因，即那些编码蛋白质的 DNA 片段，都有很小的概率遭到某种损害，比如，DNA 这里丢失了一块，或者那里出现了一点儿交叉，抑或是出现了其他问题。当 DNA 的指令受损时，指令的产物（由 DNA 编码的蛋白质）也会受损。有时，指令产生的蛋白质可能无法正常运作，或者根本无法运作，从而扰乱一系列反应，对某些代谢过程构成阻碍，有时还会导致严重的健康问题。

每个人的基因组都是独一无二的，因此，每个人也都是独一无二的。世上只有一个你，你的身体对食物、压力、性爱及其他一切事物都有着独特的响应方式。这种现象被称作"生化与心理个性"。每个人对药物的反应也各不相同。同样的剂量，有些患者服用之后收效甚好，全无副作用，而有些患者服用过后却收效甚微，副作用居多。没有哪种药物在每个人身上的效果都完全相同。我们的个体化差异太大了。这便是为何研究人员在确定用药剂量时要依赖统计平均值，即对绝大多数人而言最有效的剂量。这个剂量不能保证对你同样最有效。

既然现在我们可以阅读每个人的使用说明书，即他们的DNA，我们就可以发掘出更多关于这一个性的分子根源，并为每个人量身打造个性化医疗方案。这便是个性化医疗这一新理念：基于个人基因优缺点而设计的医学疗法。

围绕着个性化医疗的各种可能性，人们展开了很多激动人心的讨论，不过，在我看来，这一构想存在问题。我不认为所有人都会将自己的DNA进行扫描，然后根据他们的发现采取相关措施。首先，基因与疾病之间很少是一条直线的关系。当今，人们最担心的一些疾病，比如阿尔茨海默病、癌症、心脏病，不光跟基因缺陷有关，还关系到诸多基因在很长一段时间内的相互作用，另外还有环境因素。要想弄清楚这些因素，光靠将人体的基因打印出来还远远不够。即使单个基因出现问题，会改变潜在健康风险的可能性，我们也无法断言一个人肯定会患上这种疾病。就算你由于过度担心，想要采取措施，你也无法保证世上就存在这方面的疗法。一句话：即使知道自己的DNA出现了什么问题，你也可能无能为力，这意味着你要在对基因缺陷担惊受怕中度过余生，而对这一缺陷，你又无计可施。这能有什么好处呢？

还有一件事：如果你去看一位优秀的私人医生，你就已经得到了某种个性化医疗，只不过这一个性化是由你的医生完成的，而非由计算机对你的 DNA 进行的分析完成的。评估你当前的健康状况、已知的健康风险与习惯，并为你量身打造健康计划的，是你的医生。

尽管如此，借助计算机实现个性化医疗这一愿景仍然十分诱人：每个人自打出生起就带着一份自己的健康风险蓝图，利用这份蓝图，就可以实现高度定制的健康计划，从而避免或延缓严重的健康问题。还有什么能比这更好呢？于是，对个性化医疗合理应用的探索仍在不断进行。

优化现有药物

比起计算机与基因组研究中的一些内容，对现有药物进行优化显得有些无趣，不过，后者可能更为重要：在未来，人们将会看到针对现有药物及疗法实现的一些非常有效的改进，还会看到现有药物和疗法被应用于治疗更多的疾病。这种趋势的一部分将来自药物递送方面取得的进展，比如药丸的特殊包衣、持续时间更久的配方，这样患者就不必每天服药，另一部分则来自随着药物剂量与应用的改进，药物的功效会逐渐得到提升。

对制药公司而言，这是振奋人心的好消息，因为它们有了更新、更好的药物可以销售，即便从本质上讲，这些新药跟以前的药物相比并无二致，而且已经走完研发、试验、批准所有环节。通过搭配佐剂（有助于唤醒免疫系统，提升疫苗功效），可以增强现有疫苗。在现有药物的基础之上，搭配数字传感器或者研发出缓释剂，可以使旧药换新颜，创造一种新药销售给新的患者群体，从而扩大市场，而无须从零开始进行研发，徒增巨额成本。

接下来便是为旧药寻找新的用途。一旦某种药物获批用于治疗某种疾病，人们通常会发现，对于另一种疾病，此药也能起效。于是，制药公司寻找方法，重新定位自家的现有药物，或是为它们发现新的用途，利用现有药物治疗新的适应症。修美乐这一重磅单抗药物便是一例。修美乐于 2002 年首次获批，用于治疗类风湿性关节炎；2007年，修美乐作为治疗克罗恩病的疗法被再次推出；于 2008 年又一次被推出，用于治疗银屑病……目前，修美乐已经获批用于治疗至少 9种疾病，成为一份报纸所说的"医药界的瑞士军刀"，但与抗精神病药阿立哌唑相比，修美乐不免相形见绌——阿立哌唑获批治疗的疾病多达 24 种。

闻所未闻的疾病

许多人都在担心，会有一些奇怪的新型细菌和病毒，从位于亚洲或非洲的丛林中咆哮而出，引发一场席卷全球的疫情。

不过，你可能没有担心过非酒精性脂肪性肝炎。我也不曾有这方面的担忧，直到近期一篇文章指出，非酒精性脂肪性肝炎是一种伴有脂肪堆积与炎症的肝脏疾病，影响着数以千万计的美国人，该病与糖尿病和肥胖症有关，而且常常未被察觉。在某些情况下，非酒精性脂肪性肝炎会导致严重的肝损伤，而严重的肝损伤或可危及性命。很快，我们就会听到更多关于非酒精性脂肪性肝炎的消息，因为制药公司正在对第一批大约 40 种药物展开试验，这些药物即将投放市场。届时，此类药物的广告与新闻报道将会铺天盖地地出现。突然之间，你会担心自己或者家人患有某种疾病，而这种疾病在一年前还从未有人听说过。届时，医生开始进行试验，患者开始感到惊慌，药物上架销售，患者开始服药，制药公司获得巨额利润。或许一些人的性命会因此得到挽救，接着，大家都会意识到药物的副作用，赛格循环也将再次开始。

非酒精性脂肪性肝炎这类之前闻所未闻的疾病，虽然并非凶险异常，但是普遍存在，适合采用终生预防性药物治疗。这类疾病将会接连不断地出现，不是因为它们异常重要，而是因为它们就是摇钱树。这也并不是说，在许多情况下，非酒精性脂肪性肝炎并不严重，而是说潜在患者人群所构成的市场规模十分庞大，治疗此病的药物将从中获利，这些患者的服药时间将会持续数年，而对大多数患者而言，此药的功效可能非常微弱。这就又进入了他汀类药物的套路，即我们的生活被医疗化了。

大药企面临大问题

正如一位专家近期写道，当今制药行业的研发模式"正在显现疲态。成本飞涨，突破性创新消退，竞争激烈，销售增长趋于平缓"。业内人士担心，在药物研发方面，软柿子已经被捏完，试验的复杂性，加之寻找新型重磅药物所需的时间，导致整个行业风险太大，而且无论如何，人体内部的药物靶点总共就那么多（一项数据估计，人体内部约有 8 000 个潜在的药物靶点），所以，虽然化学制品与生物制品或许还未告罄，人们却已经用完借助它们来瞄准的靶心。难道是时候出现重大颠覆了吗？

或许如此。当然，研究的众包化、网络共享数据、越发举足轻重的新兴企业的崛起，让过去那些深藏不露的制药巨头看起来不再像是敏锐机智的赢家，而更像是庞大笨拙的恐龙。它们或许需要做出改变，否则只有死路一条。

不过这些恐龙仍然体形庞大，仍然能够赢利，仍然拥有一批非常聪明的高管和研究人员。它们对监管规则了如指掌，极其善于说服医学界，它们聘请能言善辩的说客，并且正在不遗余力地开展创新，快速适应。所以不能忽视它们。

还有一个因素可能会对这些大型制药公司不利：所有人都讨厌它们。很少有哪个商业领域跟制药领域一样，遭到政客、活动家、与其反目成仇的研究人员如此痛斥。媒体在帮助宣传下一代伟大神药之余，也会指责大型药企。

这些批评指责，部分基于大型制药公司破坏医学实践所采取的一些手段。2002年，《新英格兰医学杂志》前编辑阿瑟·雷尔曼（Arthur Relman）就直截了当地敲响了警钟，他写道："医药行业正在收买医学专业，不仅体现在医学实践方面，还体现在教学研究方面。这个国家的学术机构正在接受制药公司的有偿聘请，甘愿沦为它们的代理人。在我看来，这种行为非常可耻。"过去20年来所发生的事件都证实了他的看法，其中有些事件，我在第十章有所提及。

在大力宣扬有利于其产品的事实、打压掩盖不利于其产品的事实这一方面，制药公司可谓修炼得炉火纯青。它们歪曲科学发现，对于有影响力的顶尖医生，则请客吃饭，奉承讨好，聘请他们担任顾问，成为自己的发声筒。药物代表精于向医生推销药品，不过近来，游说、劝说工作已经扩大了范围，游说对象还包括伦理学家、期刊编辑、媒体名人、律师、政客、患者权益倡导团体、非营利组织负责人、保险计划和管理式医疗护理计划的经营监督者，以及任何制药公司认为可能对药品销售、法律、政策产生影响的人员。这类手段有很多，数量也非常大，近来出版发表的一些批判性图书与文章就已经清晰地阐述了这些事实。

许多医生、越来越多的政客，以及公众，逐渐认清了情况。正如雷尔曼所写，"这种行为非常可耻"，但是，随着大型制药公司着手应对这些更加直言不讳、组织有方的批评人士，情况也可能会发生变化。而被置于险境的，则是人们对医疗保健本身的信任。

———————————

写完前面几段之后，我突然意识到，与我在引言中所说的话相反，也许我写这本书确实是有某种目的。果真如此的话，这个目的就是：将药物（其中包括一些史上最强大、最有益的药物）研发从营利企业的掌控之中解救出来。只要大型制药公司把钱看得比患者的健康更重要，它们就不配成为新药的唯一研发者。我认为，我们可以找到利用公共资金，将公众利益作为出发点和落脚点的模式。

然而，无论如何，人们将继续从已经完成的工作中获得丰厚的回报。除非社会完全分裂，否则科学——包括药物科学——将继续向前发展，汇集新的知识，然后利用新的知识取得新的进展。我们很可能会开始见证巨大的发展进步，这些进步来自人类将自己对分子层面的一切认知汇聚起来，加以利用，克服剩下最难对付的一些疾病：心脏病、痴呆、糖尿病、癌症。

药物研发的未来将何去何从？一言以蔽之：美好的事物终将来临。

注释

我认为，对这样一本风格较为轻快的读本而言，实在不该添加学术注释，增加负担。相反，我将每一章中最关键的出处信息汇集于此，这样一来，读者若是想去更加深入地了解书中的某种药物，想去寻找更多关于这方面的信息，就可以利用出处信息找到相关内容，还能看到我的信息来源。这些摘要中的作者姓名与日期对应参考文献中的条目。

引言　50 000 粒药丸

我们无法真正地将医学史与药物史区分开。从以下文献中，我们可以发现各种观点与方法，用来理解这些错综复杂的历史片段。具体文献如下：Ban（2004）、Eisenberg（2010）、Gershell（2003）、Greene（2007）、Healy（2002, 2013）、Herzberg（2009）、Jones et al.（2012）、Kirsch and Ogas（2017）、Le Fanu（2012）。还包括以下著作：Li, Shorter（1997）、Raviña（2011）、Sneader（2005）、Snelders（2006）、Temin（1980）、Ton and Watkins（2007）。

第一章　快乐植物

关于 1900 年阿片的早期历史的更多信息，请参阅以下文献：Bard（2000）、Booth（1998）、Dormandy（2006, 2012）、Griffin（2004）、Heydari（2013）、Hodgson（2001, 2004）、Holmes（2003）、Kritikos and Papadaki（1967）、Meldrum（2003）、Musto（1991）、Petrovska（2012）、Santoro（2011）。关于这段历史的早期观点，请参阅以下文献：Howard-Jones（1947）、Macht（1915）。更多关于女性与阿片成瘾这段历史的信息，请参阅 Aldrich（1994）。

第二章　玛丽夫人的怪物

关于天花、本杰明·杰斯蒂、爱德华·詹纳、接种、疫苗的一般性历史信息出自以下文献：Razzell（1977）、Pead（2003, 2017）、Behbehani（1983）、Institute of Medicine（2005）、Rosener（2017）、Jenner（1996）、Hilleman（2000）、Gross and Sepkowicz（1998）、Stewart and Devlin（2005）、Hammarsten et al.（1979）、

Marrin（2002）。要想了解有关玛丽·沃特利·蒙塔古这位医学史上被人们忽视的伟大女性英雄的更多信息，请参阅 Grundy（2000, 2001）、Dinc and Ulman（2007）、Zaimeche et al.（2017）、Aravamudan（1995）、Silverstein and Miller（1981）。珍妮特·帕克的悲惨故事，是我根据当代的新闻报道拼凑而成的。

第三章 米奇芬恩

米奇芬恩的故事，以及水合氯醛作为第一种合成药物（也是第一种约会迷奸药）的历史，出自 Ban（2006）、Inciardi（1977）、Snelders et al.（2006）、Jones（2011），以及众多参考书和新闻来源。其中一些文献还提到了珍妮·博希特遇害这一令人不安的故事，我的故事版本大部分都是基于 Krajicek（2008）形成的。

第四章 从"灵丹妙药"到"臭名昭著"

第一章的很多信息来源，例如 Booth（1998），也讲述了本章中的半合成药物。另外，还有一些信息出自 Brownstein（1993）、Eddy（1957）、Acker（2003）、Rice（2003）、Payte（1991）、Courtwright（一篇发表于 1992 年，两篇发表于 2015 年），以及来自各种报纸杂志的同期新闻报道。

第五章 魔法子弹

磺胺的故事既引人入胜又十分重要。关于这一物质的发现，我自己写了一本书（Hager，2006），为读者提供了更多关于格哈德·多马克、拜耳公司，以及百浪多息、磺胺和后来的磺胺类药物研发的信息。这本书的参考文献与注释涉及范围很广，涵盖了本章所使用的其他信息来源。

第六章 地球上被探索最少的地方

关于 20 世纪 50 年代精神药物（不仅包括氯丙嗪和随后出现的抗精神病药物，还包括镇静剂与抗抑郁药）的突然出现，还有一个更长的故事要讲：为何这些药物会在此时出现，为何销量增势如此强劲，以及这些药物对精神病学、心理健康护理、人们对用药/吸毒的态度的改变。关于氯丙嗪的故事的关键部分，以及围绕这一故事的更大的环境背景，请参阅 Alexander et al.（2011）、Ayd and Blackwell（1970）、Ban（2004, 2006）、Baumeister（2013）、Berger（1978）、Burns（2006）、Caldwell（1970）、de Ropp（1961）、Dowbiggin（2011）、Eisenberg（1986, 2010）、优秀的 Healy（2002）、Herzberg（2009）、Lopez-Munoz et al.（2005）、Millon（2004）、Moncrieff（2009）、Overholser（1956）、Perrine（1996）、Shorter（1997, 2011）、Siegel（2005）、Sneader（2002, 2005）、关键的 Swazey（1974）、Tone（2009）、Wallace and Gach（2008）、Whitaker（2002）。我还借鉴了亨利·拉伯里特、让·德莱等其他 20 世纪 50 年代早期研究人员关于其工作的自述。

第七章 黄金时期

对于药物发现的"黄金时期"，不同的学者有不同的看法。有人说，黄金时期始于 19 世纪初，由弗里德里希·塞尔图纳和尤斯图斯·冯·李比希等研究人员的工作开启，他们开启了对药用化学物质在分子层面进行纯化、分析、研究这一漫长的过程。其他人则说，黄金时期始于 19 世纪后期路易斯·巴斯德的细菌理论，以及拜耳等公司开始聚焦合成化学品。但是，大多数历史学家关注的是 1930—1960 年这 30 年，在这一时期，我们现在所说的现代制药公司研发了许多神奇的新药。这种观点见于 Le Fanu（2012）、Raviña（2011），在写作这一简短的章节时，我从这些文献中获取了许多事实信息。

第八章 性、药物，以及更多的药物

关于避孕药的历史，请参阅 Asbell（1995）、Djerassi（2009）、Dhont（2010）、Goldin and Katz（2002）、Liao and Dollin（2012）、Potts（2003）、Planned Parenthood Federation of America（2015）。更多关于洛克菲勒基金会"人类科学"计划的信息，请参阅 Kay（1993）。万艾可出现之后，掀起了一场媒体报道的风暴，我将其中一些报道用在了本章（特别是《纽约时报》和 BBC 的报道，这些报道可以按照主题分类在线搜到），其中，我提过的 1998 年 5 月 4 日的《时代周刊》的封面报道最为精彩。我还参考了 Campbell（2000）、Goldstein（2012）、Osterloh（2015）。Klotz（2005）提供了在场当事人对吉尔斯·布林德利那场讲座颇为有趣的讲述。

第九章　被施了魔咒的分子环

这一章写起来很困难，因为本章所聚焦的药物导致了当今社会阿片类药物的泛滥，还说明了我们今天所面临的问题与自 19 世纪 30 年代起这类药物引起的问题基本相同。换句话说，在控制人类与罂粟之间长期存在的畸形关系方面，我们进展甚微。事实上，形势正在变得越来越严峻。于我这个坚定的科技乐观主义者而言，这是个沉痛的教训，因为从本质上讲，阿片类药物问题的性质与规模就是悲观的。第一章和第四章的很多信息来源同样适用于本章，尤其包括 Booth（1998）、Acker（2003）、Courtwright（两篇均发表于 2015 年的文章）、Li（2014）。有关保罗·杨森和芬太尼的更多详细信息，请参阅 Black（2005）、Stanley（2014）。还有更多临时性的材料，这些材料的相关内容包括当今的"流行病"、很多令人震惊的新闻报道、博客文章，以及流行杂志上刊登的文章，还包括一些煽动不安情绪的社论，它们经常掩盖事实，有时还会得出一些简单的答案。对于这些材料，我只在精心筛选之后偶尔才会加以使用。

第十章　他汀类药物：一则关于我自己的故事

由于掺杂了个人因素，我在研究他汀类药物时有些过于深入。我不仅希望，当事关我自己的健康时，我能够尽己所能，正确理解所有信息，而且，我对他汀类药物及其营销手段了解得越多，它们就越能代表医学领域的一些令我感到苦恼的趋势。由于牵扯的资金数额巨大，服药的人数众多，他汀类药物制药公司与批评人士之间的拉锯战一直持续到今天。这种论战的重要性几乎不亚于药物本身，自打这个年代早期，指南修订以后，发表的数百篇论文中都有这一论战的影子。在我使用的最关键的文献中，以下是我强烈推荐给大家的：Greene（2007）、Agency for Healthcare Research and Quality, US DHHS（2015）、Barrett et al.（2016）、Berger et al.（2015）、Brown and Goldstein（2004）、Cholesterol Treatment Trialists' Collaborators（2012）、de Lorgeril and Rabaeus（2015）、Diamond and Ravnskov（2015，这篇文章存在争议）、DuBroff and de Lorgeril（2015）、Endo（2010）、Fitchett et al.（2015）、Garbarino（2011）、Goldstein and Brown（2015）、Hobbs et al.（2016）、Ioannidis（2014）、Julian and Pocock（2015）、McDonagh（2014）、Mega et al.（2015）、Miller and Martin（2016）、Pacific Northwest Evidence-Based Practice Center（2015）、Ridker et al.（2012）、Robinson and Kausik（2016）、Schwartz（2011）、Stossel（2008）、Sugiyama et al.（2014）、Sun（2014）、Taylor et al.（2013）、Wanamaker et al.

（2015）。有关我这次研究的更多详细信息，以及区分他汀类药物科学之优劣的有用提示，请参阅 Hager（2016）。

第十一章　血液的完善

由于单克隆抗体出现的时间很短，所以在本章的很多地方，我都参考了精心筛选过的新闻报道与医学网站上的信息。文献 Eichmann（2005）从叙述克勒生平的角度出发，对色萨·米尔斯坦与乔治斯·克勒所做的工作进行了最全面的回顾。最早对二人工作做出全面论述的文献为 Wade（1982）。其他重要的信息来源还包括 Yamada（2011）、Buss et al.（2012）、Liu（2014）、Carter（2006）、Ribatti（2014）。想对免疫系统有更多整体性了解的读者，可以参阅 Hall（1998），该文献虽然有些年代，但是非常不错。

后记　药物的未来

对制药行业未来的预测，散见于专业文献与大众媒体之中。要想更加深入了解制药行业形势的变化，可参阅的文献包括 Gershell and Atkins（2003）、Ratti and Trist（2001）、Raviña（2011）、Munos（2009）、Hurley（2014）、Shaw（2017）。

参考文献

这份清单包括了本书所使用的许多（但不是全部）资料来源。此外，我还"仔细"参考借鉴了大量近期的报纸杂志文章、电视文字转录、企业报告、网页。我之所以在这里强调"仔细"，是因为在每日、每周的新闻中，有关药物的大部分报道都是为了哗众取宠，有失全面，这些报道之所以出现，一是媒体为了博人眼球，二是制药企业为了赚钱发财。换句话说，一旦涉及药物，媒体、电视、网络（尤其是社交媒体）上面就会充斥着大量的广告宣传，这些宣传有时纯属虚假，常常存在误导大众、过度炒作的现象。所以，各位若要考察研究药物，一定要当心这些宣传。我的研究重心，在以下图书与文章中，如你所见，倾向于避免这些日常的"口水报道"。

Acker, Caroline Jean. "Take as Directed: The Dilemmas of Regulating Addictive Analgesics and Other Psychoactive Drugs." In *Opioids and Pain Relief: A Historical Perspective*, edited by Marcia L. Meldrum, 35-55. Seattle: IASP Press, 2003.

Agency for Healthcare Research and Quality, US Department of Health and Human Services. "Statins for Prevention of Cardiovascular Disease in Adults: Systematic Review for the U.S. Preventive Services Task Force." AHRQ Publication No. 14-05206-EF-2 (Dec. 2015).

Aldrich, Michael R. "Historical Notes on Women Addicts." *J Psychoactive Drugs* 26, no. 1 (1994): 61-64.

Alexander, G. Caleb, et al. "Increasing Off-Label Use of Antipsychotic Medications in the United States, 1995-2008." *Pharmacoepidemio. Drug Saf* 20, no. 2 (2011): 177-218.

Aravamudan, Srinivas. "Lady Mary Wortley Montagu in the *Hammam*; Masquerade, Womanliness, and Levantinization." *ELH* 62, no.1 (1995): 69-104.

Asbell, Bernard. *The Pill: A Biography of the Drug that Changed the World*. New York: Random House, 1995.

Ayd, Frank J., and Barry Blackwell. *Discoveries in Biological Psychiatry*. Philadelphia: J. B. Lippincott Co, 1970.

Ban, Thomas, et al., eds. *Reflections on Twentieth-Century Psychopharmacology*. Scotland, UK: CINP, 2004.

Ban, Thomas A. "The Role of Serendipity in Drug Discovery." *Dialogues Clin*

Neurosci 8, no. 3 (2006): 335-44.

Bard, Solomon. "Tea and Opium." *J Hong Kong Branch R Asiat Soc* 40 (2000): 1-19.

Barrett, Bruce, et al. "Communicating Statin Evidence to Support Shared Decision-Making." *BMC Fam Pract* 17 (2016): 41.

Baumeister, A. "The Chlorpromazine Enigma." *J Hist Neurosci* 22, no. 1 (2013): 14-29.

Behbehani, Abbas M. "The Smallpox Story: Life and Death of an Old Disease." *Microbiol Rev* 47, no. 4 (1983): 455-509.

Berger, Philip A. "Medical Treatment of Mental Illness." *Science* 200, no. 4344 (1978): 974-81.

Berger, Samantha, et al. "Dietary Cholesterol and Cardiovascular Disease: A Systematic Review and Meta-Analysis." *Am J Clin Nutr* 102 (2015): 276-94.

Black, Sir James. "A Personal Perspective on Dr. Paul Janssen." *J Med Chem* 48 (2005): 1687-88.

Booth, Martin. *Opium: A History*. New York: St. Martin's Press, 1998.

Boylston, Arthur. "The Origins of Inoculation." *J R Soc Med* 105 (2012): 309-13.

Brown, Michael S., and Joseph L. Goldstein. "A Tribute to Akira Endo, Discoverer of a 'Penicillin' for Cholesterol." *Atheroscler Suppl* 5 (2004): 13-16.

Brown, Thomas H. "The African Connection." *JAMA* 260, no. 15 (1988): 2, 247-9.

Brownstein, Michael. "A Brief History of Opiates, Opiod Peptides, and Opiod Receptors." *Proc Natl Acad Sci U S A* 90 (1993): 5,391-3.

Burns, Tom. *Psychiatry: A Very Short Introduction*. Oxford: Oxford University Press, 2006.

Buss, Nicholas, et al. "Monoclonal Antibody Therapeutics: History and Future." *Curr Opinion in Pharmacology* 12 (2012): 615-22.

Caldwell, Anne E. *Origins of Psychopharmacology: From CPZ to LSD*. Springfield, IL: Charles C. Thomas, 1970.

Campbell, S. F. "Science, Art and Drug Discovery: A Personal Perspective." *Clin Sci* 99 (2000): 255-60.

Carter, Paul J. "Potent Antibody Therapeutics by Design." *Nat Rev Immunol* 6 (2006): 343-57.

Cholesterol Treatment Trialists' Collaborators. "The Effects of Lowering LDL Cholesterol with Statin Therapy in People at Low Risk of Vascular Disease: Meta-

Analysis of Individual Data from 27 Randomized Trials." *Lancet* 380 (2012): 581–90.

Courtwright, David T. "A Century of American Narcotic Policy." In *Treating Drug Problems*: *Volume 2: Commissioned Papers on Historical*, *Institutional*, *and Economic Contexts of Drug Treatment*, edited by Gerstein, D. R., and H. J. Harwood. Washington, D.C.: National Academies Press, 1992.

Courtwright, David T. "The Cycles of American Drug Policy." *History Faculty Publications* 25 (2015): https://digitalcommons.unf.edu/ahis_facpub/25.

Courtwright, David T. "Preventing and Treating Narcotic Addiction—A Century of Federal Drug Control." *NEJM* 373, no. 22 (2015): 2,095-7.

Covington, Edward C. "Opiophobia, Opiophilia, Opioagnosia." *Pain Med* 1, no. 3 (2000): 217-23.

de Lorgeril, Michel, and Mikael Rabaeus. "Beyond Confusion and Controversy, Can We Evaluate the Real Efficacy and Safety of Cholesterol-Lowering with Stains?" *JCBR* 1, no. 1 (2015): 67-92.

de Ridder, Michael. "Heroin: New Facts About an Old Myth." *J Psychoactive Drugs* 26, no. 1 (1994): 65-68.

de Ropp, Robert. *Drugs and the Mind*. New York: Grove Press, 1961.

Defalque, Ray, and Amos J. Wright. "The Early History of Methadone: Myths and Facts." *Bull Anesth Hist* 25, no. 3 (2007): 13-16.

Dhont, Marc. "History of Oral Contraception." *Eur J Contracept Reprod Health Care* 15(sup2) (2010): S12-S18.

Diamond, David M., and Uffe Ravnskov. "How Statistical Deception Created the Appearance that Statins Are Safe and Effective in Primary and Secondary Prevention of Cardiovascular Disease." *Expert Rev Clin Pharmacol* (2015): Early online, 1-10.

Dinc, Gulten, and Yesim Isil Ulman. "The Introduction of Variolation 'A La Turca' to the West by Lady Mary Montagu and Turkey's Contribution to This." *Vaccine* 25 (2007): 4,261-5.

Djerassi, Carl. "Ludwig Haberlandt—'Grandfather of the Pill.'" *Wien Klin Wochenschr* 121 (2009): 727-8.

Dormandy, Thomas. *The Worst of Evils: The Fight Against Pain*. New Haven: Yale University Press, 2006.

Dormandy. Thomas. *Opium: Reality's Dark Dream*. New Haven: Yale University Press, 2012.

Dowbiggin, Ian. *The Quest for Mental Health: A Tale of Science*, *Scandal*, *Sorrow*, *and Mass Society*. Cambridge, UK: Cambridge University Press, 2011.

DuBroff, Robert, and Michel de Lorgeril. "Cholesterol Confusion and Statin Controversy." *World J Cardiol* 7, no. 7 (2015): 404-9.

Eddy, Nathan B. "The History of the Development of Narcotics." *Law Contemp Probl* 22, no. 1 (1957): 3-8.

Eichmann, Klaus. *Köhler's Invention*. Basel: Birkhäuser Verlag, 2005.

Eisenberg, Leon. "Mindlessness and Brainlessness in Psychiatry." *Brit J Psychiatry* 148 (1986): 497-508.

Eisenberg, Leon. "Were We All Asleep at the Switch? A Personal Reminiscence of Psychiatry from 1940 to 2010." *Acta Psychiatr Scand* 122 (2010): 89-102.

Endo, Akido. "A Historical Perspective on the Discovery of Statins." *Proc Jpn Acad Ser B Phys Biol Sci* 86 (2010): 484-93.

Fitchett, David H., et al. "Statin Intolerance." Circulation 131 (2015): e389-e391.

Garbarino, Jeanne. "Cholesterol and Controversy: Past, Present, and Future." *Scientific American* (blog), November 15, 2011. https://blogs.scientificamerican.com/guest-blog/cholesterol-confusion-and-why-we-should-rethink-our-approach-to-statin-therapy/.

Gasperskaja, Evelina, and Vaidutis Kučinskas. "The Most Common Technologies and Tools for functional Genome Analysis." *Acta Med Litu* 24, no. 1 (2017): 1-11.

Gershell, Leland J., and Joshua H. Atkins. "A Brief History of Novel Drug Technologies." *Nat Rev Drug Discov* 2 (2003): 321-7.

Goldin, Claudia, and Lawrence F. Katz. "The Power of the Pill: Oral Contraceptives and Women's Career and Marriage Decisions." *J Polit Econ* 110, no. 4 (2002): 730-70.

Goldstein, Irwin. "The Hour Lecture That Changed Sexual Medicine—the Giles Brindley Injection Story." *J Sex Med* 9, no. 2 (2012): 337-42.

Goldstein, Joseph L., and Michael S. Brown. "A Century of Cholesterol and Coronaries: From Plaques to Genes to Statins." *Cell* 161 (2015): 161-72.

Greene, Jeremy A. *Prescribing by Numbers: Drugs and the Definition of Disease*. Baltimore: Johns Hopkins University Press, 2007.

Griffin, J. P. "Venetian Treacle and the Foundation of Medicines Regulation." *Brit J Clin Pharmacol* 58, no. 3 (2004): 317-25.

Gross, Cary P., and Kent A. Sepkowicz. "The Myth of the Medical Breakthrough: Smallpox, Vaccination, and Jenner Reconsidered." *Int J Inf Dis* 3, no. 1 (1998): 54-60.

Grundy, Isobel. "Montagu's Variolation." *Endeavour* 24, no. 1 (2000): 4-7.

Grundy, Isobel. *Lady Mary Montagu: Comet of the Enlightenment*. Oxford, UK: Oxford University Press, 2001.

Hager, Thomas. *The Demon Under the Microscope*. New York: Harmony Books, 2006.

Hager, Thomas. *Understanding Statins*. Eugene, OR: Monroe Press, 2016.

Hall, Stephen S. *A Commotion in the Blood: Life, Death, and the Immune System*. New York: Henry Holt and Company, 1998.

Hammarsten, James F., et al. "Who Discovered Smallpox Vaccination? Edward Jenner or Benjamin Jesty?" *Trans Am Clin Climatol Assoc* 90 (1979): 44-55.

Healy, David. *The Creation of Psychopharmacology*. Cambridge, MA: Harvard University Press, 2002.

Healy, David. *Pharmageddon*. Berkeley: University of California Press, 2013.

Herbert, Eugenia. "Smallpox Inoculation in Africa." *J Afr Hist* XVI(4) (1975): 539-59.

Herzberg, David. *Happy Pills in America: From Miltown to Prozac*. Baltimore: Johns Hopkins University Press, 2009.

Heydari, Mojtaba, et al. "Medicinal Aspects of Opium as Described in Avicenna's *Canon of Medicine*." *Acta Med Hist Adriat* 11, no. 1 (2013): 101-12.

Hilleman, Maurice R. "Vaccines in Historic Evolution and Perspective: A Narrative of Vaccine Discoveries." *Vaccine* 18 (2000): 1,436-47.

Hobbs, F. D. Richard, et al. "Is Statin-Modified Reduction in Lipids the Most Important Preventive Therapy for Cardiovascular Disease? A Pro/Con Debate." *BMC Med* 14 (2016): 4.

Hodgson, Barbara. *In the Arms of Morpheus*. Buffalo, NY: Firefly Books, 2001.

Hodgson, Barbara. *Opium: A Portrait of the Heavenly Demon*. Vancouver: Greystone Books, 2004.

Holmes, Martha Stoddard. "'The Grandest Badge of His Art': Three Victorian Doctors, Pain Relief, and the Art of Medicine." In *Opioids and Pain Relief: A Historical Perspective*, edited by Marcia L. Meldrum, 21-34. Seattle: IASP Press, 2003.

Honigsbaum, Mark. "Antibiotic Antagonist: The Curious Career of René Dubos." *Lancet* 387, no. 10014 (2016): 118-9.

Howard-Jones, Norman. "A Critical Study of the Origins and Early Development of Hypodermic Medication." *J Hist Med Allied Sci* 2, no. 2 (1947): 201-49.

Hurley, Dan. "Why Are So Few Blockbuster Drugs Invented Today?" *New York Times Magazine*, November 13, 2014.

Inciardi, James A. "The Changing Life of Mickey Finn: Some Notes on Chloral Hydrate Down Through the Ages." *J Pop Cult* 11, no. 3 (1977): 591-6.

Institute of Medicine, Board on Health Promotion and Disease Prevention, Committee on Smallpox Vaccination Program Implementation. *The Smallpox Vaccination Program: Public Health in an Age of Terrorism*. Washington, D. C.: National Academies Press, 2005.

Ioannidis, John P. "More Than a Billion People Taking Statins? Potential Implications of the New Cardiovascular Guidelines." *JAMA* 311, no. 5 (2014): 463.

Jenner, Edward. *Vaccination Against Smallpox*. Amherst, MA: Prometheus Books, 1996.

Jones, Alan Wayne. "Early Drug Discovery and the Rise of Pharmaceutical Chemistry." *Drug Test Anal* 3 (2011): 337-44.

Jones, David S., et al. "The Burden of Disease and the Changing Task of Medicine." *NEJM* 366, no. 25 (2012): 2,333-8.

Julian, Desmond G., and Stuart J. Pocock. "Effects of Long-Term Use of Cardiovascular Drugs." *Lancet* 385 (2015): 325.

Kay, Lily. *The Molecular Vision of Life: Caltech, The Rockefeller Foundation, and the Rise of the New Biology*. New York: Oxford University Press, 1993.

Kirsch, Donald R., and Ogi Ogas. *The Drug Hunters*. New York: Arcade Publishing, 2017.

Klotz, L. "How (Not) to Communicate New Scientific Information: A Memoir of the Famous Brindley Lecture." *BJU Int* 96, no. 7 (2005): 956-7.

Krajicek, David J. "The Justice Story: Attacked by the Gang." New York *Daily News*, October 25, 2008.

Kritikos, P. G., and S. P. Papadaki. "The History of the Poppy and of Opium and Their Expansion in Antiquity in the Eastern Mediterranean Area." United Nations Office on Drugs and Crime (1967). http://www.unodc.org/unodc/en/data-andanalysis/bulletin/bulletin_1967-01-01_3_page004.html.

Le Fanu, James. *The Rise and Fall of Modern Medicine* (Revised Ed.). New York: Basic Books, 2012.

Li, Jie Jack. *Laughing Gas, Viagra, and Lipitor: The Human Stories Behind the Drugs We Use*. Oxford, UK: Oxford University Press, 2006.

Li, Jie Jack. *Blockbuster Drugs*. Oxford, UK: Oxford University Press, 2014.

Liao, Pamela Verma, and Janet Dollin. "Half a Century of the Oral Contraceptive Pill." *Can Fam Physician* 58 (2012): e757-e760.

Liu, Justin K. H. "The History of Monoclonal Antibody Development—Progress, Remaining Challenges and Future Innovations." *Ann Med Surg* 3 (2014): 113-6.

Lopez-Munoz, Francisco, et al. "History of the Discovery and Clinical Introduction of Chlorpromazine." *Ann Clin Psychiatry* 17, no. 3 (2005): 113-35.

Macht, David I. "The History of Opium and Some of Its Preparations and Alkaloids." *JAMA* 64, no. 6 (1915): 477-81.

Magura, Stephan, and Andrew Rosenblum. "Leaving Methadone Treatment: Lessons Learned, Lessons Forgotten, Lessons Ignored." *Mt Sinai J Med* 68, no. 1 (2001): 62-74.

Majno, Guido. *The Healing Hand*. Cambridge: Harvard University Press, 1975.

Marrin, Albert. *Dr. Jenner and the Speckled Monster*. New York: Dutton Children's Books, 2002.

McDonagh, Jonathan. "Statin-Related Cognitive Impairment in the Real World: You'll Live Longer, but You Might Not Like It." *JAMA Intern Med* 174, no. 12 (2014): 1,889.

Mega, Jessica L., et al. "Genetic risk, Coronary Heart Disease Events, and the Clinical Benefit of Statin Therapy: An Analysis of Primary and Secondary Prevention Trials." *Lancet* 385, no. 9984 (2015): 2,264-71.

Meldrum, Marcia L., ed. *Opioids and Pain Relief: A Historical Perspective*. Seattle: IASP Press, 2003.

Miller, P. Elliott, and Seth S. Martin. "Approach to Statin Use in 2016: An Update." *Curr Atheroscler Rep* 18 (2016): 20.

Millon, Theodore. *Masters of the Mind: Exploring the Story of Mental Illness from Ancient Times to the New Millennium*. New York: John Wiley & Sons, 2004.

Moncrieff, Joanna. *The Myth of the Chemical Cure: A Critique of Psychiatric*

Drug Treatment. New York: Palgrave Macmillan, 2009.

Munos, Bernard. "Lessons from 60 years of Pharmaceutical Innovation." *Nat Rev Drug Discov* 8 (2009): 959-68.

Musto, David F. "Opium, Cocaine and Marijuana in American History." *Scientific American* (July 1991): 20-27.

Osterloh, Ian. "How I discovered Viagra." *Cosmos Magazine*, April 27, 2015.

Overholser, Winfred. "Has Chlorpromazine Inaugurated a New Era in Mental Hospitals?" *J Clin Exp Psychophathol Q Rev Psychiatry Neurol* 17, no. 2 (1956): 197-201.

Pacific Northwest Evidence-Based Practice Center. "Statins for Prevention of Cardiovascular Disease in Adults: Systematic Review for the U.S. Preventive Services Task Force." *Evidence Synthesis* 139 (2015).

Payte, J. Thomas. "A Brief History of Methadone in the Treatment of Opioid Dependence: A Personal Perspective." *J Psychoactive Drugs* 23, no. 2 (1991): 103-7.

Pead, Patrick J. "Benjamin Jesty: New Light in the Dawn of Vaccination." *Lancet* 362 (2003): 2,104-9.

Pead, Patrick J. *The Homespun Origins of Vaccination: A Brief History*. Sussex: Timefile Books, 2017.

Perrine, Daniel M. *The Chemistry of Mind-Altering Drugs: History, Pharmacology, and Cultural Context*. Washington, D.C.: American Chemical Society, 1996.

Petrovska, Biljana Bauer. "Historical Review of Medicinal Plants' Usage." *Pharmacogn Rev* 6, no. 11 (2012): 1-5.

Planned Parenthood Federation of America. *The Birth Control Pill: A History*. 2015. https://www.plannedparenthood.org/files/1514/3518/7100/Pill_History_FactSheet.pdf

Pringle, Peter. *Experiment Eleven*. New York: Walker & Company, 2012.

Potts, Malcolm. "Two Pills, Two Paths: A Tale of Gender Bias." *Endeavour* 27, no. 3 (2003): 127-30.

Ratti, Emiliangel, and David Trist. "Continuing Evolution of the Drug Discovery Process in the Pharmaceutical Industry." *Pure Appl Chem* 73, no. 1 (2001): 67-75.

Raviña, Enrique. *The Evolution of Drug Discovery: From Traditional Medicines to Modern Drugs*. Weinheim, Germany: Wiley-VCH, 2011.

Razzell, Peter. *The Conquest of Smallpox*. Sussex, UK: Caliban Books, 1977.

Ribatti, Domenico. "From the Discovery of Monoclonal Antibodies to Their Therapeutic Application: An Historical Reappraisal." *Immunol Lett* 161 (2014): 96-99.

Rice, Kenner C. "Analgesic Research at the National Institutes of Health: State of the Art 1930s to Present." In *Opioids and Pain Relief: A Historical Perspective*, edited by Marcia L. Meldrum, 57-83. Seattle: IASP Press, 2003.

Ridker, Paul M., et al. "Cardiovascular Benefits and Diabetes Risks of Statin Therapy in Primary Prevention: An Analysis from the JUPITER Trial." *Lancet* 380, no. 9841 (2012): 565-71.

Robins, Nick. "The Corporation That Changed the World: How the East India Company Shaped the Modern Multinational." *Asian Aff* 43, no. 1 (2012): 12-26.

Robinson, Jennifer G., and Ray Kausik. "Moving Toward the Next Paradigm for Cardiovascular Prevention." *Circulation* 133 (2016): 1,533-6.

Rosner, Lisa. *Vaccination and Its Critics*. Santa Barbara: Greenwood, 2017.

Santoro, Domenica, et al. "Development of the concept of pain in history." *J Nephrol* 24(S17) (2011): S133-S136.

Schwartz, J. Stanford. "Primary Prevention of Coronary Heart Disease with Statins: It's Not About the Money." *Circulation* 124 (2011): 130-2.

Shaw, Daniel L. "Is Open Science the Future of Drug Development?" *Yale J Bio Med* 90 (2017): 147-51.

Shorter, Edward. *A History of Psychiatry: From the Era of the Asylum to the Age of Prozac*. New York: John Wiley & Sons, 1997.

Shorter, Edwin, ed. *An Oral History of Neuropsychopharmacology, The First Fifty Years, Peer Interviews*, vol. 1. Brentwood, TN: ACNP, 2011.

Siegel, Ronald K. *Intoxication: The Universal Drive for Mind-Altering Drugs*. Rochester: Park St. Press., 2005

Silverstein, Arthur M., and Genevieve Miller. "The Royal Experiment on Immunity: 1721-22." *Cellular Immunol* 61 (1981): 437-47.

Sneader, Walter. "The 50th Anniversary of Chlorpromazine." *Drug News Perspect* 15, no. 7 (2002): 466-71.

Sneader, Walter. *Drug Discovery: A History*. Sussex, UK: John Wiley & Sons, 2005.

Snelders, Stephen, et al. "On Cannabis, Chloral Hydrate, and the Career Cycles of Psychotropic Drugs in Medicine." *Bull Hist Med* 80 (2006): 95-114.

Stanley, Theodore H. "The Fentanyl Story." *J Pain* 15, no. 12 (2014): 1,215-26.

Stewart, Alexandra J., and Phillip M. Devlin. "The History of the Smallpox Vaccine." *Journal of Infect* 52 (2005): 329-34.

Stossel, Thomas P. "The Discovery of Statins." *Cell* 134 (2008): 903-5.

Sugiyama, Takehiro, et al. "Different Time Trends of Caloric and Fat Intake Between Statin Users and Nonusers Among US Adults: Gluttony in the Time of Statins?" *JAMA Intern Med* 174, no. 7 (2014): 1,038-45.

Sun, Gordon H. "Statins: The Good, the Bad, and the Unknown." *Medscape*, October 10, 2014.

Swazey, Judith P. *Chlorpromazine in Psychiatry: A Study of Therapeutic Innovation*. Cambridge, MA: MIT Press, 1974.

Taylor, Fiona, et al. "Statin Therapy for Primary Prevention of Cardiovascular Disease." *JAMA* 310, no. 22 (2013): 2,451-2.

Temin, Peter. *Taking Your Medicine: Drug Regulation in the United States*. Cambridge: Harvard University Press, 1980.

Tone, Andrea. *The Age of Anxiety*. New York: Basic Books, 2009.

Tone, Andrea, and Elizabeth Siegel Watkins. *Medicating Modern America: Prescription Drugs in History*. New York: New York University Press, 2007.

Wade, Nicholas. "Hybridomas: The Making of a Revolution." *Science* 215, no. 26 (1982): 1,073-5.

Wallace, Edwin R., and John Gach, eds. *History of Psychiatry and Medical Psychology*. New York: Springer, 2008.

Wanamaker, Brett L., et al. "Cholesterol, Statins, and Dementia: What the Cardiologist Should Know." *Clin Cardiol* 38, no. 4 (2015): 243-50.

Whitaker, Robert. *Mad in America: Bad Science, Bad Medicine, and the Enduring Mistreatment of the Mentally Ill*. New York: Basic Books, 2002.

Yamada, Taketo. "Therapeutic Monoclonal Antibodies." *Keio J Med* 60, no. 2 (2011): 37-46.

Zaimeche, Salah, et al. "Lady Montagu and the Introduction of Smallpox Inoculation to England." www.muslimheritage.com/article/lady-montagu-and-introduction-smallpox-inoculation-england.